VOCÊ FOI FEITO PARA SE MOVER

JULIET STARRETT & KELLY STARRETT

VOCÊ FOI FEITO PARA SE MOVER

Título original: *Built to Move*

Copyright © 2023 por Kelly Starrett e Juliet Starrett
Copyright da tradução © 2023 por GMT Editores Ltda.

Publicado mediante acordo com Folio Literary Management, LLC e Agência Riff.

Todos os direitos reservados. Nenhuma parte deste livro pode ser utilizada ou reproduzida sob quaisquer meios existentes sem autorização por escrito dos editores.

tradução: Carolina Simmer
preparo de originais: Rafaella Lemos
revisão: Hermínia Totti e Tereza da Rocha
revisão técnica: Tainá Soares e Tatiana Ventura
diagramação: Ana Paula Daudt Brandão
capa: Natali Nabekura
imagem de capa: vilmosvarga / Freepik
impressão e acabamento: Cromosete Gráfica e Editora Ltda.

CIP-BRASIL. CATALOGAÇÃO NA PUBLICAÇÃO
SINDICATO NACIONAL DOS EDITORES DE LIVROS, RJ

S797v

Starrett, Juliet
Você foi feito para se mover / Juliet Starrett, Kelly Starrett ; tradução Carolina Simmer. - 1. ed. - Rio de Janeiro : Sextante, 2023.
304 p. ; 23 cm.

Tradução de: Built to move
ISBN 978-65-5564-710-5

1. Exercícios físicos - Aspectos da saúde. 2. Bem-estar. 3. Cuidados pessoais com a saúde. I. Starrett, Kelly. II. Simmer, Carolina. III. Título.

CDD: 613.71
CDU: 613.71

23-85628

Meri Gleice Rodrigues de Souza - Bibliotecária - CRB-7/6439

Todos os direitos reservados, no Brasil, por
GMT Editores Ltda.
Rua Voluntários da Pátria, 45 – Gr. 1.404 – Botafogo
22270-000 – Rio de Janeiro – RJ
Tel.: (21) 2538-4100 – Fax: (21) 2286-9244
E-mail: atendimento@sextante.com.br
www.sextante.com.br

Para Georgia e Caroline

Eu me movimento, logo existo.
– Haruki Murakami

SUMÁRIO

INTRODUÇÃO 11

SINAL VITAL 1
LEVANTE-SE DO CHÃO 36
AVALIAÇÃO: Teste de Sentar-Levantar 37
PRÁTICA FÍSICA: Posições e mobilizações para sentar no chão 47

SINAL VITAL 2
RESPIRE COM FACILIDADE 58
AVALIAÇÃO: Teste de Prender a Respiração 60
PRÁTICA FÍSICA: Exercícios e mobilizações para a respiração 76

SINAL VITAL 3
EXTENSÃO DO QUADRIL 82
AVALIAÇÃO: Teste no Sofá 84
PRÁTICA FÍSICA: Mobilizações para o quadril 100

SINAL VITAL 4
CAMINHE ASSIM 105
AVALIAÇÃO: Cálculo de Passos Diários 108
PRÁTICA FÍSICA: Estratégias para fazer caminhadas intencionais
e dar mais passos 123

SINAL VITAL 5

PROTEJA SEU PESCOÇO E SEUS OMBROS PENSANDO NO FUTURO 131

- **AVALIAÇÃO – PARTE 1:** Teste de Levantar os Braços na Inspeção de Segurança do Aeroporto; **PARTE 2:** Teste de Rotação dos Ombros 135
- **PRÁTICA FÍSICA:** Mobilizações para flexão dos ombros, região dorsal superior e manguito rotador 148

SINAL VITAL 6

ALIMENTE-SE COMO SE VOCÊ FOSSE VIVER PARA SEMPRE 154

- **AVALIAÇÃO – PARTE 1:** Contagem de 800 Gramas; **PARTE 2:** Contagem de Proteínas 160
- **PRÁTICA FÍSICA:** Desafio dos 800 Gramas e Aumento de Proteína 183

SEÇÃO ESPECIAL

O QUE FAZER QUANDO VOCÊ SE MACHUCAR 193

SINAL VITAL 7

AGACHAMENTO! 201

- **AVALIÇÃO:** Teste de Cócoras 203
- **PRÁTICA FÍSICA:** Variações de agachamentos 210

SINAL VITAL 8

ENCONTRE SEU PONTO DE EQUILÍBRIO 215

- **AVALIAÇÃO – PARTE 1:** Teste de Equilíbrio AUOF (Apoio unipodal, com os olhos fechados); **PARTE 2:** Teste de Equilíbrio do Idoso 217
- **PRÁTICA FÍSICA:** Exercícios e mobilizações para o equilíbrio 228

SINAL VITAL 9

CRIE UM AMBIENTE RICO EM MOVIMENTOS   233

> **AVALIAÇÃO:** Análise do Tempo que Você Passa Sentado   235
>
> **PRÁTICA FÍSICA:** Como organizar uma mesa para trabalhar em pé; Sentar de forma dinâmica   247

SINAL VITAL 10

USE SEU SUPERPODER: O SONO   253

> **AVALIAÇÃO:** Contagem de Horas   255
>
> **PRÁTICA FÍSICA:** Um plano para melhorar o sono   265

FAZENDO TUDO DAR CERTO   273

POSFÁCIO   285

AGRADECIMENTOS   289

FONTES   293

ADVERTÊNCIA

Este livro não é um manual médico-científico e o propósito desta publicação não é substituir orientações de profissionais de saúde e de educação física.

Caso você tenha ou suspeite ter um problema de saúde, nós o aconselhamos a consultar um médico. Além disso, use o bom senso e busque orientação profissional antes de colocar em prática qualquer sugestão que não pareça apropriada ao seu estado atual de saúde.

INTRODUÇÃO

*Saúde é a habilidade de realizar nossos sonhos
confessados e não confessados.*
– Moshé Feldenkrais

O ano era 2000, o lugar era o Chile, e estávamos lá para competir no Campeonato Mundial de Rafting no rio Futaleufú. Apesar de ainda não termos nos conhecido, fazia tempo que nós dois éramos canoístas profissionais, uma escolha de carreira obscura nos Estados Unidos, mas não tanto em outros países. Apesar de ser o esporte mais alternativo possível no nosso país, ele é popular no Leste Europeu, na Austrália, na Nova Zelândia e no Japão. Em alguns países, as equipes até recebem patrocínio do governo.

Naquele ano, a equipe feminina dos Estados Unidos era composta por competidoras muito habilidosas, campeãs veteranas, algumas lendas das corredeiras. A equipe masculina era um pouco mais desorganizada, um monte de viciados em adrenalina que tinham descoberto que poderiam ganhar dinheiro arriscando a vida em corredeiras classe V – cursos de água longos, complexos e violentos.

Nós nos vimos pela primeira vez quando as equipes masculina e feminina foram até o rio para o primeiro treino. Foi paixão à primeira vista. No idioma indígena mapuche, *futaleufú* significa "grande rio". Os habitantes do vale chamam o lugar de *un paisaje pintado por Dios* – uma paisagem pintada por Deus. O momento em que nos conhecemos foi... bíblico. Completamente transformador.

À medida que os dois grupos se preparavam para entrar nos botes, conversamos e flertamos de um jeito que talvez só um remador entenderia – e que se mostrou um presságio. Juliet apertou o colete salva-vidas de Kelly enquanto ele afrouxou o dela, uma forma de brincarem com o "estilo" de segurança um do outro. Juliet usava o colete apertado porque, assim como suas companheiras de equipe, era pragmática. (Não por acaso ela remou em dois campeonatos mundiais e conquistou cinco títulos nacionais.) Se você cair na água e seu colete salva-vidas não estiver bem ajustado, ele vai boiar acima da sua cabeça sem levar seu corpo junto e, dessa forma, não vai ajudar a salvar você. Mas Kelly e os caras das corredeiras tinham a tradição de deixar os coletes soltos, sendo descuidados – talvez até arrogantes – ao preferir o conforto à segurança. Não era a melhor das ideias.

Os ajustes nos coletes salva-vidas acabaram quando nossas duas equipes começaram a se concentrar na tarefa do momento: as águas turbulentas e azul-celeste do Futaleufú. Cada um entrou no seu bote, e começamos a descer o rio, seguindo para as lendárias corredeiras Mundaca. Esta é uma longa descida com paredões laterais mais ou menos da altura de um prédio de quatro andares. É um lugar grande e assustador até para praticantes experientes de rafting. Conforme nos aproximamos, a equipe feminina fez uma parada na margem do rio por cautela, para analisar as corredeiras antes da primeira tentativa. É assim que os atletas encontram as rotas mais seguras e adequadas. E o que a equipe masculina fez? Seguiu direto para a Mundaca. Eles acharam que já tinham visto o suficiente daquela muralha de água chilena, já que tínhamos visitado o lugar mais cedo, analisando-o a quase um quilômetro de distância.

Dois segundos depois de entrar na Mundaca, o bote dos homens virou.

Corredeiras classe V não apenas são canais fundos e turbulentos de água como também têm buracos no chão, que sugam você para um inferno líquido. Então, quando Kelly caiu, ele foi surrado, sacudido e empurrado para as profundezas daquele rio imenso – mas só depois de ver seu remo de 400 dólares sair boiando pela correnteza. Durante o tempo todo, ele estava – pois é – tentando apertar o colete salva-vidas na esperança de que isso o ajudasse a flutuar. E aí, de repente, a equipe feminina veio em seu bote como super-heroínas chegando para salvar uma cidade sob ataque. Foi quando Juliet esticou a mão para o homem que tinha acabado de conhecer, basicamente dizendo "Venha comigo se quiser sobreviver".

Nós achamos que a história de como nos conhecemos é bem romântica e fofa – e é preciso deixar registrado que a equipe feminina acabou levando o segundo lugar do campeonato e salvando a pele da equipe masculina –, mas não foi por isso que a contamos. Naquele dia, aprendemos, sem deixar margem para dúvidas, que não podemos ignorar os fundamentos básicos. Não importa quantas vezes você tenha escapado das consequências, se não estiver preparado, pode acabar sem remo em um rio classe V metafórico (ou até literal).

* * *

Você foi feito para se mover é o colete salva-vidas que entregamos para você com instruções sobre como preparar seu corpo para o que der e vier, seja a idade, lesões ou simplesmente as dores e os incômodos físicos que são consequência desse nosso mundo preso a cadeiras, louco por tecnologias e abastecido por cafeína. Tendo este livro como guia, você vai parar de "dar um jeito" nas costas quando faz a cama. Vai parar de ficar desconfortavelmente curvado ao levantar após uma longa sessão sentado à mesa. Seus ombros vão relaxar. Você perderá peso e se tornará menos suscetível a doenças relacionadas ao sobrepeso, como diabetes. Sua coluna ficará mais estável, sua energia se renovará, sua mente ganhará mais foco. Caso você seja atleta ou se dedique a exercícios físicos, se tornará mais rápido, mais forte e menos propenso a lesões num ombro ou tendão. As dores nos joelhos vão sumir. Basicamente, você construirá um corpo muito resistente. E fará isso de algumas formas muito inesperadas.

Para entender do que estamos falando, tire os sapatos. Isso mesmo: tire os sapatos. Agora, siga estas instruções:

Em um local com espaço livre, fique de pé com um pé cruzado à frente do outro. Sem se segurar a nada (a menos que se sinta muito desequilibrado), vá dobrando os joelhos e descendo até sentar de pernas cruzadas no chão. Agora, ainda nessa mesma posição com as pernas cruzadas, incline-se para a frente com as mãos espalmadas e os braços esticados para oferecer equilíbrio, e se levante do chão – se possível, sem apoiar as mãos ou os joelhos no chão nem usar nada como apoio.

Você acabou de fazer o chamado Teste de Sentar-Levantar. Então, como foi? Não se preocupe se não tiver conseguido executá-lo com perfeição. Não existe nenhum alerta de saúde pública sobre a importância de sentar e levantar do chão. Médicos nunca falam sobre isso. Os profissionais de educação física têm outras questões para resolver. Mas ser capaz de sentar e levantar sem apoio é uma maneira única de determinar se você tem um corpo dinâmico e capaz de se mover de formas que o façam se sentir vivo – e que o ajudem a viver por mais tempo. O mesmo vale para todas as outras referências deste livro.

Apresentamos o Teste de Sentar-Levantar logo no começo (voltaremos a ele na página 37) porque queremos que você pense no que sentar e levantar do chão representa: mobilidade. Esse termo vago se refere a algo muito bonito: a convergência harmoniosa de todos os elementos que permitem que você se mova com liberdade e sem esforço pelo espaço e pela vida. Tudo está em sincronia – seus músculos, articulações, tendões, ligamentos, fáscias, nervos, cérebro e a rede vascular que percorre seu corpo. O programa neste livro – e o trabalho da nossa vida – envolve toda essa rede de componentes do movimento. Dominar esse poder o ajudará a ganhar agilidade, facilidade e rapidez de movimento, ao mesmo tempo que elimina restrições, rigidez e dores.

E, ao contrário do que você talvez imagine, não é preciso se exercitar para ter boa mobilidade. Não é preciso fazer exercícios aeróbicos. Não é preciso fazer musculação. Em vez disso, basta uma série de atividades simples que aumentam sua capacidade de fazer movimentos livres e fáceis. São atividades que melhoram todos os sistemas corporais (digestivo, circulatório, imunológico, linfático) impactados por esses movimentos. Você vai usar a infraestrutura do corpo para não perder a infraestrutura do corpo. A mobilidade também prepara o corpo para se exercitar, se for essa a sua vontade. Porém, mais importante: ela prepara o corpo para a vida.

* * *

A premissa de *Você foi feito para se mover* é simples: 10 testes + 10 práticas físicas = 10 formas de melhorar o funcionamento do seu corpo. Ele apresenta elementos de bem-estar dos quais a maioria das pessoas nunca ouviu falar, interligando-os em um plano que todo mundo consegue seguir de algum jeito. Assim como a atividade de sentar e levantar que você acabou de fazer, os testes são marcadores daquilo que chamamos de Sinais Vitais, indicadores da sua facilidade de movimento, de quanto você se mexe e de como outras atividades no seu estilo de vida promovem o movimento. Você está prestes a descobrir se consegue levantar os braços acima da cabeça sem restrições, se consegue se equilibrar em uma perna só, qual é a sua ingestão diária de micronutrientes e quantas horas de sono você tem por noite. Essas coisas não são tradicionalmente consideradas Sinais Vitais, mas argumentamos que é tão importante reunir informações sobre esses aspectos da saúde quanto acompanhar seus batimentos cardíacos, sua pressão arterial e seus níveis de colesterol. Esses Sinais Vitais oferecem pistas sobre por que você sente tantos incômodos, tanta dor e tanto cansaço; eles indicam se você conseguirá se recuperar bem de uma doença ou lesão; e sinalizam sua capacidade de se manter ativo à medida que envelhece.

Você poderá se beneficiar dessas informações, porque cada teste é acompanhado por uma prática física – que pode variar entre uma série de mobilizações, uma estratégia de sono ou alimentação, ou uma combinação de atividades – que vai ajudar a melhorar o Sinal Vital em questão. Juntamos tudo em um plano conciso e prático que qualquer um consegue seguir – e que, segundo nossa humilde opinião, todo mundo *deve* seguir. Estamos nas trincheiras do mundo fitness há tempo suficiente para saber que esses são os dez elementos que interessam, não importa quem você é nem como vive. Eles são a base. Se você é uma pessoa de 30 e poucos anos que tem horror a academia e passa a maior parte do dia olhando para a tela de um computador, eles são importantes para o seu corpo. Se você é um triatleta, um crossfiteiro, um jogador de golfe aposentado ou um profissional de meia-idade que só tem tempo para fazer uma caminhada com seu cachorro nos fins de semana, elas são importantes para o seu corpo também.

Talvez pareça que um atleta de mountain bike de nível olímpico, com 23 anos, que acabou de sofrer a primeira lesão e uma avó de 68 anos com articulações que estalam não têm nada em comum, mas os dois precisam da mesma manutenção de mobilidade básica – formas de abordar, preservar e melhorar a condição física humana natural. Talvez o seu objetivo seja atravessar a nado um trecho de mar como um Navy SEAL americano ou correr a Maratona de Nova York. Talvez você só queira conseguir se levantar da cadeira depois de horas navegando na internet sem sentir uma pontada nas costas, ou rolar pela grama com seus filhos e netos. De toda forma, este livro vai ajudar você. E confie em nós: será gostoso.

Na saúde (e na vida), as pessoas tendem a se delimitar por vários detalhes – idade, nível de atividade, habilidades, incômodos e dores individuais. Mas *Você foi feito para se mover* acaba com essas divisões, porque todos os corpos foram feitos para se mexer! Não importa quais sejam as nossas atividades extracurriculares, nós, seres humanos, estamos sempre lutando contra a gravidade, a sedução da tecnologia, a confusão alimentar, o estresse, problemas de sono e o inevitável processo de envelhecimento.

Este livro prepara você para se manter ativo a longo prazo. Nele, você encontrará algumas das informações que aprendemos com nosso trabalho com pessoas de alto desempenho. Porém, por mais que essas pérolas de sabedoria sejam úteis e interessantes, estamos mais empolgados com o que podemos aprender com as pessoas mais resistentes. Não o que torna um atacante de sucesso um atacante de sucesso, mas o que faz as pessoas normais mais resistentes serem as pessoas normais mais resistentes. Como, por exemplo, um cara comum de 77 anos consegue sair para fazer compras, aparar a grama do quintal pela manhã e passar a tarde inteira brincando com os netos – e ainda ficar novinho em folha? Você já ouviu pessoas beirando os 50 ou 60 anos que dizem "Nossa, estou acabado". E as pessoas com a mesma idade que não estão acabadas? Como é que elas podem dizer "Nossa, eu me sinto disposto como sempre"? Você encontrará as respostas a essas perguntas entre os dez Sinais Vitais que apresentaremos aqui.

Quando estamos na casa dos 20, 30 ou até dos 40 anos, pode ser difícil pensar no futuro. Você não se preocupa muito com o risco de queda ou com a perda de mobilidade do envelhecimento que pode transformá-lo em um fardo para seus entes queridos. Mas não importa sua idade, nem se você está na faixa etária do "para-que-me-preocupar?" ou na idade em que *começa* a pensar sobre sua situação nos próximos anos: desenvolver bons hábitos de saúde do movimento valerá a pena. E a melhor parte é que você receberá as recompensas tanto agora quanto no futuro.

* * *

Em 2010, criamos uma empresa chamada MobilityWOD (a sigla em inglês significa *workout of the day*, "exercício do dia") e começamos a publicar vídeos diários no YouTube, com foco em mobilidade. Foi uma evolução natural para nós, porque tudo que fizemos nos anos anteriores nos ensinou que usar o corpo do jeito que a natureza imaginou – algo que poucas pessoas, inclusive atletas profissionais, faziam – era o segredo não apenas para um desempenho atlético melhor como também para uma vida melhor. E tínhamos uma boa vantagem: enquanto conciliávamos a rotina da família e dos nossos empregos, começamos a fazer bicos na área fitness, oferecendo treinos no estilo CrossFit no quintal da nossa casa em São Francisco. Depois chegamos a abrir um box afiliado ao CrossFit na cidade. Ficou evidente para nós que não importava se as pessoas se matavam na academia sem chegar a lugar nenhum ou iam para a mesa de fisioterapia de Kelly com dores ou lesões crônicas; nenhuma delas parecia compreender como o corpo deve se movimentar ou prestava a devida atenção em questões de mobilidade básica. E isso as prejudicava. Muitas também desenvolviam formas nocivas de lidar com a agenda lotada, se enchendo de cafeína durante o dia para ter energia e usando álcool ou outras substâncias para facilitar o sono à noite. Decidimos pedir demissão e nos afastamos do box para nos dedicarmos ao que o mundo fitness ignorava: a saúde do movimento.

Quando começamos a publicar os vídeos da MobilityWOD em 2010, nem imaginávamos que aquele seria o início de uma revolução. Antes que nos déssemos conta, "mobilidade" tinha passado a fazer parte do jargão de especialistas esportivos. À medida que a palavra se espalhava, recebemos telefonemas de pessoas do mundo inteiro querendo aprender mais. A MobilityWOD logo se transformou na nossa empresa atual, The Ready State, e passamos a trabalhar movimento e mobilidade com todos os braços das Forças Armadas, com jogadores e treinadores de futebol americano, basquete, hóquei e beisebol, com atletas olímpicos, times universitários, as empresas mais ricas do mundo, executivos bem-sucedidos e milhares de outras pessoas.

Há algo sobre mobilidade que vale a pena repetir: ela não permite apenas que a elite esportiva e as pessoas bem-relacionadas tenham o melhor desempenho possível. Permite que *todo mundo* tenha o melhor desempenho possível – até mesmo quando se trata de um jogo como *Minecraft* ou *Fortnite*, que a pessoa pratica na cadeira, praticamente sem se mexer. As práticas que maximizam a mobilidade são as mesmas para todos. No fim das contas, o que faz um atleta de elite ter sucesso também faz com que alguém que não é atleta se torne um ser humano mais ágil, cheio de vida e livre de dores. E a parte mais legal é que você não precisa ser atleta para incluir práticas de mobilidade na sua rotina.

Porque, mais uma vez, não estamos falando sobre exercícios físicos. Exercícios são essenciais para o coração e os pulmões, para os músculos, para a composição do corpo, para a paz de espírito e para uma centena de outras coisas. Como você deve imaginar, somos fãs. Recomendamos fortemente que você faça as atividades físicas que adora (ou pelo menos de que gosta). Pode ser Pilates, remo, corrida, natação, zumba, ciclismo, CrossFit, caminhadas, yoga, levantamento de peso, não importa. Somos completamente agnósticos quando se trata do melhor tipo de atividade física. Mas, em relação ao assunto em questão – mobilidade –, os exercícios são uma atividade extracurricular. (Falaremos mais sobre atividades físicas na página 285.) Nenhuma das atividades listadas aqui substitui as práticas que acionam músculos, tecidos, ossos e articulações com movimentos simples porém vitais. Elas tampouco podem substituir as práticas que dão apoio a esses movimentos. Sua quantidade de sono, por exemplo, afeta seus níveis de dor e, portanto, quanto você se movimenta ao longo do dia. Como veremos, tudo está conectado.

* * *

A esta altura, você provavelmente já entendeu o recado: o sedentarismo leva a vários problemas, sendo o pior deles a morte prematura. Porém, de algum jeito, esse recado se traduziu na ideia de que se você se matar de pedalar por uma hora na aula de spinning ou na sua bicicleta ergométrica, o dilema da vida sedentária estará resolvido. Se esse for seu caso, parabéns por estar se exercitando. Mas isso não é a mesma coisa que mover o corpo ao longo do dia de todas as formas saudáveis como ele foi programado para se movimentar. Movimento é colocar seu corpo em ação pisando, inclinando-se, agachando-se, alternando seu peso entre um pé e outro, esticando-se, empurrando, puxando e até mesmo se remexendo. É uma combinação de ações funcionais que mantêm tudo em bom estado – das articulações ao sistema digestivo. Todos nós nos movimentamos de alguma forma todos os dias, porém a maioria das pessoas não se move o suficiente nem de todas as maneiras necessárias.

Na verdade, com exceção do cérebro, somos programados para nos mover por inteiro. E nem sempre pelos motivos que você imaginaria. Já foi bem estabelecido que somos itinerantes porque isso permitia que nossos ancestrais caçassem e coletassem alimentos. Precisávamos nos manter em movimento para assegurar nossa sobrevivência (e isso ainda é válido hoje, se contarmos o ato de levantar do sofá e ir até a geladeira). Porém outros processos essenciais para a preservação da vida também dependem do movimento. Precisamos caminhar porque a caminhada faz tudo no corpo fluir. É assim que nutrimos todos os nossos tecidos, desinflamamos e estimulamos o corpo a liberar resíduos. Também somos programados para entrar em contato com o chão regularmente. Os primeiros humanos sentavam no chão, dormiam no chão e faziam suas necessidades no chão. Em muitas culturas, isso ainda acontece, o que pode explicar, em parte, por que essas pessoas permanecem mais ativas na terceira idade do que o americano médio. Também pode explicar por que pessoas no mundo ocidental têm uma probabilidade maior de sentir dores nas articulações e até de precisar substituí-las por próteses.

Isso não significa que devamos passar a jantar agachados na frente da mesa de centro ou abrir mão dos banheiros modernos. Não faz sentido ter uma visão romântica do mundo paleolítico – não há nada de legal em morrer por algo tão simples quanto um dente inflamado. Pegando emprestado o termo da biologia da conservação, todos nós teríamos grandes vantagens em fazer o *rewilding* do corpo – algo que poderia ser traduzido como o *retorno aos tempos selvagens*. Em termos gerais, *rewilding* é definido como a "restauração e proteção de processos naturais". Como em qualquer ecossistema, o corpo humano tem um design específico para seu funcionamento ideal. E tudo neste livro gira em torno de restaurar esse estado natural. *Rewilding*.

É evidente que precisamos disso. Está bem documentado que nos tornamos uma sociedade que vai de carro para a academia, pede as compras de mercado em domicílio e passa mais tempo diante de telas do que Steve Jobs e Bill Gates imaginariam em seus sonhos mais loucos. Paramos de submeter nosso corpo à carga benéfica para os ossos e tecidos que o ato de carregar essas compras de mercado poderia oferecer, e mantemos coluna, ombros, quadril e joelhos travados em posições antinaturais por horas a fio. Vale repetir: fomos projetados para nos movimentar de determinadas formas. Deixar de fazer isso equivale a levar um avião para dar uma volta numa autoestrada: sim, ele vai andar de um jeito pouco eficiente pelo asfalto, mas se você o colocar no ar – do jeito que foi projetado para funcionar –, ele vai voar alto.

* * *

Segundo o Centro de Controle e Prevenção de Doenças dos Estados Unidos, 73% dos adultos americanos apresentam sobrepeso.[*] Aqui vai outro número impressionante: de acordo com o Instituto de Políticas de Saúde da Universidade Georgetown, 65 milhões de americanos relatam um episódio recente de dor nas costas e cerca de 16 milhões de adultos sentem dores crônicas na coluna. Agora este: o Instituto de Bem-Estar Global estima que a indústria da boa forma física é um mercado de 868 bilhões de dólares, e dados mostram que fazemos mais exercícios do que nunca. Mas a conta não bate. Se tantas pessoas estão investindo em academias, estúdios de yoga, tênis de corrida e coisas parecidas, por que continuamos acima do peso e sentindo tanta dor? Ficamos mais gordos, mais doentes, mais doloridos, menos em forma e passamos por mais cirurgias de substituição de articulações por próteses... a lista é interminável.

A culpa em parte é da mensagem transmitida pelo mundo fitness. Se você não gostar naturalmente de se exercitar ou tiver limitações físicas, as recomendações podem ser intimidadoras. Muitas pessoas acabam deixando de se exercitar porque mergulham de cabeça nas atividades que acham que deveriam fazer, só que sem se preparar para o esforço, e acabam odiando tudo – ou se lesionam e desistem. Temos o prazer de informar que, nos Estados Unidos, profissionais da educação física já estão introduzindo entre seus alunos os exercícios de mobilidade que popularizamos e que ajudam a preparar o corpo para as atividades físicas, tornando-as mais fáceis e mais prazerosas. Mesmo assim, muitas das pessoas que gostam de verdade de se exercitar, e até atletas de elite, ainda não descobriram que estar em for-

---

[*] No Brasil, dados do levantamento Vigitel (Sistema de Vigilância de Fatores de Risco e Proteção para Doenças Crônicas por Inquérito Telefônico), do Ministério da Saúde, realizado em 2019, indicam que 55,4% dos adultos têm sobrepeso.

ma vai além de um treino sofrido na academia ou no asfalto. Para testar a qualidade do seu regime de treinos, corredores deveriam fazer uma aula de spinning, nadadores deveriam correr para o Pilates, praticantes de yoga deveriam experimentar uma sessão de CrossFit – e vice-versa –, para ver como é seu desempenho em diferentes abordagens. Se você estiver tão especializado a ponto de desmoronar se lhe pedirmos que segure um peso e faça um afundo, não está tão funcional assim. E no fim das contas não é este nosso objetivo, sermos funcionais num nível que nos permita fazer tudo que quisermos e precisarmos?

Já deu para perceber que precisamos de uma abordagem diferente, e acreditamos que essa abordagem é oferecer as ferramentas para você executar uma manutenção básica da saúde do movimento, com uma variedade de práticas que se complementam. Este é o programa básico que propomos. Depois de concluí-lo, você será capaz de escalar qualquer montanha. Quer treinar para uma corrida de 10 quilômetros ou uma maratona? Percorrer um país estrangeiro de bicicleta? Talvez a sua "montanha" seja fazer trilhas regularmente nos fins de semana ou caminhadas pelo seu bairro. Não importa quais sejam seus objetivos – que podem ser apenas cumprir suas obrigações diárias sem sentir dor no corpo –, aqui está o seu ponto de partida por hoje *e* pelo futuro. A mobilidade que você desenvolver agora será tão importante para tornar seus anos vindouros mais tranquilos quanto seu plano de previdência.

Ao longo dos últimos dez anos, ensinamos os protocolos apresentados neste livro para dezenas de milhares de pessoas e alcançamos ótimos resultados. E não é conversa fiada; nós efetivamente fazemos as dez práticas físicas. Por causa do mercado em que trabalhamos, temos acesso a todas as ferramentas, todas as séries, todos os equipamentos e todas as tecnologias avançadas de treinamento físico que você possa imaginar. Podemos telefonar para os maiores e mais famosos atletas do mundo para pedir conselhos. Mas a primeira coisa que fazemos todos os dias é praticar os exercícios deste livro. É nosso ponto de partida e, sinceramente, quando a vida se torna caótica – como acontece com frequência na rotina de duas pessoas normais com empregos em tempo integral e duas filhas –, não conseguimos fazer nada além deles. Às vezes, só conseguimos sentar no chão para assistir a um filme (fique ligado para entender por que essa atividade aparentemente passiva melhora a mobilidade), comer três porções de legumes, frutas e verduras e ter uma boa noite de sono.

Não somos perfeitos e tampouco esperamos que você seja. Essa abordagem flexível faz parte do nosso programa. É tudo muito viável; ninguém precisa ir à academia e há muitas formas diferentes de colocá-lo em prática. Não vamos mentir e dizer que não toma algum tempo (infelizmente, não dá para ler o livro e aproveitar todos os benefícios por osmose!). Não acredite em ninguém que diga que não é necessário se esforçar para alcançar uma boa saúde. Porque é, sim. Mas, sendo duas pessoas ocupadas que conseguem incluir essas práticas na rotina diária, podemos dizer que o tempo necessário é razoável e possível – especialmente se você envolver amigos, parentes e até pessoas da sua comunidade de modo que todos se apoiem mutuamente.

Não importa o que você faz da vida. Este livro é mais sobre viver de forma consciente do que sobre tentar se encaixar em padrões impossíveis de alcançar. Nosso objetivo é apenas fazer você se levantar da cadeira com mais frequência, tirar alguns minutos para ficar de pé sobre uma perna só para melhorar seu equilíbrio (o que mais dá para fazer na hora de escovar os dentes?), acrescentar brócolis assado ao seu prato no jantar e usar uma máscara de dormir para ajudar você a pegar no sono. Caminhe. Sente no chão para ver televisão. Mobilize seu quadril, seus ombros e sua coluna. Se você deixar de fazer essas coisas por um tempo, é só recomeçar. Permita que elas sejam seu alicerce para sempre, seu ponto de referência para o bem-estar vitalício. E deixe que esses movimentos o guiem com tanta facilidade pela vida que o façam sentir que você foi feito para se mover. Porque foi mesmo!

DEZ ENSINAMENTOS DESTE LIVRO

- A compreensão de como a amplitude de movimento e o posicionamento do corpo se relacionam com a saúde, a facilidade de movimento e a presença (ou ausência) de dor
- Diagnósticos mensuráveis que podem ser repetidos para ajudar você a avaliar qual é sua condição atual, qual é a condição desejável e como alcançá-la
- Técnicas de mobilização para diminuir a rigidez e acabar com a dor
- Uma visão clara de quanto tempo você permanece sentado, de pé e caminhando – e por que isso importa
- Ideias para organizar seu ambiente de modo a incentivar hábitos saudáveis
- Estratégias para você dormir melhor
- Formas fáceis de acrescentar micronutrientes e proteínas à sua alimentação, além de orientações sobre alimentos que você acha que precisa comer, mas não deveria
- Informações sobre como usar a respiração para alcançar mais mobilidade, bem-estar geral e menos estresse
- Um kit de primeiros socorros para problemas em tecidos moles. Se você sentir dor, o que fazer?
- Informações abrangentes sobre como realizar a manutenção básica de si mesmo
- Habilidades práticas que levam a uma saúde melhor e um corpo mais resistente

Como usar este livro

Resumimos o programa *Você foi feito para se mover* como "10 testes + 10 práticas físicas = 10 formas de melhorar o funcionamento do seu corpo", e entenderíamos se você encarasse essa ideia com entusiasmo e medo ao mesmo tempo. Afinal de contas, todo mundo quer um corpo que funcione melhor. Ainda assim, você pode estar se perguntando: quem é que tem tempo para incluir dez coisas novas na vida? *Você*. E vamos lhe mostrar como.

Primeiro, precisamos deixar claro que muitas delas são ajustes de ações que você já faz, não atividades novinhas em folha que precisam ser incluídas na sua rotina diária. Você já senta, come, dorme, se levanta, respira e caminha. Vamos apenas mostrar como chacoalhar um pouco as coisas. Haverá novidades também – principalmente mobilizações –, apesar de elas não serem muito trabalhosas e poderem ser facilmente incluídas em uma agenda cheia. Como já mencionamos, não buscamos a perfeição: só fazemos o que conseguimos, quando conseguimos, e não exigimos nada diferente de você.

Este livro se concentra no corpo, mas começa com a mente. Queremos que você encare seus hábitos diários com um novo olhar, que busque oportunidades para se movimentar nos momentos em que antes isso pareceria impossível e repense o que significa estar em forma. Vale reforçar que mesmo que você se exercite feito um louco por uma hora todas as manhãs, por mais que isso seja saudável para o sistema cardiorrespiratório, não significa que pode passar o resto do dia sentado e se considerar saudável. A mensagem que muitos de nós escutam há anos é que se suarmos muito por um período relativamente longo de tempo várias vezes na semana, nosso corpo estará bem-cuidado. Se você faz atividades físicas, o tempo e o esforço dedicados não são um desperdício – longe disso –, porém o corpo também precisa se mover ao longo do dia. Além disso, passar menos tempo sentado e mais tempo de pé traz uma série de benefícios.

E há também a questão do equilíbrio. Quem pensa em equilíbrio, além dos idosos, que têm medo dos efeitos possivelmente devastadores de uma queda? Mas há dois motivos para nos preocuparmos com isso em qualquer idade. Um deles é a teoria do acidente normal. Essa teoria propõe que em todos os sistemas complexos haverá acidentes. Vivemos em um mundo complexo, em que calçadas ficam escorregadias, bicicletas passam por cima de buracos, entes queridos deixam os sapatos largados no meio do caminho. Em outras palavras, você não precisa ter certa idade para correr o risco de cair. E todos nós algum dia seremos pessoas "com certa idade", se é que já não somos. Exercitar o equilíbrio e outros aspectos da mobilidade é como guardar dinheiro no banco para o futuro.

Se você está sentindo dor ou tem limitações específicas, as mobilizações que apresentaremos podem ajudá-lo a solucionar uma série de problemas diferentes. Elas não abordam todas as questões ortopédicas e de tecidos moles possíveis, porque isso seria uma enciclopédia – e iria muito além do escopo deste livro. Mas esse material existe! Se não encontrar uma solução para seu problema aqui, você pode acessar nosso site em inglês: thereadystate.com.

Finalmente, um comentário sobre os testes. É preciso lembrar que nosso corpo é dinâmico. Dependendo do que você faz no dia a dia, sua amplitude de movimento pode mudar. Todos os testes neste livro são ferramentas diagnósticas que lhe permitem fazer uma avaliação e entender os pontos em que precisa se concentrar. Só isso. Eles não são julgamentos de valor. Muitas coisas podem estar acontecendo. Questões de família. Compromissos de trabalho. Excesso de treinamento caso você seja um atleta. Há muitas variáveis. Sua amplitude de movimento, seus hábitos de sono e alimentação, a forma como você respira – são como scores de crédito pessoais. Eles são constantes, e, de repente, se tornam dinâmicos. Você só pode contar com eles hoje, porque amanhã talvez precise ajustá-los. Usar esses Sinais Vitais do movimento como uma referência – como um exame médico de rotina, só que com mais frequência e sem precisar passar um tempão na sala de espera – pode ajudar você a compreender quais ajustes devem ser feitos. E depois que isso ficar claro, soluções fáceis surgirão.

* * *

Há muitas formas de colocar este programa em prática. Note que os Sinais Vitais não estão listados em ordem de importância, mas em uma sequência que, segundo nossa experiência, facilita a adoção de novos comportamentos. Na verdade, você pode segui-los na ordem que achar melhor, fazendo tudo ao mesmo tempo ou indo aos poucos. Algumas pessoas vão preferir ler o livro todo, fazendo cada teste e adotando cada prática física ao longo do processo. Amanhã mesmo você pode já estar seguindo uma rotina novinha. É possível. Mas não é a única forma de fazer isso. Dependendo de como você lida com mudanças, acrescentá-las gradualmente à sua vida é não apenas aceitável como mais prático. Adiante, oferecemos exemplos de como implementar as práticas físicas na sua rotina (veja a página 273), mas você também pode escolher sua própria aventura. Permita que suas necessidades e seus interesses ditem quais práticas você prefere adotar primeiro e em que ritmo deseja incluir as outras. Você também pode escolher como quer espaçar as mobilizações ao longo do dia de acordo com a sua agenda.

É possível que você olhe para a lista de dez práticas físicas e veja que algumas já fazem parte da sua rotina. Talvez você já coma mais de 800 gramas de frutas, legumes e verduras por dia e durma oito horas todas as noites. Talvez tenha uma mesa ergonômica para trabalhar de pé e não passe o dia inteiro sentado. Faça todos os testes para conseguir avaliar em que ponto você está e saber aonde precisa chegar.

Um alerta: ir bem em um teste, especialmente se for de mobilidade, não lhe dá passe livre para se esquecer completamente de um Sinal Vital. Nós sabemos que isso parece meio linha-dura. Mas toda habilidade ou qualidade exige prática para ser mantida – embora, em alguns casos, você talvez precise se dedicar menos do que uma pessoa que tente desenvolvê-las do zero. Por exemplo, se você já consegue ficar de cócoras e se manter assim por cinco respirações, não precisa fazer as práticas físicas (sentar-levantar) que o ajudariam a recuperar esse movimento. Mas ainda precisa passar algum tempo de cócoras algumas vezes por semana. O objetivo é integrar em sua vida todas as práticas físicas necessárias. Não há regras rígidas sobre como fazer isso, então escolha a forma que lhe parecer melhor.

E o que significa ser bem-sucedido? Acima de tudo, perceber que você se sente nitidamente melhor do que antes de começar as práticas ensinadas neste livro. Em segundo lugar, significa chegar ao momento em que todas as mudanças adotadas simplesmente se tornam parte da rotina, hábitos que você mantém sem pensar. E, em terceiro lugar, ser capaz de dizer, daqui a alguns anos: "Continuo ativo e saudável porque movimentei meu corpo com frequência de todas as formas corretas." Também vale observar que o sucesso pode ser alcançado a qualquer momento. Nunca é tarde demais para começar – ou, se necessário, recomeçar.

Daqui para a frente, você aprenderá muito sobre si mesmo ao testar seus Sinais Vitais e adotar medidas cuidadosas para aprimorá-los. E descobrirá que tem mais poder do que imaginava: o poder de se proteger contra a dor, de ter mais energia para desempenhar qualquer tarefa e de manter seu corpo resistente e saudável ano após ano.

Algumas informações

Tentamos evitar ao máximo termos e expressões do mundo fitness, mas em alguns momentos precisamos usar o nome correto das coisas. Aqui vão alguns termos que você encontrará ao longo do livro e como nós os definimos.

AMPLITUDE DE MOVIMENTO – Olhe para uma das suas mãos. Agora, flexione o punho de forma que o dorso da mão se mova na direção do lado externo do seu antebraço. Agora, flexione-o na direção oposta, de forma que a palma se mova para o lado interno do antebraço. Esses gestos mostram a amplitude de movimento do seu punho. Da mesma forma, cada articulação do seu corpo tem o potencial de percorrer uma determinada distância ao se mover. Também consegue se estender e flexionar em diferentes direções; algumas, em várias.

Ter amplitude total de movimento significa que você consegue mover suas articulações completamente em todas as direções possíveis. A natureza nos deu uma amplitude de movimento excelente, mas as atividades rotineiras da vida moderna e a maioria das atividades físicas (especialmente se você se dedica a apenas um tipo de modalidade) não oferecem muitas oportunidades para usá-la por inteiro. Em um dia normal, a maioria das pessoas move as articulações por apenas uma fração do espectro do movimento, apesar de termos a capacidade – e a necessidade – de fazer muito mais. Assim como os músculos que não usamos perdem a força, articulações que não se movimentam em todas as direções perdem a amplitude total. Aqui aplica-se aquele velho princípio: tudo que não usamos acaba atrofiando.

LIMITE DA AMPLITUDE – O ponto máximo da amplitude de movimento de uma articulação.

FLEXÃO E EXTENSÃO – As partes do corpo se movem de diferentes formas, mas mencionaremos dois movimentos básicos ao longo deste livro. Flexão é o movimento que diminui o ângulo entre partes do corpo, como se inclinar para a frente, por exemplo. Extensão é o movimento que aumenta o ângulo entre partes do corpo, como esticar o cotovelo ou estender o quadril, puxando a perna atrás de você.

MOBILIZAÇÕES – O corpo se adapta às posições em que você o coloca todos os dias. Se, por exemplo, você passa o dia sentado em uma cadeira ou dirigindo, a amplitude de movimento do seu quadril diminuirá e as articulações ficarão enrijecidas. Mobilizações são técnicas criadas para combater os efeitos da falta de movimento, de ficar parado em apenas uma posição. Não se trata de exercícios para ganhar força. A beleza das mobilizações é que elas levam suas articulações a lugares diferentes, soltam tecidos moles comprimidos (pele, nervos, músculos e tendões) e estabelecem novos padrões de movimento. Elas também envolvem o cérebro, mostrando que você é capaz de alcançar certas posições com segurança e impedindo que esse órgão pise no freio quando você tentar se mover de determinada forma. Respirar, contrair e relaxar os músculos também fazem parte das mobilizações. Por meio dessa abordagem sistêmica, as mobilizações nos ajudam a dar a devida atenção a músculos encurtados e limitações articulares que causam dor e/ou limitam a flexibilidade natural do corpo. Precisamos usar equipamentos para executar algumas delas (nada muito elaborado, conforme veremos a seguir), embora a maioria seja tão simples quanto deitar-se de costas e levantar a perna.

É provável que muitas das mobilizações neste livro lhe pareçam um pouco familiares se você já fez alongamentos estáticos (o tipo de alongamento em que ficamos parados em uma posição por cerca de 1 minuto). Entretanto, existe uma diferença entre mobilizações e os alongamentos tradicionais. O alongamento costuma envolver apenas um dos sistemas de movimento do corpo – os músculos – e funciona por meio de tensão passiva. As mobilizações, por outro lado, envolvem, além dos músculos, o tecido conjuntivo, as articulações e o sistema nervoso. Portanto, o alongamento faz apenas parte do trabalho de melhorar a mobilidade; as mobilizações vão muito além. (Veja a página 30 para saber mais sobre alongamento.)

CONTRAIR/RELAXAR – A maioria das mobilizações neste livro usa uma técnica chamada "contrair-e-relaxar", que envolve contrair um músculo (tensionar ou retesar são outras formas de dizer a mesma coisa) e depois relaxá-lo (soltando a contração). Em geral, você contrai por alguns segundos, depois relaxa por alguns segundos e fica repetindo a ação pelo tempo sugerido. Essa técnica vem de uma prática da fisioterapia chamada "facilitação neuromuscular proprioceptiva" (FNP), e a ideia é treinar o cérebro para controlar um músculo em determinada posição.

Quando você fica numa posição em que um músculo e uma articulação estão no limite da sua amplitude de movimento – algo que acontecerá em muitas dessas mobilizações para restaurar a amplitude –, o músculo tem menos força. Imagine que você está segurando algo pesado. É mais difícil fazer isso quando seu braço está completamente esticado (ou seja, no limite de sua amplitude) do que com o braço dobrado. Mas, às vezes, é preciso segurar algo em uma posição de extensão total – como ao levar uma panela pesada com macarrão e água do fogão para a pia. É aí que entra o condicionamento de contrair-e-relaxar. Ele diz ao seu cérebro que não há problema em ficar nessa posição, permitindo que você recrute os músculos necessários para fazer isso com facilidade e segurança. Contrair-e-relaxar também pode ser uma forma de aliviar e dessensibilizar áreas doloridas (veja a página 197).

ISOMETRIA – Exercícios que envolvem a contração de músculos sem mover as articulações. Tensionar o bumbum enquanto você está na fila do café é um exemplo de isometria.

CARGA – Em geral, isso significa exatamente o que parece: acrescentar peso para aumentar a força sobre o corpo. O termo "carga" costuma ser usado no contexto da musculação: quando você levanta um haltere, isso é uma carga. No entanto, há muitas outras formas de colocar carga sobre o corpo na vida, fora da academia. Carregar algo pesado, como compras de mercado, uma caixa ou uma criança, é levantar uma carga. Dar uma volta com uma mochila cheia de livros ou latas nas costas (*rucking* – falaremos mais sobre isso na página 128) é outro bom exemplo. Acrescentar repetições a algo que você costuma fazer apenas uma vez também conta como carga, mesmo que não esteja tecnicamente acrescentando peso ao seu corpo, mas aumentando a intensidade do exercício. Sendo assim, sentar e levantar dez vezes de uma cadeira é um treinamento com carga. Acrescentar velocidade é outra forma de aumentar a intensidade. Se você caminha ou corre rápido, está aumentando a carga. Assim como ao subir uma ladeira ou escada.

O propósito da carga é gerar uma resposta de adaptação positiva. Isso vale para os seus músculos, os tecidos ao redor deles e também para os ossos. Os ossos precisam de carga para estimular um processo chamado "remodelação". Ao longo da vida, células ósseas constantemente morrem e são substituídas por novas – isso é remodelação, um processo essencial para manter o esqueleto saudável. Mas esse processo depende de certos gatilhos, e a carga é um deles.

SISTEMA DE APOIO – A mobilidade depende de um sistema de apoio. Não vai adiantar fazer todos os exercícios de amplitude de movimento e caminhar 300 mil passos por dia se os seus tecidos não forem alimentados por nutrientes e descanso e se você não conseguir respirar direito na posição. Com frequência, acreditamos que para melhorar nossa capacidade de nos manter ativos só precisamos ser mais ativos. Mas é impossível separar atividades daquilo que as abastece. Alimentação, sono e respiração são as práticas básicas por trás das práticas básicas.

Antecipamos suas perguntas

Aqui estão algumas perguntas que sempre nos fazem e que achamos melhor responder logo de cara.

Ainda preciso me alongar?

Apesar de já termos falado um pouco sobre alongamento, é importante nos estendermos mais sobre esse assunto quase onipresente do universo fitness. Todo mundo faz? Pelo que observamos, não. Também percebemos que as pessoas tendem a continuar fazendo o que funciona, só que a maioria não continua se alongando. Será que isso acontece porque alongamentos não funcionam? Sim.

O que o alongamento faz é induzir tensão em um músculo grande. Cruze os pés, incline-se sobre as pernas, tente encostar as pontas dos dedos no chão e, de repente, você sente uma tensão nos isquiotibiais, que ficam na parte posterior das coxas. Isso é alongamento. Muitas pessoas acham que precisam se alongar para modificar seus músculos, mas isso raramente acontece. Se você sentar no chão e se curvar sobre as pernas por um bom tempo, uns 5 minutos, talvez seus isquiotibiais fiquem menos encurtados, mas ninguém mantém uma posição por 5 minutos. É mais provável que mantenha apenas por 15 ou 20 segundos. Na maioria dos casos, esticar passivamente um músculo não tem grandes efeitos, e com certeza não melhora a amplitude de movimento. Para isso, é preciso trabalhar não apenas os músculos, mas a fáscia (o tecido conjuntivo em torno dos músculos), as articulações, o sistema nervoso, o cérebro e a respiração.

Essa é a diferença entre mobilizações e alongamentos. Quando você faz uma mobilização – um movimento que permite que as articulações cheguem ao limite de sua amplitude em posições que você foi feito para realizar –, está basicamente dizendo ao seu corpo: "Olha só, vou passar um tempo desse jeito, estou respirando, e está tudo bem." Essa terapia de exposição mostra ao cérebro que usar o corpo dessa forma é seguro. Você não está apenas esticando tecidos e torcendo para eles se transformarem. Você está envolvendo seu cérebro na ação, e é assim que as verdadeiras mudanças acontecem. Quando o cérebro e o corpo se acostumam com a posição, passa a ser seguro recorrer a ela quando for realmente necessária – dar passos largos ao correr para um compromisso, tentar alcançar uma criança que sai correndo, dar a acelerada final nos últimos 45 metros de um triatlo, qualquer coisa que exija uma amplitude de movimento maior.

Não há problema algum em se alongar. Não faz mal e, às vezes, é agradável. Porém, quando se trata de custo-benefício, alongamentos deixam a desejar, porque não abarcam todos os aspectos do sistema de movimento. Você pode se alongar; fique à vontade e faça isso quando quiser. Mas se a ideia é sentir menos dor, se mover de forma mais fluida e conseguir se recuperar melhor do estresse físico – seja após uma trilha difícil ou carregar pilhas de roupa dez vezes escada acima e abaixo no mesmo dia –, mobilizações são o segredo para o sucesso – não alongamentos.

E se a mobilização doer?

Muitas pessoas param de se exercitar simplesmente porque acham desconfortável demais. Elas não gostam de ficar ofegantes, de forçar os músculos, de se sentir doloridas depois da malhação (apesar de outras adorarem tudo isso). Não consideramos mobilizações exercícios no sentido comum da palavra, porque não envolvem respiração acelerada nem o mesmo tipo de estresse muscular que treinos de calistenia ou de musculação. Mas você pode sentir certo incômodo ao praticá-las (com ou sem equipamento) e até algumas dores musculares pós-mobilizações. Isso não significa que esteja fazendo algo errado nem que precise sentir dor para obter resultado. O objetivo das mobilizações é forçar o corpo a entrar em posições que costumam ser negligenciadas, para desenferrujá-lo e receber dele algum feedback. Pontadas agudas de dor são um sinal de alerta que não deve acontecer. Mas não há problema em sentir um pouco de desconforto e até algumas dores musculares.

Assim, as mobilizações podem ser feitas com intensidades diferentes, e é você quem controla o nível. Se estiver usando um equipamento como uma bola ou um rolo e sentir seus tecidos sensíveis à pressão, parabéns: você encontrou uma área que pode ser aprimorada. Para grandes grupos musculares, gostamos de fazer de 4 a 5 minutos de mobilização para cada lado. A maioria das pessoas consegue tolerar pressões bem mais intensas nos isquiotibiais e nos glúteos, embora tenha mais sensibilidade nos quadríceps e nas coxas. Alguns dos melhores programas atléticos do mundo, como o da equipe olímpica chinesa de levantamento de peso e o dos lutadores tailandeses, têm funcionários especificamente contratados para andar sobre os quadríceps dos atletas. E muitas vezes eles reclamam que a pressão não é suficiente! Nós, meros mortais, podemos aumentar a intensidade aplicando mais pressão. Se você estiver em uma posição de flexão ou extensão, pode aprofundar a postura. Da mesma forma, é possível amenizar a intensidade. Faça o que lhe parecer melhor.

Você também pode seguir um "estilo livre". Depois de aprender os fundamentos para o uso de equipamentos em tecidos moles, experimente dar asas à criatividade e usar uma bola ou um rolo sempre que seu corpo lhe disser que está precisando. Digamos, por exemplo, que você esteja passando o rolo na parte superior dos isquiotibiais, e isso não incomode. Então você desce o rolo apenas 5 centímetros e não consegue respirar, porque fica muito dolorido. Continue, com delicadeza e constância, porque isso é um bom feedback do corpo mostrando que é preciso dedicar atenção a essa parte.

Lembre-se: em qualquer tipo de mobilização, você precisa conseguir respirar completamente. A respiração é um ótimo "indicador de intensidade" natural. Escute seu corpo. Essa é a melhor forma de avaliação possível.

Qual é o melhor momento para fazer mobilizações?

A resposta resumida é: quando for possível. Não importa em que momento do dia você faz as mobilizações, contanto que as faça. Kelly costuma reservar o horário da noite porque pode fazê-las enquanto vê televisão e porque não há nada acontecendo para interrompê-lo. Como incentivo extra, fazer mobilizações com rolos ou bolas ativa o sistema nervoso parassimpático, que induz o relaxamento. É uma boa transição para o sono. Juliet, por outro lado, é uma pessoa matinal que acrescenta as mobilizações aos exercícios físicos da manhã, fazendo-as na parte final do seu treino, para relaxar. Se você é o tipo de pessoa que acorda às cinco da manhã para meditar e escrever em seu diário (ou apenas para ter um momento de paz e tranquilidade antes de ser bombardeado por e-mails e pelas crianças), o começo da manhã pode ser o melhor momento.

Vale usar as mobilizações para se aquecer antes de uma atividade física? Se desejar aprimorar algo específico – por exemplo, você achou seu ritmo lento na corrida do dia anterior e pensa que seria bom aumentar a mobilidade da extensão do quadril, ou suas panturrilhas estão ficando com câimbras e você quer passar o rolo nelas –, então, claro, tudo bem. Mas talvez seja melhor dedicar o momento do aquecimento a fazer o corpo esquentar e suar (falaremos mais sobre aquecimentos para exercícios na página 209).

No Ciclo de Responsabilidade de 24 horas e no Desafio de 21 Dias Feito para Se Mover (página 273), oferecemos modelos específicos para incluir no seu dia todas as práticas físicas apresentadas neste livro. No geral, o que você precisa saber agora é que cerca de 10 minutos de mobilizações por dia já são suficientes. Será melhor se conseguir dedicar mais tempo, mas todo mundo tem 10 minutos, então não há desculpa. E pense que 10 minutos por dia equivalem a 70 minutos de atenção semanal ao seu sistema de movimento, cerca de 280 minutos por mês e 25.550 minutos por ano. É uma impressionante quantidade de tempo dedicada ao cuidado com seu corpo, praticamente sem afetar a sua agenda.

Preciso fazer todas as mobilizações todo dia?

Não. Como você verá no Desafio de 21 Dias Feito para Se Mover (página 276), as mobilizações podem ser combinadas conforme as suas necessidades. Recomendamos fazer pelo menos uma todos os dias, e torcemos para que você faça bem mais. Como tudo na vida, os resultados virão de acordo com a sua dedicação.

De que você vai precisar

Algumas mobilizações exigem o uso de certos equipamentos. A maioria é simples e relativamente barata. Se você não tiver algum deles, pode improvisar com objetos fáceis de encontrar em casa. Aqui vai a lista:

BOLA DE LACROSSE – Por serem firmes, essas bolas afundam no tecido e ajudam a "descolá-lo". Uma bola de tênis, apesar de mais macia, também funciona.

ROLO DE MASSAGEM – Esses tubos cilíndricos, que costumam ser usados para automassagem, podem ser encontrados em qualquer loja de equipamentos de exercício. Substitua por um rolo de massa caso você não tenha um.

FAIXA ELÁSTICA PARA EXERCÍCIO – Essas faixas elásticas ajudam você a posicionar suas articulações da forma correta. Você também pode usar uma tira de pano, toalha, camiseta ou um cinto.

CANO DE PVC OU CABO DE VASSOURA – O que você preferir. Deve ter entre 90 e 120 centímetros.

Antes de começar

Nós dois já passamos muito tempo estudando, mas nunca nos cansamos de aprender coisas novas, especialmente quando se trata de informações sobre alcançar um maior bem-estar, continuar com um corpo resistente, permanecer ativo. Encaramos este livro como uma oportunidade de transmitir parte do que aprendemos, embora as informações mais importantes – e mais interessantes – que você vai encontrar aqui digam respeito a um maior conhecimento sobre si mesmo. No fundo, *Você foi feito para se mover* é sobre autoconhecimento. Você é capaz de se mover de todas as formas necessárias? Sua alimentação é realmente saudável? Você está mesmo dormindo o suficiente? Que coisas você nem sabia que seu corpo era capaz de fazer? Os motivos por trás das suas dores são mesmo os que você imaginava? No fim deste livro, *você* será um livro aberto, e mal podemos esperar para ver o que há nele.

SINAL VITAL **1**

LEVANTE-SE DO CHÃO

AVALIAÇÃO
Teste de Sentar-Levantar

PRÁTICA FÍSICA
Posições e mobilizações para sentar no chão

Sermos ou não capazes de sentar no chão e depois levantar oferece pistas de quanto tempo vamos viver? Um grupo de pesquisadores brasileiros e americanos aventou essa possibilidade e foi atrás. Em um estudo conjunto publicado em uma edição de 2014 do *European Journal of Preventive Cardiology*, os pesquisadores aplicaram o Teste de Sentar-Levantar – o mesmo que apresentamos na introdução deste livro e que agora pediremos que você faça de novo – a 2.002 homens e mulheres, com idades entre 51 e 80 anos. Seis anos depois, entraram em contato com os participantes para ver como estavam.

Nesse intervalo, 179 (quase 8%) dos participantes tinham falecido. Após a análise dos números, os pesquisadores conseguiram determinar que a incapacidade de sentar e levantar do chão sem ajuda está associada com um risco maior de morte. Por outro lado, quanto melhor o desempenho de um participante no teste, maiores suas chances estatísticas de sobrevivência.

É razoável pensar: "Bom, tudo bem, as pessoas que morreram provavelmente eram bem velhas, e como idosos não conseguem se movimentar muito bem, devem ter caído, depois não conseguiram levantar, e então um monte de coisas ruins começou a acontecer. Não sou tão velho (ou, se estou 'velho', não sou frágil!), então não preciso me preocupar com isso." Mas isso seria ignorar a questão maior.

A conclusão do trabalho dos pesquisadores brasileiros e americanos é que pessoas com um bom desempenho no teste têm mais mobilidade, e isso permite que tenham: a) menos chances de cair; e b) uma saúde melhor de forma geral. Isso significa que não importa se você está ou não com medo de cair: a capacidade de sentar e levantar com facilidade é um reflexo do seu bem-estar (e, para falar a verdade, qualquer um corre o risco de cair em qualquer idade). Se você consegue se mover de todas as formas que lhe permitem sentar e levantar com pouco ou nenhum apoio, então seu corpo está estável, flexível e eficiente. Qualidades que ajudarão você a evitar dores, ter mais energia e realizar todas as atividades que ama. Isso é algo que pessoas de todas as idades podem almejar.

O que mais gostamos no Teste de Sentar-Levantar, e o motivo pelo qual o utilizamos no nosso trabalho, é que ele expõe o que até então era invisível. Todos os dias você segue o ritmo habitual da vida, usando seu corpo de um jeito com o qual está tão acostumado que nem precisa pensar. Mas o que seu corpo realmente consegue fazer? Em que pontos você pode melhorar? Não dá para saber sem dar uma olhada no que está acontecendo. Ao avaliar esse Sinal Vital, você está abrindo a porta para o autoconhecimento e preparando o caminho para mudanças construtivas.

Avaliação: Teste de Sentar-Levantar

O principal objetivo desse teste é avaliar se você tem uma boa amplitude de movimento do quadril. Ele também mede a força das pernas e do core (os músculos que sustentam e estabilizam o tronco), assim como o equilíbrio e a coordenação, atributos que o ajudam a sentar no chão e depois levantar sem ajuda. A ação conjunta de todos esses elementos permite que você se mova com facilidade e, quando necessário, com agilidade: se for preciso andar rápido ou correr, se abaixar para pegar alguma coisa, subir depressa um lance de escada ou dançar no casamento da sua irmã, você sentirá seu corpo mais livre e enfrentará menos resistência de articulações enrijecidas e músculos encurtados.

Antes de avançar, tenha algumas coisas em mente. Você ganha uma estrelinha dourada se conseguir sentar e levantar direto da posição de pernas cruzadas, sem qualquer ajuda. Isso mostra que você alcança um parâmetro básico de flexibilidade do quadril. Mas não há problema em usar algum apoio. Coloque uma das mãos (ou as duas) no chão e se incline na direção dos joelhos para ganhar equilíbrio ou mesmo segure o encosto do sofá. Simplesmente ser capaz de levantar já é valioso. Não ir bem ou até não conseguir fazer o teste não é motivo para se envergonhar. Levantar do chão não é algo que você faz todo dia, então por que esperar ser bom nisso? Mas você será. Depois que descobrir sua pontuação, vamos lhe ensinar a melhorar. Então faça o teste e veja o que acontece.

PREPARO

Use roupas que não apertem e tire os sapatos. Escolha um espaço livre no chão.

O TESTE

Pare ao lado de uma parede ou de um móvel firme se achar que precisará de apoio. Então cruze um pé na frente do outro e sente no chão de pernas cruzadas sem se segurar em nada (a menos que sinta que perdeu o equilíbrio). Agora, nessa mesma posição de pernas cruzadas, levante, se possível sem apoiar as mãos ou os joelhos no chão nem usar qualquer tipo de apoio. Dica: incline-se para a frente com as mãos espalmadas e os braços esticados para manter o equilíbrio.

O QUE SIGNIFICA SEU RESULTADO

Comece com uma pontuação 10, então subtraia dois pontos para cada um dos auxílios ou problemas a seguir:

- Apoiar uma das mãos na parede ou em outra superfície estável para se firmar
- Apoiar uma das mãos no chão
- Encostar o joelho no chão
- Apoiar-se na lateral das pernas
- Perder o equilíbrio

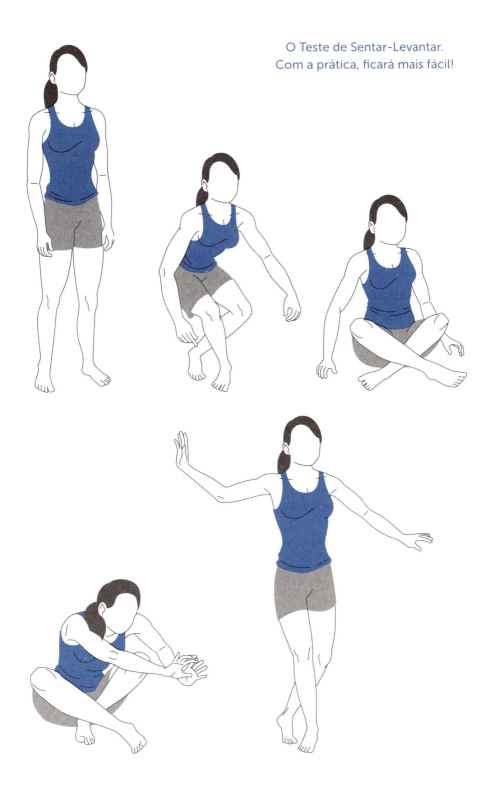

O Teste de Sentar-Levantar. Com a prática, ficará mais fácil!

Não importa se a sua pontuação foi boa, ruim ou péssima, encare-a simplesmente como um parâmetro básico para avaliar sua habilidade atual e depois, caso precise melhorar (e quase todo mundo precisa), seu progresso. Não importa sua idade ou forma física: se esforce para conquistar um 10. Seu maior objetivo deve ser sentar no chão e levantar sem usar qualquer ponto de contato, simples assim. Isso significa que você é um fracasso se pontuar menos do que 10? Não. Só significa que, ainda que vá melhorando a sua pontuação aos poucos com as práticas físicas que recomendamos, você só deve parar quando alcançar 10 pontos.

Além disso, independentemente da sua nota, a orientação para o aprimoramento – ou para a manutenção, conforme for o caso – é a mesma. Isso pode parecer propaganda enganosa – pontuações maiores costumam significar menos trabalho –, mas é necessário praticar diariamente os exercícios de sentar no chão e as mobilizações para melhorar a mobilidade, não importa se seu objetivo é melhorar ou manter o estado atual. Mais uma vez, a pontuação existe apenas para você avaliar sua situação.

10 pontos – O padrão-ouro. Você obviamente tem uma boa amplitude de movimento do quadril e é abençoado com outros aspectos essenciais da mobilidade. No entanto, não durma sobre os louros colhidos. Faça as práticas físicas para manter sua habilidade.

7-9 pontos – Parabéns, você está perto. Com um pouquinho de prática – pode ser apenas uma questão de alcançar mais equilíbrio ou flexibilidade no quadril –, você chegará aos 10 pontos.

3-6 pontos – Você está na direção certa, mas ainda pode melhorar bastante. Priorize essa prática física, que ajudará a aumentar a amplitude de movimento do quadril.

0-2 pontos – Levantar do chão é obviamente muito difícil para você, talvez até impossível. Não desanime. É possível dominar essa habilidade – e, com a prática, você conseguirá. Levantar sem qualquer apoio exige certo controle das pernas e do tronco, assim como equilíbrio e amplitude de movimento do quadril. Você pode desenvolver tudo isso adotando o hábito de se levantar do chão e praticando mobilizações específicas.

QUANDO REFAZER O TESTE?

Sempre que sentar no chão (todos os dias, de preferência) você pode refazer o Teste de Sentar-Levantar para avaliar seu progresso.

A beleza de sentar no chão, ou como (e por que) melhorar sua pontuação

O Olympic Club em São Francisco é uma destacada instituição esportiva da cidade desde 1860. Seus sócios podem jantar à luz de velas, jogar golfe em campos cuidadosamente tratados e nadar em uma piscina do velho mundo, coberta por uma cúpula de vidro. É um lugar bem elegante. Então não foi nenhuma surpresa recebermos alguns olhares confusos quando pedimos a todos os sócios presentes na nossa palestra que sentassem no chão.

Na verdade, eles não tinham escolha, porque removemos todas as cadeiras.

A plateia com certeza esperava aprender algum tipo de alongamento especial, exercícios isométricos inusitados ou uma técnica de mobilidade conhecida apenas pelos Navy SEALs americanos. Em vez disso foram instruídos a se comportar feito crianças e sentar de pernas cruzadas no carpete. Ficamos observando enquanto eles se remexiam, desconfortáveis.

A ideia que queríamos transmitir no Olympic Club naquele dia é a de que sentar no chão regularmente pode ajudar você a se tornar mais proficiente em sentar e depois levantar sem precisar de apoio. Um benefício adicional é que isso desfaz parte das posições compensatórias menos eficientes (e, às vezes, causadoras de dor) que o corpo adota após se sentar em uma cadeira (ou um sofá, ou um carro, ou qualquer veneno da sua escolha) por horas a fio, dia após dia. Nosso corpo foi feito para se sentar no chão, portanto, quando você passa algum tempo no seu belo piso de madeira ou em um tapete felpudo todos os dias, está ajudando as articulações do seu quadril a fazer o *rewilding*, "retornar aos tempos selvagens". Sentar no chão restaura a amplitude de movimento dessas articulações, algo que não apenas facilita o processo de sentar e levantar como também pode sanar questões musculoesqueléticas associadas a passar tempo demais sentado. Vamos explicar por partes.

ALERTA DA CADEIRA

Crianças não têm qualquer dificuldade em passar horas sentadas no chão nas mais variadas posições. Então o fato de terem a mesma facilidade para levantar sozinhas não deve ser coincidência. Essa última ação é tão básica à natureza da infância que nem percebemos que as crianças a executam o tempo todo. Mas se observarmos com atenção crianças pequenas, como fez um grupo de psicólogos de desenvolvimento infantil na Universidade de Nova York em um estudo de 2012, fica óbvia a facilidade – e a frequência – com que elas sentam e levantam. Os pesquisadores observaram que crianças entre 12 e 19 meses caíam em média 17 vezes por hora. Esses intrépidos bebês deram mais de 2 mil passos nesse mesmo intervalo de tempo, o que significa que também se levantaram cerca de 17 vezes por hora. Por sorte, nós, adultos, não precisamos nos sentar e levantar com tanta frequência, mas temos o potencial de nos sentar confortavelmente no chão e nos reerguer com facilidade.

Para começo de conversa, por que a maioria das pessoas perdeu essas habilidades básicas? A resposta se resume a um simples objeto: a cadeira. Sentar-se em cadeiras e outros objetos é um hábito que remonta a pelo menos 12 mil anos, no período Neolítico. Os antigos egípcios as usavam com regularidade; o rei Tutancâmon foi até enterrado com uma. Entretanto, como relata Galen Cranz no livro *The Chair: Rethinking Culture, Body, and Design* [A cadeira: repensando a cultura, o corpo e o design], algumas culturas resistiram com firmeza à atração desse artefato que se tornou onipresente no Ocidente – e continuam resistindo. O assento na posição em ângulo reto é adotado apenas por aproximadamente um terço a metade da população mundial, escreve Cranz, que é professora do departamento de arquitetura da Universidade da Califórnia em Berkeley. Em países não ocidentais, as pessoas ficam de cócoras enquanto esperam o ônibus, ajoelham-se para comer apoiando as nádegas nos calcanhares e se sentam no chão de pernas cruzadas para escrever uma carta. Talvez por isso as pessoas na China, por exemplo, tenham 80% a 90% menos casos de artrite nas articulações do quadril em comparação com os ocidentais. Usar essas articulações da maneira que a natureza programou as mantém saudáveis e sem dor.

A posição de pernas cruzadas, em especial, é amada pelas culturas não ocidentais. O antropólogo Gordon Hewes, que conduziu uma pesquisa mundial sobre diferentes estilos posturais, observou que essa é a forma predominante de se sentar no Norte da África, no Oriente Médio até a Índia, no Sudeste Asiático e na Indonésia, além de em muitos lugares na Ásia Central, Coreia, Japão, Micronésia e Polinésia. A pesquisa de Hewes é antiga – do fim da década de 1950 –, mas as diferenças culturais que ele encontrou em grande parte se perpetuam até hoje. De acordo com Cranz, "uma coisa é certa: nosso hábito [ocidental] de nos sentar em cadeiras foi criado, modificado, incentivado, reformado e democratizado em resposta a forças sociais – não genéticas, anatômicas ou fisiológicas".

Em outras palavras, aquela vontade que você sente de sentar em uma cadeira enquanto espera ser atendido no departamento de trânsito é mais força do hábito do que uma necessidade inata. Não fomos criados para passar o dia todo em uma cadeira e, na verdade, esse é um hábito fácil de abandonar. Depois que começa a sentar no chão e ficar mais tempo de pé (Sinal Vital 9), isso não só lhe parece natural como você passa a sentir falta de adotar essas posições.

Para compreender por que passar muito tempo sentado engana sua fisiologia, aqui vai uma aulinha de anatomia. Prometemos que não será nada muito complicado, mas entender um pouco sobre o funcionamento do corpo ajudará você a compreender por que estamos sugerindo mudar algumas coisas.

Ao sentar em uma cadeira, você basicamente apoia o peso da parte superior do corpo nos isquiotibiais (os grandes músculos e tecidos conjuntivos na parte traseira da perna, que vão do joelho ao quadril) e nos fêmures (os ossos da parte superior da coxa). Os fêmures se conectam à pelve, aquela grande estrutura óssea na base da coluna, por cavidades chamadas acetábulos. A cabeça do fêmur é arredondada e se encaixa direitinho nessa cavidade. A relação entre o fêmur e a pelve é importante porque dá ao corpo todo a estabilidade necessária para que ele funcione da melhor forma possível. A ausência dessa relação estável pode desencadear dor nas costas e nos joelhos, entre outros problemas. Todo mundo precisa de estabilidade.

O corpo começa a desenvolver o equilíbrio entre os fêmures e a pelve muito cedo. É um dos motivos pelos quais não é bom que os bebês pulem a fase de engatinhar e comecem a andar direto (acaba que aprender a andar rápido não é uma vitória nos Jogos Olímpicos do meu-filho-é-mais-brilhante-que-o-seu). Engatinhar coloca o peso do corpo nos fêmures de um jeito que prepara o quadril para o futuro.

Na vida adulta, é necessário que a pelve e os fêmures trabalhem em conjunto para gerar estabilidade. Porém, quando nos sentamos em uma cadeira no ângulo reto tradicional – e pela quantidade de tempo absurda que nossa vida exige –, os fêmures acabam ficando em uma posição única, que ainda por cima não é das melhores para promover a estabilidade.

O que acontece sem esse apoio? O corpo soluciona o problema de outra forma, geralmente convocando os longos músculos das costas e das pernas para impedir o corpo de se mover em várias direções. (Esses músculos são conhecidos como os "quatro cavaleiros": psoas, ilíaco, quadrado lombar e reto femoral.) O esforço desses músculos cobra um preço quando você passa muito tempo sentado. Eles são tensionados para manter o corpo estável, e o cérebro se acostuma a lhes dar essa ordem. Quando você se levanta, eles continuam ativos, repuxando sua coluna e criando desconforto. Quantas vezes suas costas ficaram superenrijecidas e doloridas depois de você se levantar de uma longa sessão sentado em uma cadeira?

Os joelhos também podem doer. O reto femoral, um dos grandes flexores do quadril que passa por cima da patela, fica encurtado e dolorido de tanto tentar manter seu corpo ereto.

Outro problema de passar muito tempo numa cadeira é que os ossos não "recebem carga" da forma correta. Como apontamos na página 29, a carga – colocar peso em uma parte do corpo – estimula o processo normal, cíclico, de morte e regeneração das células de ossos e músculos. Na pelve, temos as tuberosidades isquiáticas, que são superfícies feitas para suportar peso – também conhecidas como ísquios, sempre mencionados nas aulas de yoga. Em uma cadeira, elas não recebem a carga que merecem. Em vez disso, esse peso repousa no topo dos fêmures e nos isquiotibiais. Se você passar muito tempo sentado, sobretudo se for uma pessoa relativamente grande, os isquiotibiais e outros tecidos do entorno acabarão se achatando feito um pão na chapa. E isso acaba com o sistema. Fluidos como a linfa ficam estagnados e os tecidos – músculos, fáscias, tecidos conjuntivos – param de deslizar e escorregar, inibindo a movimentação suave. É como se deitar em um colchão de material viscoelástico. Os tecidos, amassados pela ausência do fluxo de linfa e sangue, demoram a voltar para o lugar, degradando a mobilidade. Falaremos sobre tudo isso adiante.

COMO TORNAR MAIS SAUDÁVEL O TEMPO QUE VOCÊ PASSA NA CADEIRA

Não estamos dizendo que você jamais deva sentar em uma cadeira; isso seria impossível, especialmente no trabalho. Você, nós e a maioria das pessoas do mundo ocidental sentarão em uma cadeira em algum momento do dia. Então aqui vão três dicas para lidar com o inevitável.

1. O mínimo é escolher uma cadeira confortável, obviamente. Mas também não se iluda achando que uma cadeira de trabalho caríssima com apoio lombar mudará sua vida e solucionará todos os seus problemas. Isso não vai acontecer simplesmente porque a maioria das pessoas se inclina para a frente ao digitar no teclado e nem usa o tal apoio lombar. Realmente, se você passar muito tempo recostado, ele pode ajudar. Mas tenha noção do seu estilo de trabalho antes de investir muito dinheiro em uma cadeira chique.

2. Já que estamos falando de encosto de cadeiras, saiba que no passado isso era algo reservado apenas aos privilegiados. Segundo conta o biólogo evolutivo Daniel Lieberman em seu livro *Exercised* [Exercitado], a maioria das pessoas, quando não estava sentada no chão, se acomodava em bancos. Isso continua sendo uma boa ideia, porque, quando não pode contar com o encosto de uma cadeira, você ativa mais partes da musculatura, desenvolve maior estabilidade e evita a fraqueza que pode causar dores nas costas. Se puder optar por um assento sem encosto, faça isso. No entanto, não use uma bola grande de Pilates, que é uma substituta popular da cadeira hoje em dia. Além de sua altura não ser ajustável (veja a dica seguinte), não é possível permanecer estável nessas bolas, já que para isso é necessário ter uma base sólida. Tente passar 10 minutos de pé sobre um colchão e veja como essa superfície instável logo incomoda.

3. Existe um truque para se colocar numa postura mais robusta na sua cadeira, ajustando a altura dela (isso só funciona em cadeiras com rodinhas). Deixe a cadeira mais alta do que o normal, então veja se você consegue firmar os pés e ter tração suficiente para andar com a cadeira para a frente e para trás. Quando o assento está alto demais, fica difícil mover a cadeira com força, e é isso que queremos. Agora, diminua a altura em 2 centímetros e repita o teste. Pare de diminuir quando chegar ao ponto em que você realmente consegue usar as pernas para empurrá-la para a frente e para trás com força; é fácil determinar a diferença ao comparar essa posição com o assento alto demais. Ser capaz de aplicar certa força aos movimentos significa que a posição dos pés e a altura do quadril oferecem apoio à coluna enquanto você está sentado.

QUANDO VOCÊ SENTA NO CHÃO...

O ponto principal é que passar horas e horas seguidas sentado inibe o movimento saudável, não importa se em uma cadeira ou no chão. Mas todo mundo passa pelo menos parte do dia sentado e, ao separar uma parcela desse tempo para sentar no chão, você evitará muitos dos problemas que podem ser causados por passar horas a fio em uma cadeira. E, obviamente, também treinará seu corpo para tirar 10 no Teste de Sentar-Levantar.

Quando falamos sobre nos sentar no chão, não nos referimos apenas à postura de pernas cruzadas. Várias posições apresentam benefícios. Ajoelhar-se apoiando as nádegas nos calcanhares, por exemplo. E ficar de cócoras, que explicaremos em mais detalhes no Sinal Vital 7. Todas essas posições lhe permitem organizar o corpo de modo a diminuir a força na coluna e possibilitar uma respiração completa. Existe um motivo para as posturas mais usadas na meditação serem ajoelhar-se apoiando as nádegas nos calcanhares ou sentar de pernas cruzadas, especialmente esta última. Ao formar uma borboleta com as pernas, você gira os fêmures nas cápsulas do quadril – isso se chama rotacionar o quadril externamente até o limite da sua amplitude – e cria uma plataforma muito estável na qual se sentar.

Caso seja necessário passar um longo período de tempo sentado, como nas meditações, essa é a melhor forma de fazer isso. É meio que a diferença entre equilibrar a parte superior do corpo na cabeça de um alfinete ou sobre uma tábua de 1 por 1 metro. Uma dessas opções obviamente deixará seu corpo mais estável. Se, por um lado, sentar em cadeiras desregula a relação fêmur-pelve, sentar de pernas cruzadas restaura essa relação.

Nosso objetivo não é treinar você a ser como os monges budistas, que passam quatro horas meditando de pernas cruzadas. Não é preciso sentar assim o tempo todo nem por muito tempo (vale repetir que achamos melhor não passar horas sentado sem intervalos, não importa em que posição). Sentar-se no chão de outros jeitos também oferece algumas das mesmas recompensas, inclusive colocar carga em ossos, articulações e tecidos para que funcionem da melhor forma possível.

Aqui vai mais um detalhe sobre sentar-se no chão: tudo que desce precisa subir. Você se lembra dos bebês que se levantam do chão 17 vezes por hora? Seria ótimo se todos nós passássemos a vida nos levantando do chão – não com a mesma frequência que as crianças, é óbvio, mas pelo menos uma ou duas vezes por dia.

Prática física: Posições e mobilizações para sentar no chão

Apesar de termos acabado de exaltar as virtudes de sentar no chão, essa não é a única forma de melhorar sua capacidade de sentar e levantar. A execução de algumas mobilizações específicas também ajuda. Tanto o ato de sentar no chão quanto essas mobilizações melhoram a mobilidade ao trabalhar a flexão do quadril, o movimento para a frente da articulação do quadril (você treinará o oposto, a extensão do quadril, no Sinal Vital 3). Fazer essas duas práticas físicas diariamente oferecerá os melhores resultados.

Os exercícios de sentar no chão podem parecer muito familiares, mas duvidamos que qualquer professor de educação física, preparador físico ou livro os recomende como uma forma de melhorar seu bem-estar ou sua performance. Provavelmente é por isso que pouquíssimas pessoas no mundo ocidental os fazem – além das crianças na pré-escola. Apenas para demonstrar como são raramente praticados, parte da plateia do Olympic Club – um grupo bem atlético – precisou se deitar no chão por não conseguir sentar de pernas cruzadas, ajoelhar sobre os calcanhares ou sentar com as pernas para o lado. A maioria dos adultos (que não são pais de crianças pequenas) simplesmente nunca fica nessa postura, apesar de essas serem maneiras muito humanas de posicionar o corpo. Então não se preocupe caso você não consiga dominar todas as posições. A prática vai ajudar, mas o fato de haver opções também lhe dará mais liberdade. Faça o que conseguir até se tornar capaz de fazer mais.

Por fim, antes de começar as práticas, lembre-se de que elas vão além de simplesmente ajudar você a melhorar sua capacidade de sentar e levantar. Todas as posturas ajudam o corpo a desenvolver estabilidade e agilidade e a tirar a pressão dos músculos e outros tecidos estressados por padrões repetitivos. Se você as praticar todos os dias, se tornará mais flexível, terá menos dor e se sentirá melhor em todos os sentidos.

POSIÇÕES PARA SE SENTAR NO CHÃO

Aqui você só precisa sentar no chão de alguns jeitos diferentes. Não há problema em se recostar de leve em um sofá, uma poltrona ou contra uma parede (o ideal é precisar de cada vez menos apoio), e não é preciso permanecer em uma única posição no chão. Mais cedo, falamos muito sobre se sentar de pernas cruzadas. Essa posição é muito boa para rotacionar o quadril de um jeito que não acontece quando sentamos numa cadeira. Entretanto, outras posturas também oferecem vantagens para uma maior amplitude de movimento e, portanto, para a mobilidade. Por exemplo, sentar-se na posição 90/90 (veja a página 50) rotaciona o quadril de dois jeitos diferentes. Quando você está na posição de sentar Estendido (veja a página 50), ativa aquilo que chamamos de "cadeia posterior" – isquiotibiais, glúteos e panturrilhas, músculos que são os motores do movimento do corpo.

A variedade de posturas também permite que você se remexa para se ajeitar. Ajeitar-se é positivo. É o cérebro dizendo ao corpo: "Saia dessa posição." Sentar-se em cadeiras não permite muitos ajustes, porque elas são muito limitantes. Pense em poltronas reclináveis. Você pode sentar nelas e ficar praticamente imóvel. Elas foram projetadas para isso! Queremos que você se ajeite e mude de posição enquanto estiver no chão, porque isso lhe permite rotacionar o quadril de formas diferentes, aliviar a pressão nos tecidos e evitar rigidez e dores. O cérebro vai mandar seu corpo se ajustar quando você estiver no chão. Obedeça.

Seu objetivo principal aqui é conseguir passar pelo menos 30 minutos *cumulativos* sentado no chão, diariamente. Comece respeitando sua capacidade atual e vá aumentando o tempo até chegar a 30. Lembre-se de apoiar as costas em um sofá, uma poltrona ou uma parede se for necessário. Caso 5 minutos sejam o seu limite, é aí que você deve começar. Passe 5 minutos na primeira posição. Quando conseguir acrescentar mais 5, inclua a segunda posição. Aos poucos, vá aumentando até ficar em todas as quatro posições descritas a seguir, permanecendo nelas pelo tempo que for confortável e trocando quando sentir que é necessário. Você pode passar toda a meia hora sentado no chão enquanto assiste à televisão ou pode dividir a prática em intervalos menores. Passe 10 minutos sentado no chão enquanto trabalha no laptop (há no mercado muitas mesas de altura ajustável, mesas de chão ou mesas baixas que lhe permitirão trabalhar sentado de pernas cruzadas), outros 10 enquanto fala ao telefone e os últimos 10 enquanto toma um chá. Costumamos dedicar meia hora do nosso tempo a assistir à série da moda sentados no chão. Nossas filhas participam também.

1. De pernas cruzadas

Com o bumbum no chão, dobre as duas pernas e cruze uma na frente da outra, deixando os tornozelos sob as pernas. Tente sentar com a coluna alinhada ou com o tronco levemente inclinado para a frente. De vez em quando troque a posição das pernas, para que ambas passem algum tempo na frente.

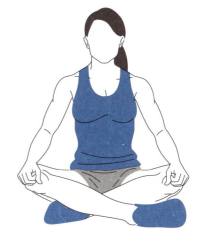

Sentar-se de pernas cruzadas restaura e mantém a função do quadril e da lombar.

2. Posição 90/90

Com o bumbum no chão, sente-se com uma das pernas à frente dobrada, num ângulo de 90 graus. Apoiando-se de leve na nádega do lado da perna que está à frente, dobre a outra perna para trás, num ângulo de 90 graus. Após 5 minutos (ou pelo tempo que for confortável) nessa posição, troque de lado.

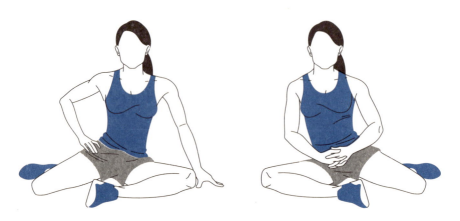

A posição 90/90 é uma forma fácil de manter a capacidade e as opções de movimento.

3. Estendido

Com o bumbum no chão, sente-se com as pernas esticadas à frente. Tente manter a coluna alinhada ou o torso levemente inclinado para a frente.

Incluir essa posição em sua rotina no chão mantém a flexibilidade dos músculos isquiotibiais e das panturrilhas.

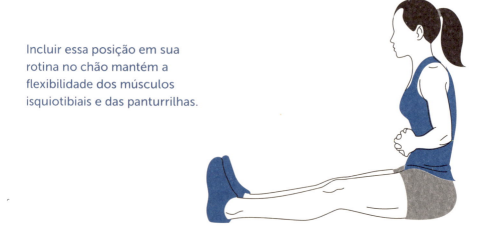

4. Com uma perna dobrada, o joelho para cima

Com o bumbum no chão, sente-se com as pernas esticadas à frente. Dobre uma perna, mantendo o pé plantado no chão. Posicione as mãos de modo a ter estabilidade. Após 5 minutos (ou o tempo que for confortável) nessa posição, troque de lado.

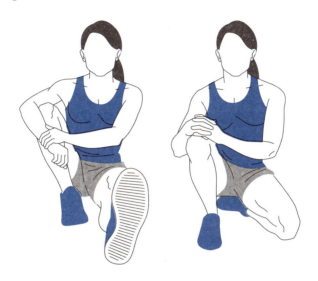

Use a criatividade e fique confortável.
Não existe jeito errado de se sentar no chão. O objetivo é variar.

MOBILIZAÇÕES

Estas mobilizações não apenas funcionam em conjunto com as posições para se sentar no chão melhorando sua capacidade de sentar e levantar como também as tornam mais fáceis, treinando o corpo para permanecer nelas por mais tempo e levantar com mais agilidade. Há outras vantagens. A Mobilização Sentada dos Isquiotibiais é como uma automassagem, porém o que ela na verdade faz é soltar os tecidos na parte de trás das pernas para que se movam com maior fluidez. Outras mobilizações ajudam o cérebro a aprender a controlar os movimentos. Em conjunto, elas ajudarão você a tirar nota 10 no Teste de Sentar-Levantar.

Encare as mobilizações como microdoses de movimento. Elas são simples; você não precisa de nenhuma intervenção muito sofisticada para aumentar sua mobilidade. É necessário apenas começar a reapresentar seu corpo a esses movimentos naturais. Ao todo, há quatro mobilizações. O ideal é fazer duas delas a cada dois dias (mesmo que você tenha se saído bem no Teste de Sentar-Levantar). Você pode escolher suas preferidas, mas terá resultados melhores se alternar as quatro.

Alguns equipamentos serão necessários para estes exercícios:

Uma bola de lacrosse, de tênis ou de tamanho semelhante
Uma correia, cinto flexível, corda ou faixa elástica para exercício

1. Mobilização Sentada dos Isquiotibiais

Essa ação ajudará a restaurar as superfícies deslizantes dos músculos e outros tecidos que perdem sua função quando você passa muito tempo sentado.

Sente-se numa cadeira, num banco ou sobre uma mesa – qualquer superfície dura que lhe permita esticar uma perna à frente e deixar a outra virada para o lado. Coloque uma bola ou um rolo sob a perna estendida à frente, bem abaixo da nádega. Contraia e estenda a perna, e então alterne entre relaxar e dobrar o joelho enquanto se balança para a frente e para trás sobre a bola ou o rolo, em um movimento de serra. Continue repetindo o movimento, descendo a bola ou o rolo pela perna, indo do quadril ao joelho, por cerca de 2 a 5 minutos de cada lado.

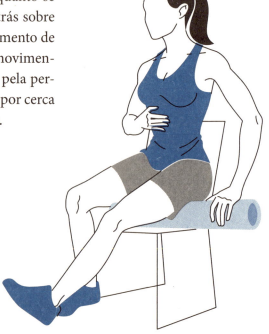

A mobilização sentada é uma das nossas formas favoritas de mobilizar alguns tecidos moles.

2. Alongamento dos Isquiotibiais

Ao contrair e relaxar os músculos da perna nesta posição, você ensina o quadríceps (os grandes músculos na frente da coxa) a atuar contra a rigidez dos isquiotibiais. Esta mobilização também é uma boa oportunidade para passar 2 minutos (de cada lado) no limite da sua amplitude de movimento. Se você não tiver uma correia ou uma faixa, um cinto ou um pedaço de corda também servem.

Deite-se no chão com a correia ou a faixa ao seu lado. Levante uma perna no ângulo mais próximo de 90 graus que você conseguir e passe a faixa ao redor do arco do pé que está erguido. Contraia o músculo da coxa para sua perna se estender ao máximo e puxe o pé na direção da cabeça. Não force; o objetivo é sentir apenas um pouco de tensão. Relaxe a coxa, depois a contraia de novo e puxe o pé na direção da cabeça. Repita as ações de contração e relaxamento por 2 minutos ou até chegar a 4 ou 5 minutos. Mude de lado. Tente manter os isquiotibiais ativos ao relaxar os quadríceps.

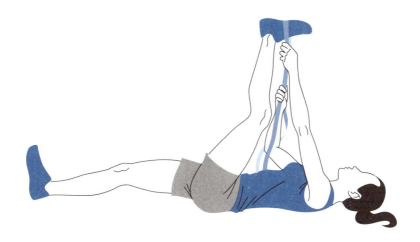

Mobilizações desse tipo são onipresentes em todos os grupos com que trabalhamos, sejam atletas profissionais ou nossos próprios filhos.

3. Abertura de Quadril

Esta mobilização para melhorar a flexão, a extensão e a função geral do quadril nos permite alcançar os cantinhos tensos.

Desça até o chão, estenda a perna esquerda para trás, com os dedos do pé apoiados no chão, e posicione a direita à frente, dobrando o joelho e mantendo o pé plantado no chão. Tente respirar fundo nessa posição. Mova o joelho direito como se seguisse "raios" do sol em 360 graus, indo para a frente acompanhando a linha de um raio, voltando para o centro, depois seguindo a linha do próximo raio, e assim por diante até completar uma volta. Use os movimentos para descobrir onde você se sente mais limitado, e exercite um pouco mais a área tensa. Tente sustentar por 2 a 3 minutos antes de trocar de perna. Faça tantos intervalos quantos forem necessários.

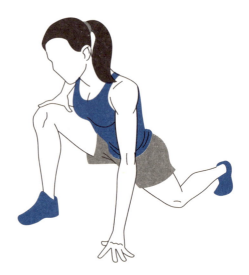

Esta é uma boa forma de expor o corpo à amplitude total de movimento do quadril de maneira segura e controlada.

4. Postura do Pombo em Pé

Nesta posição, você exagera o mesmo posicionamento que o quadril assume para se sentar de pernas cruzadas. Ela é parecida com a postura do pombo do yoga, mas tem uma configuração bem mais fácil.

Coloque o pé direito sobre um banco (ou sobre uma mesa), deixando o joelho cair para o lado e a panturrilha repousar sobre a superfície, perpendicular ao corpo. Estenda a perna esquerda para trás. Posicione a mão esquerda sobre o pé direito, "prendendo" o pé ao banco, e deixe a mão direita sobre o joelho direito, para dar estabilidade. Firme os braços e mantenha os ombros para trás. Faça uma rotação com o tronco para o lado esquerdo, depois para o direito. Continue alternando entre as duas posições por 2 a 5 minutos. Troque de lado. Você pode apoiar uma almofada sob o joelho da perna trabalhada ou aproximar o pé da beirada da mesa para tornar a posição mais confortável.

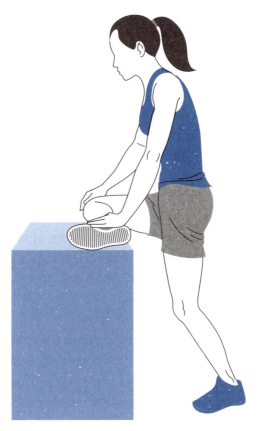

Por seus benefícios, a postura do pombo é praticada em muitas tradições.

NÃO POSSO SIMPLESMENTE PRATICAR YOGA?
E PILATES?

De forma resumida, a resposta a essas perguntas é *não*. Yoga, Pilates, tai chi, chi kung – todas são fantásticas, mas são práticas de *movimento*. São formas de praticar movimentos, não de restaurar a amplitude de movimento. É verdade que todas incluem posturas que melhoram a amplitude. Os indianos que desenvolveram o sistema físico do yoga sabiam o que estavam fazendo ao criar posturas que preparam o corpo para sentar de pernas cruzadas, o que por si só (como você aprendeu neste capítulo) leva as articulações do quadril ao limite da sua amplitude. Yoga, tai chi e chi kung também permitem que você treine o equilíbrio e a respiração pelo nariz – outros componentes da boa mobilidade. Essas práticas tradicionais de movimento também são feitas com os pés descalços, o que traz vários benefícios: os pés oferecem informações sensoriais valiosas para o cérebro, ajudando você a ter consciência da sua posição e a usar todo o seu corpo em harmonia. Algumas pessoas acreditam que a falta de sensações nos pés é responsável pela incidência de tantas dores nas costas.

Caso você seja adepto do yoga ou de qualquer outra prática de movimento, com certeza terá bônus. Essas práticas foram projetadas para solucionar problemas físicos – e Joseph Pilates foi um gênio nessa área. Mas são incompletas. Não funcionam como este programa básico, que consiste em uma série de sistemas desenvolvidos especificamente para melhorar a mobilidade e a saúde em geral. O yoga e o Pilates, assim como outras formas de atividade física, são práticas extracurriculares; elas não compensam todas as horas de inatividade ao longo do dia. Não neutralizam todo o tempo que você passa sentado nem a falta de sono ou de caminhadas suficientes. A lição aqui é a mesma que oferecemos a nossos maratonistas, ciclistas e levantadores de peso: precisamos dominar o básico para nos aprimorar nas atividades escolhidas e preencher as lacunas das quais elas não dão conta.

É comum os praticantes de yoga acreditarem que essa prática soluciona todas as questões físicas. Quando se trata de saúde, porém, o yoga não é uma panaceia para todas as questões físicas (aliás, nada é). E queremos deixar claro – porque este é um equívoco comum – que não desenvolve massa muscular de forma significativa. Ganhar força, por outro lado, pode ajudar você a se sair melhor no yoga, bem como melhorar sua amplitude de movimento com as dez práticas físicas deste livro. Elas lhe oferecerão um maior acesso às posturas.

SINAL VITAL **2**

RESPIRE COM FACILIDADE

AVALIAÇÃO
Teste de Prender a Respiração

PRÁTICA FÍSICA
Exercícios e mobilizações para a respiração

Respirar não é nenhuma novidade; fazemos isso o tempo todo. No entanto, muitas pessoas usaram a respiração consciente ao longo da história para alcançar boa saúde, tranquilidade psicológica e contentamento espiritual – de discípulos de escrituras do yoga do século V a povos indígenas habitantes das planícies e seguidores do pioneiro dos exercícios de respiração (e do LSD) Dr. Stanislav Grof. E a respiração parece ter voltado à moda, com pilhas de livros sobre o assunto, um monte de aulas de prática respiratória, aplicativos de respiração e até relógios que – *plim!* – nos lembram de inspirar e expirar no ritmo.

Adoramos essa onda. Vemos com bons olhos tudo que promova a ideia de que a respiração – além de ser uma resposta automática que mantém o coração batendo – pode ser usada para controlar tudo, desde a pressão arterial e a imunidade até os níveis de ansiedade. Mas também enxergamos na respiração vantagens que costumam ser deixadas de lado em prol do falatório sobre seus efeitos calmantes e redutores do cortisol: a capacidade de respirar bem está diretamente relacionada ao funcionamento do corpo, nos ajudando a nos movimentar de forma mais eficiente, evitar lesões e sentir menos dores musculoesqueléticas. Quando as pessoas nos procuram com dores persistentes nas costas e no pescoço, a primeira coisa que analisamos é como elas respiram.

O que significa respirar "bem"? Segundo a nossa definição, respirar bem se resume a três questões básicas:

Respirar *expandindo generosamente a barriga, as costelas e o peito* durante a inspiração. Essas partes do corpo foram criadas para se moverem com a respiração – não apenas para absorver a maior quantidade de oxigênio possível, mas também para nos permitir inspirar ar suficiente para bombear dióxido de carbono para fora do corpo e criar uma espécie de câmara pressurizada que oferece estabilidade à coluna (esse é um dos motivos pelos quais respirar bem pode aliviar dores nas costas). A respiração começa no diafragma, um músculo abaulado que separa o peito do abdômen e massageia os órgãos próximos ao se mover, ajudando a função digestiva. Ao ativar plenamente esse grande músculo, fazemos o que é chamado de "respiração diafragmática" (e, às vezes, "respiração abdominal"). É o que devemos almejar.

Respirar bem também significa *devagar* e *pelo nariz*, não pela boca, sempre que possível, mesmo em momentos de esforço físico. Mais uma vez voltando à maneira como a natureza nos projetou, o nariz deve ser nosso principal portal de respiração por motivos que variam desde sua habilidade de filtrar germes até sua capacidade de levar mais oxigênio às células – pois é nele que se inicia a inspiração. A respiração pela boca é o sistema de ventilação reserva. É algo a ser usado apenas se precisarmos correr de um urso, fugir de um incêndio ou quando estamos resfriados e com o nariz entupido – não quando estamos sentados na poltrona ou dormindo. Respirar pelo nariz é não apenas normal como também ajuda você a dormir melhor, a subir escadas sem ficar ofegante, a se exercitar de forma mais intensa e por períodos mais prolongados e até a ter dentes mais saudáveis (o que explicaremos mais adiante).

Respirar para *maximizar a tolerância ao* CO_2. Inspirar traz para dentro o oxigênio que alimenta todas as células do corpo; expirar expele o resíduo desse processo, o dióxido de carbono. Oxigênio, bom; dióxido de carbono, ruim. Pelo menos é isso que a maioria das pessoas aprendeu – só que não é bem assim. Sim, precisamos expelir CO_2, mas também dependemos dele para estimular a hemoglobina – a proteína no sangue que leva o oxigênio aos lugares necessários – a liberar todo o O_2 que está carregando. Então é seguro concluir que quanto mais CO_2 você tolerar (isto é, quanto mais demoradas e lentas forem as suas expirações), mais oxigênio conseguirá utilizar.

Não é por acaso que a respiração vem em segundo lugar em nossa lista de Sinais Vitais. A respiração eficiente está intimamente associada a quase todos os outros nove Sinais. Como já mencionamos, ela nos ajuda a dormir melhor (Sinal Vital 10), a tirar um maior proveito de caminhadas (Sinal Vital 4), a dedicar mais energia às mobilizações e, caso você sinta dores (especialmente no pescoço – veja o Sinal Vital 5), a aliviá-las por conta própria. Ninguém nunca precisou nos ensinar a inspirar e expirar – já viemos com essa habilidade de fábrica –, mas a ciência e a experiência mostram que treinar a nós mesmos para respirar de um jeito mais eficiente pode melhorar nossa vida de muitas formas. Pesquisas também mostram que pessoas com uma função pulmonar saudável vivem por mais tempo. Falaremos mais sobre esse assunto nas próximas páginas, mas, primeiro, vamos ver como você lida com o CO_2.

Avaliação: Teste de Prender a Respiração

Em geral, para saber se você está respirando bem basta prestar atenção em algo que costuma ignorar. Sua respiração vai até a base do tronco ou fica apenas no peito e no pescoço? Você puxa o ar pelo nariz ou pela boca? Não é difícil encontrar as respostas a essas perguntas. A tolerância ao CO_2, por outro lado, é mais difícil de avaliar, então temos um teste para você. Ele se chama Teste de Prender a Respiração, ou Teste de Nível de Oxigênio no Corpo (BOLT, na sigla em inglês), e foi popularizado por Patrick McKeown, um irlandês que viaja pelo mundo ensinando pessoas – inclusive atletas de elite – a respirar de maneira mais eficiente.

O teste envolve prender a respiração até sentir uma necessidade urgente e imediata de inspirar mais ar. Ele não oferece números exatos, como um teste de laboratório, mas dá uma boa noção da sua capacidade de tolerar níveis mais elevados de CO_2 e fornece um ponto de referência para melhorar. Se a sua pontuação for baixa, talvez seja interessante investigar outras questões para entender se a respiração pode ser parte do problema. Por exemplo, pessoas com notas baixas no BOLT tendem a roncar e a ficar sem fôlego rápido ao praticar atividades físicas ou até mesmo subindo uma escada.

PREPARO

O teste deve ser feito quando você estiver à toa, não depois de voltar de uma caminhada ou de escalar um paredão rochoso. Ou seja, a sua respiração deve estar normal e nem um pouco acelerada. Você precisará usar a segunda mão para controlar o relógio ou outro tipo de marcador de tempo. Caso use um cronômetro, acione-o antes de começar o teste, para não ter que mexer nele e prestar atenção na própria respiração ao mesmo tempo. Apenas observe em que momento começou. Observe também que, apesar do nome do teste, na verdade você esvaziará os pulmões e prenderá a expiração.

O TESTE

Sentado ou de pé, com tranquilidade, inspire normalmente pelo nariz. Expire normalmente pelo nariz, então feche as narinas fazendo uma pinça com os dedos. Prenda a respiração até seu corpo começar a ficar meio agitado e você sentir que precisa respirar. Observe quantos segundos se passaram entre tampar e destampar o nariz.

O QUE SIGNIFICA SEU RESULTADO

Sua pontuação é o tempo pelo qual você conseguiu prender a respiração.

Abaixo de 10 segundos – Sua tolerância ao CO_2 está muito abaixo do normal; você precisará se esforçar para se recuperar.

10-20 segundos – É um bom ponto de partida, mas você precisará melhorar sua habilidade de lidar com o desconforto.

20-30 segundos – Perto do valor considerado normal.

30-40 segundos – Todo mundo deveria alcançar este nível, que é considerado normal.

Antes que você fique ansioso por não ser "normal", reflita sobre os muitos fatores da vida diária que podem prejudicar nossa respiração. Mas respirar é algo que todos nós conseguimos fazer e, com a prática, as melhoras surgem relativamente rápido. Como veremos várias e várias vezes ao longo deste livro, uma nota baixa não é motivo para se envergonhar. Ela é apenas um ponto de partida para avaliar seu progresso.

QUANDO REFAZER O TESTE?

Faça a prática física ao longo de uma semana, depois refaça o teste BOLT. Repita-o na semana seguinte. Depois disso, refaça-o conforme achar necessário para avaliar se sua pontuação melhorou.

Guia para uma respiração melhor

Quando pensamos na respiração, se é que isso nos passa pela cabeça, pensamos em como fazer o show continuar. Respirar = viver. E se respirar nos permitisse não só viver, mas aproveitar a vida ao máximo? É isso que acontece quando melhoramos nossos hábitos respiratórios. Para compreender como podemos fazer uma promessa tão ousada, é interessante aprender um pouco sobre o que acontece no corpo toda vez que enchemos o pulmão de ar. Aqui vai um resumo.

O impulso para respirar começa no cérebro, que manda uma mensagem para o diafragma e outros músculos respiratórios ordenando que se contraiam. A contração puxa a parte inferior dos pulmões para baixo, criando uma pressão negativa que suga o ar para dentro (seja pelo nariz ou pela boca) e então ele vai descendo pela garganta e a traqueia até os brônquios, onde enfim transborda para os lobos pulmonares. Nos recantos dos lobos encontramos bolhas finas e microscópicas chamadas alvéolos. É lá que tudo começa. O oxigênio escapa pelos alvéolos para os vasos capilares, onde encontra as hemácias do sangue. O O_2 então pega carona na hemoglobina, que é a proteína das hemácias, e, impulsionado pelos batimentos do coração, é levado com o sangue para as células nos músculos e órgãos. Após ser entregue, o oxigênio vai para as pequenas usinas das células (chamadas mitocôndrias) e é usado para criar energia. É essa energia, ATP, que abastece todas as funções corporais e os movimentos. O resíduo que sobra dessa produção de energia é o dióxido de carbono, que por fim é eliminado do corpo quando expiramos.

No entanto, o dióxido de carbono não é apenas o resto de serragem no chão da marcenaria. Precisamos nos livrar dele – o excesso de CO_2 não nos permite funcionar –, mas, primeiro, ele tem um papel importante a cumprir. Em 1904, um cientista dinamarquês chamado Christian Bohr descobriu que o dióxido de carbono torna o sangue ácido, fazendo com que a hemoglobina libere o oxigênio que pegou nos pulmões. A boa notícia, portanto, é que o dióxido de carbono não é apenas um resíduo. Na verdade, ele aumenta a quantidade de oxigênio disponível para o corpo. E é por isso que, quando precisamos de oxigênio extra – enquanto subimos uma colina ou a descemos esquiando, por exemplo –, o calor gerado pelo esforço físico cria mais CO_2, resultando na liberação de mais oxigênio para abastecer os músculos em movimento.

A descoberta de Bohr levou à prática de aumentar a tolerância de CO_2. Quanto mais tempo você consegue ficar com dióxido de carbono no seu corpo, mais oxigênio será capaz de utilizar, e quanto mais oxigênio conseguir utilizar, mais energia terá para as atividades que quiser realizar. Subir a escada com as compras do mercado, pedalar até o topo de um morro com 600 metros de altitude. Qualquer coisa. Porque o obstáculo não costuma ser a falta de oxigênio. A maioria das pessoas consegue inspirar o ar de forma bem eficiente, saturando o sangue de O_2. Mesmo quando respiramos em silêncio, o tanque está cheio. O que nem sempre fazemos de forma eficiente é *acessar* esse oxigênio, um problema que pode ser solucionado ao segurarmos o CO_2 por mais tempo. É por isso que, quando uma pessoa começa a hiperventilar durante uma crise de pânico – com uma respiração rápida que inunda o corpo de oxigênio, mas não parece saciar –, é normal orientá-la a respirar num saco de papel. Respirar no saco envia o dióxido de carbono de volta para o organismo, restaurando o equilíbrio entre CO_2 e O_2.

Respire para ter estabilidade e energia

Se já assistiu a uma competição de levantamento de peso em que atletas musculosos erguem diversas anilhas de ferro enormes acima da cabeça, você provavelmente ficou impressionado com a força exigida para alguém conseguir realizar essa façanha. E é preciso ter muita força mesmo. Mas também é necessário ter outra coisa: uma boa técnica de respiração. Um dos atletas olímpicos com quem trabalhamos, Wes Kitts, descobriu isso do jeito mais difícil. Wes desmaiou enquanto competia nos Jogos Pan-Americanos, mas voltou três anos depois, na Olimpíada de Tóquio 2020, para bater o recorde americano na categoria arranque (em que se levanta a barra em um único movimento contínuo). Um dos segredos para seu sucesso foi aprender a usar a respiração para criar rigidez no tronco e ao mesmo tempo levar oxigênio para os músculos em ação.

Convenhamos que Wes não é um cara comum (seu recorde de levantamento foi 177 quilos), mas seu feito – lidar com uma carga e respirar ao mesmo tempo – é algo que todos somos capazes de fazer, seja em nível olímpico ou simplesmente quando você quer levar um monte de lenha para dentro de casa sem sentir que vai desmaiar. Essa é a definição de um ser humano funcional.

Há muitas atividades na vida que você conseguirá fazer com mais facilidade e sem lesionar seu corpo se aprender a usar a respiração de forma construtiva. Seu vizinho pediu ajuda para carregar o sofá dele. Você tem que guardar uma caixa cheia de quinquilharias na garagem de casa. Precisa tirar uma mala pesada do porta-malas do carro. Seu sonho é ser como Wes Kitts (mas está começando com halteres de 5 quilos). Todos esses movimentos serão realizados sem problemas se você estiver respirando do jeito certo.

Funciona da seguinte forma: quando você respira ativando o diafragma, puxando ar para preencher o tronco inteiro – expandindo as costelas, o peito e a barriga, não apenas o pescoço e o peito –, isso cria uma rigidez ao redor da coluna, permitindo que seu corpo aguente a carga ou outros desafios físicos sem precisar se contorcer, se flexionar ou entrar em posições que, na melhor das hipóteses, são insustentáveis e, na pior, causarão uma lesão. De certa forma, quase todo mundo sabe intuitivamente que o ar oferece estabilidade, já que prendemos a respiração quando precisamos fazer algum esforço. Por exemplo, num teste de equilíbrio, em que as pessoas erguem os braços acima da cabeça e ficam numa perna só, 100% dos participantes prendem a respiração.

Digamos que alguém lhe entregasse uma criança de 4 anos e pedisse a você que a segurasse diante do corpo como se fosse uma tora de madeira. É provável que a sua ação seguinte – sem nem sequer pensar – seja puxar o ar com toda a força e prendê-lo, criando uma bolsa de ar rígida no seu tronco para proteger a coluna do esforço de segurar um peso. Isso é positivo. Ser capaz de criar a chamada "pressão intra-abdominal" quando necessário é uma medida de segurança natural. Mas logo você precisará respirar de novo (especialmente se começar a se mover), então iniciará um ciclo de prender a respiração e depois prender a respiração de novo até o cérebro finalmente informar que não é possível manter a estabilidade do tronco e ao mesmo tempo receber oxigênio suficiente para a tarefa se você continuar respirando dessa forma. Você precisará colocar a criança no chão. O cérebro basicamente produziu uma pane na sua capacidade de gerar força. Não é que você não tenha força suficiente para segurar a criança; é apenas o fato de o cérebro ser tão superprotetor em relação à respiração que precisa diminuir a força em prol dela. Se você conseguir respirar, sua capacidade de segurar a criança dependerá do seu nível de força. Mas a força não faz diferença se você não conseguir ventilar seu organismo.

Assim, é importante prender a respiração nos momentos certos. Por exemplo, exercícios de controle respiratório – também conhecidos como "treinamento hipóxico" – podem aumentar a tolerância ao CO_2. No entanto, quando se trata do dia a dia, o primeiro passo para se tornar uma pessoa que respira bem é simplesmente ter consciência de que é preciso permanecer inspirando e expirando o tempo todo, com fôlegos completos, expandindo as costelas e o peito, não apenas sorvendo fracos bocadinhos de ar. Ao praticar as técnicas de respiração deste capítulo, você desenvolverá o hábito de reparar na sua respiração e de aprimorá-la.

A GRANDE AVENTURA DE RESPIRAÇÃO DE LAIRD E GABBY

Nadar de um lado para o outro embaixo d'água segurando um haltere pesado. Dar impulso várias vezes seguidas do fundo da piscina para a superfície, agora segurando halteres nas duas mãos. Ah, e fazer cada exercício tomando apenas um fôlego. Essa não é a praia da maioria das pessoas, sem dúvida, mas testes de respiração associados a movimentos abalaram as estruturas do mundo fitness. Como parte do XPT, um treinamento de performance extrema que consiste num plano de exercícios de respiração-movimento-recuperação, criado pelo casal Gabrielle Reece e Laird Hamilton, os exercícios desse programa em piscina recorrem à dificuldade extra causada pela submersão para desafiar o participante a lidar com níveis muito altos de CO_2.

Laird, que é pioneiro do surfe em ondas gigantes e *tow-in*, e Gabby, que foi jogadora profissional de vôlei e agora é comentarista esportiva e apresentadora de podcast, começaram a fazer exercícios de respiração na piscina de casa antes de acrescentá-los ao seu desafiador protocolo XPT. A ideia de acrescentar pesos para aumentar a dificuldade do treinamento de respiração debaixo da água (essencial para alguém como Laird, que pode acabar no fundo de uma onda de 10 metros) surgiu quando uma de suas filhas, que tinha 5 anos na época, emergiu do fundo da piscina com um haltere na mão. Um novo exercício havia surgido.

Só para deixar claro, sabemos que o corpo tem oxigênio suficiente disponível durante esses tipos de exercícios; é o aumento do CO_2 que faz com que as pessoas venham à tona. "Elas acham que estão sem ar e que precisam emergir para respirar, mas na verdade estão bem", explica Gabby. "Com o tempo, começam a compreender que a única diferença entre fazer um ou quatro saltos de um fôlego é sua capacidade de serem eficientes e se manterem relaxadas. Elas aprendem a ficar em harmonia com um desconforto primitivo."

O termo técnico para esse tipo de exercício é "treinamento de apneia dinâmica" – limitar o ar durante o movimento (*apneia* vem de uma palavra grega que significa "escassez de fôlego"). Você pode fazer um teste por conta própria na sua rua. Determine um destino – talvez a esquina mais perto – e respire fundo para se preparar para andar. Prenda o ar enquanto caminha, parando e voltando a respirar apenas quando sentir que precisa mesmo. Quando achar que pode voltar a andar, vá repetindo o exercício de puxar e prender o ar até chegar ao seu destino. Quantas vezes você precisou respirar? Quanto tempo demorou para se recuperar antes de conseguir prender a respiração de novo e voltar a caminhar? Quanto mais eficiente você se tornar em avaliar o oxigênio disponível na sua corrente sanguínea, mais rápido conseguirá terminar o trajeto. É o mesmo princípio básico que ajuda atletas a ganhar vantagem em uma competição, então dá para entender por que esse estilo de treinamento de respiração se tornou tão popular entre os melhores do mundo.

Gabby acredita que as vantagens vão muito além do desempenho esportivo. "Se você conseguir se colocar regularmente em situações produtivas, úteis e desconfortáveis, ficará mais fácil lidar com o estresse, e isso acaba beneficiando sua família, seu trabalho e seu autoconhecimento", diz ela. "E a minha parte favorita é que a respiração é algo que você pode fazer de graça, em qualquer lugar. É uma das ferramentas mais poderosas que temos."

Coloque-se na melhor posição possível

No mundo do treinamento físico, seguimos fielmente as palavras do fisioterapeuta Gray Cook, que cunhou a frase: "Se não consegue respirar em uma posição, você não a dominou." Essas palavras de sabedoria se aplicam a *todas* as posições, dentro e fora de uma academia. Sempre que você precisar ficar em uma postura meio desconfortável ou estranha – por exemplo, ao colocar uma mala no bagageiro do avião ou ao virar seu colchão –, a respiração expandida, diafragmática, pode ajudá-lo a fazer isso com segurança e lhe dar a energia necessária para cumprir as exigências da posição. O ideal é que você também respire assim quando *não* estiver se esforçando – pois é apenas uma maneira boa e saudável de respirar.

Não dá para separar o bom posicionamento do corpo da boa respiração. Sempre que possível, tente tomar decisões sobre sua postura de modo a manter a integridade da função respiratória. Posições que permitem uma respiração mais fácil e eficiente são melhores, mais funcionais. Se você não consegue respirar com o tronco inteiro, é sinal de que o corpo não está organizado da forma correta.

"Organizado" é um termo que usamos com frequência para nos referir à disposição do corpo. Por exemplo, ficar de pé com o quadril levemente empinado e os ombros para trás é uma maneira de organizar músculos, ossos e articulações. Assim como sentar-se com o tronco inclinado para a frente. A forma como você se organiza é sua posição/postura. O ideal é ter uma organização corporal que permita uma respiração completa. A própria respiração pode ser um indicador da eficácia da posição do seu corpo. Às vezes, não percebemos que estamos parados, sentados ou nos movendo de formas que limitam nossa eficiência mecânica ou funcionalidade. Para entender do que estamos falando, experimente fazer o seguinte.

Sente-se em uma cadeira com as costas curvadas e os ombros caídos, do jeito que sua mãe sempre lhe disse para não fazer. Nessa posição arqueada, deixe os ombros girarem um pouco mais na direção do peito. Agora, respire fundo. Observe como se sente. Então reorganize o corpo e escolha uma postura em que acha que conseguirá respirar melhor. Mais uma vez, respire fundo. Sentiu a diferença? É provável que a primeira respiração tenha parecido limitada, enquanto a segunda – se você organizou o corpo de forma relaxada mas completamente ereta – deve ter dado a impressão de que seu corpo inteiro estava recebendo uma boa dose de ar.

Por anos e anos, nos ensinaram que a postura encurvada era um pecado principalmente estético, mas na verdade esse é um crime contra o sistema pulmonar. Se não consegue fazer uma inspiração completa numa posição, você não será capaz de mover o ar para dentro e para fora do corpo de forma eficiente. Talvez você esteja se organizando em posições e seguindo padrões de movimento que não lhe permitem tirar o máximo proveito da incrível fisiologia do seu corpo. É provável que a natureza restritiva do seu posicionamento imponha esse padrão à sua respiração, limitando-a ao pescoço e ao peito. É quase como se você estivesse respirando por um canudinho, além de ser um componente potencial de dores no pescoço e em outros lugares, podendo também causar bruxismo e dores de cabeça.

Resumindo, é o seguinte: em vez de se preocupar com sua postura, simplesmente pergunte a si mesmo: "Consigo respirar bem nesta posição?" Se a resposta for sim, a posição do seu corpo está ótima. Você está conseguindo todo o ar de que precisa e usando seu sistema respiratório da maneira que ele foi projetado para funcionar, sem causar tensões desnecessárias no corpo. Só tem a ganhar. Verificar a respiração é uma estratégia que você pode (e deve) aplicar em muitas situações rotineiras. Enquanto estiver sentado à mesa, trabalhando no computador. Durante sua aula de spinning. Nos momentos em que precisar levantar algo pesado, como uma criança agitada ou um animal de estimação rebelde. Quanto melhor conseguir respirar e criar aquela câmara pressurizada que dá sustentação à sua coluna, mais eficiente você se tornará.

Vá com calma e fique de boca fechada

Dizemos isso com a melhor das intenções. Há fortes indícios de que respirar mais devagar e pelo nariz traz uma série de benefícios para a saúde, melhorando inclusive a mecânica do corpo. Quando você começar a pensar na diferença entre respirar pelo nariz e pela boca, passará a ver exemplos ao seu redor, na cultura pop, nos esportes, em toda parte. Se você gosta de *Star Wars*, assista à batalha no deserto entre Rey (a atriz Daisy Ridley) e Kylo Ren (Adam Driver) em *Episódio IX: A ascensão Skywalker*. No começo da cena, dá para ver que Rey está respirando rápido e pela boca. Mas depois ela para, respira fundo algumas vezes pelo nariz, puxa o sabre de luz e executa um salto impressionante sobre o caça TIE, que se aproxima rápido. Tudo isso abastecido por algumas inspirações e expirações controladas pelo nariz.

Tudo bem, isso é ficção, mas precisamos acreditar que Ridley, como atriz, sabia o que estava fazendo. Usando um exemplo da vida real, veja o embate entre o lutador de MMA Conor McGregor e Floyd Mayweather. Durante a luta, os dois ficaram de boca fechada o tempo todo até McGregor abrir a boca para conseguir manter o fôlego e acabar perdendo o assalto. Muitas pessoas notaram que Eliud Kipchoge, ao se tornar a primeira pessoa a completar uma maratona em menos de duas horas, respirava pelo nariz ao cruzar a linha de chegada. Coincidência? Há muitos motivos para acreditarmos que não.

Em primeiro lugar, vamos falar sobre por que você deve se importar com isso mesmo sem ter o menor interesse em lutar, correr ou fazer qualquer atividade atlética (e talvez até deteste *Star Wars*!). Já foi bem estabelecido que os seres humanos foram projetados para respirar basicamente pelo nariz. Quando se trata de filtrar bactérias e germes causadores de doenças, umidificar o corpo e aquecer o ar para ele passar com mais suavidade pelas vias aéreas, a respiração nasal vence a bucal de lavada. Mas, como James Nestor documentou muito bem em seu livro *Respire: A nova ciência de uma arte perdida*, forças evolutivas conspiraram para diminuir nossa boca e nossos seios faciais, dificultando a respiração nasal (e amontoando nossos dentes – crânios antigos revelam que, no passado, ninguém precisava de ortodontista). Isso vale para praticamente todo mundo, embora algumas pessoas sofram de complicações, como alergias e diferenças estruturais, que as obrigam a respirar pela boca por motivos de saúde, não por serem esquisitas.

A respiração bucal está associada a uma série de enfermidades, entre as quais insônia, apneia do sono, ronco, alergias, congestão nasal, gases e indigestão (por engolir ar ao mesmo tempo que mastiga a comida), hipertensão arterial e até problemas de saúde dental. Um estudo descobriu que pessoas que respiram pela boca têm mais placa e o tipo de bactéria que causa cáries. Respirar pela boca também pode ocasionar questões musculoesqueléticas. Quem respira assim tende a projetar a cabeça para a frente, aumentando o peso na coluna. Também costumamos ver muitos casos de enrijecimento da mandíbula e do pescoço em pessoas que inspiram pela boca, já que, ao fazer isso, usamos a musculatura da parte superior do tórax e do pescoço para inflar os pulmões, em vez de usar o motor principal da ventilação, que é o diafragma.

Essa respiração superficial também pode ser estressante. Quando respiramos em fôlegos rápidos pela boca, acionamos o sistema nervoso simpático, a rede neural de resposta ao estresse que faz com que o corpo entre no modo luta ou fuga. O uso dos músculos do pescoço na respiração como "auxiliares" cria um estado de agitação que pode aumentar os batimentos cardíacos e a pressão arterial, e em geral cobra um preço do corpo. O sistema de luta ou fuga deveria funcionar apenas em ímpetos rápidos, mas o cérebro acaba achando que deve acioná-lo em modo turbo para abastecer o corpo durante o dia inteiro. É muita ineficiência e desperdício de energia.

É verdade que em certos momentos precisamos respirar pela boca. Se não estivermos acostumados a subir um morro ou a correr atrás do ônibus, teremos que puxar o ar pela boca para suprir nossa necessidade de oxigênio.

É quase impossível nadar sem respirar pela boca. Alguns atletas, no entanto, aprenderam a respirar pelo nariz mesmo ao fazer exigências extremas aos músculos. Um estudo da Universidade Estadual do Colorado mostrou que corredores que passaram seis meses treinando respirar só pelo nariz enquanto se exercitavam foram capazes de alcançar benefícios aeróbicos semelhantes ao mesmo tempo que preservavam energia durante a corrida. Com a prática, alguns dos nossos atletas conseguiram treinar com aproximadamente 90% da frequência cardíaca máxima e mesmo assim continuaram respirando pelo nariz!

Não importa se você quer ou não alcançar esse tipo de objetivo; sempre vale a pena aprender a respirar pelo nariz na sua vida cotidiana, caso você não faça isso normalmente. A respiração nasal quase sempre aciona mecanismos respiratórios mais eficientes, inclusive fazendo você inspirar do jeito certo, pelo diafragma. E não é preciso treinar para conseguir isso. Basta fechar a boca.

As recompensas são perceptíveis. Por exemplo, já foi comprovado que a respiração nasal consegue reverter praticamente todos os efeitos negativos da respiração bucal, curando a apneia do sono e o ronco, solucionando problemas respiratórios causados por congestão nasal e alergias e melhorando a pressão arterial. Algumas coisas acontecem quando você inspira pelo nariz. Óxido nítrico (NO) é liberado na cavidade nasal. Esse é um gás vasodilatador, o que significa que alarga os vasos sanguíneos, permitindo que mais oxigênio – 18% a mais – chegue às células. A capacidade pulmonar também pode aumentar, o que é bem importante: de acordo com o Estudo de Framingham, uma investigação de longo prazo sobre os fatores cardiovasculares de risco iniciada em 1948, quanto maiores e mais eficientes forem os pulmões, maior será nossa longevidade.

Outra vantagem de respirar pelo nariz é aumentar a facilidade para respirar expandindo o tronco, como mencionamos antes. Esse tipo de respiração alcança as profundezas dos pulmões, onde aciona o sistema nervoso parassimpático, que é nosso centro de controle do descanso e da digestão, preparando o corpo para fazer exatamente isso. Em outras palavras, ele é calmante e nos permite nutrir o corpo. É por isso que as práticas meditativas pedem que você respire fundo e a orientação de "respirar fundo" em momentos difíceis é um conselho valioso, não um clichê bobo. Não se trata necessariamente de querer passar o tempo todo nesse estado parassimpático extasiado. Temos que alternar entre um estado e outro: pisar no acelerador e funcionar em ritmo acelerado quando necessário, e frear quando precisamos. Mas respirar pela boca faz com que boa parte dos mecanismos do corpo entrem no modo acelerado mesmo quando estamos tentando diminuir o ritmo.

Se você juntar a respiração nasal com a respiração expansiva, e então acrescentar uma respiração mais lenta, terá o trio perfeito. (Na verdade, o quarteto, se levar em consideração que fôlegos mais longos podem ajudar a evitar dores no pescoço e nos ombros – veja a página 68.) Respirar mais devagar – tanto ao inspirar quanto ao expirar – desenvolve a tolerância ao CO_2 e aumenta o fluxo sanguíneo até o cérebro, tudo isso enquanto ajuda os pulmões a "absorver" mais oxigênio do ar que puxamos, como explica Nestor. Pode parecer complicado, com muitos elementos diferentes, porém, como você verá ao fazer as práticas físicas deste capítulo, essas mudanças são fáceis de fazer. E respirar bem logo se torna um hábito.

SOPRANDO A DOR PARA LONGE

No momento da dor, ela parece ter vida própria e se torna uma entidade distinta, uma força. Mas, na verdade, a dor física é a *percepção* do cérebro sobre o que está acontecendo com o corpo. É um sinal enviado para avisar que há algum problema. Mas a interpretação desse sinal pode variar bastante. Vejamos, por exemplo, o relato de Paul Templer, que declarou não sentir dor alguma mesmo depois de sofrer ferimentos graves, numa história que aconteceu no rio Zambezi, no Zimbábue, perto das Cataratas de Vitória. Templer, que trabalhava como guia no rio, levava barcos cheios de turistas por um trecho do rio conhecido por suas populações de hipopótamos, crocodilos e búfalos, animais agressivos e perigosos. Mesmo assim, o lugar é palco de passeios guiados em canoas considerados relativamente seguros.

Não naquele dia. Um hipopótamo de duas toneladas jogou uma das canoas no ar, arremessando o colega de Templer na água. Enquanto tentava ajudar o homem, ele foi parar na boca do animal. O hipopótamo praticamente o engoliu, sacudindo-o como uma boneca de pano, jogando-o no ar e pegando-o de novo, mastigando Templer com seus dentes afiados como facas. Quando finalmente foi resgatado, o guia tinha quarenta perfurações – inclusive uma tão profunda que dava para ver seu pulmão – e um braço dilacerado, que depois seria amputado na mesa de cirurgia. Ainda assim, após receber os primeiros socorros, Templer fez questão de verificar se os clientes estavam em segurança e afirmou que não sentia dor (apesar de ter sentido bastante depois).

Essa história nos marcou em parte porque Juliet também foi atacada por um hipopótamo no mesmo lugar, por volta da mesma época (em meados da década de 1990). Era 1997, e ela e suas companheiras de equipe comemoravam uma vitória no campeonato mundial de rafting extremo com um safári de canoa em uma parte mais tranquila do Zambezi. No terceiro dia, elas chegaram a uma série de canais, e quando o guia perguntou ao grupo de mulheres (que incluía a mãe nada aventureira de Juliet) se preferiam passar pela rota "Cidade dos Hipopótamos" ou pela "Barra Pesada dos Hipopótamos", a maioria votou na opção mais radical. Momentos depois, um hipopótamo atacou o barco de Juliet, jogando na água ela e uma companheira de equipe – a uma distância de 45 metros da ilha mais próxima, com a possibilidade de crocodilos e mais hipopótamos pelo caminho, e um bando especialmente selvagem de búfalos esperando nas margens. Elas tiveram que nadar muito para se salvar. Juliet acabou com apenas um arranhão, sabendo que tinha dado sorte e sentindo grande empatia por Templer e sua tragédia.

Desculpem pela divagação (mas são boas histórias, não são?). Voltando ao assunto, a experiência de Templer com uma dor que deveria ser lancinante demonstra que é possível interromper ou mudar a forma como o cérebro compreende o que acontece com o corpo. Pode haver algo errado, mas nem sempre isso precisa nos causar desconforto extremo. Não sabemos os detalhes de como Templer conseguiu ficar imune à dor por algum tempo, mas sabemos que a respiração pode ser usada como uma ferramenta dessensibilizadora – se não para encarar um hipopótamo furioso, com certeza quando você sentir algo como uma dorzinha chata nas costas.

Ou quando você tiver um bebê. Um componente essencial do método Lamaze, usado desde a década de 1950, é respirar fundo para ajudar as participantes a suportar a dor. Assim, a ideia de que a respiração regula a percepção da dor não é nova (e com certeza nasceu muito antes da década de 1950), apesar de ainda estarmos começando a compreender como ela funciona. E isso nos leva a Wim Hof.

Nenhuma conversa sobre técnicas de respiração estaria completa sem uma apresentação de Hof. Se você nunca ouviu falar do "Homem de Gelo" mundialmente famoso, aqui vão algumas das realizações do holandês: ele escalou tanto o monte Kilimanjaro quanto o Everest vestindo apenas um short e bateu recordes mundiais por, entre outros feitos, nadar embaixo do gelo, correr meia maratona descalço na Finlândia e passar quase duas horas imerso em uma caixa de gelo. Ah, e ele também correu uma maratona no deserto do Namibe sem beber água.

Hof explica que sua capacidade de não sentir dor no frio ou no calor não é super-humana, mas se deve à sua habilidade de tirar proveito de algo bem normal: a respiração. Seu método mistura técnicas de respiração – alternar entre rodadas respirando fundo entre trinta e quarenta vezes e retenções por cerca de 6 minutos – com exposição ao frio e foco mental, mas é a respiração que torna estes dois últimos possíveis, especialmente a exposição ao frio. "A respiração gera calor ao longo dos músculos intercostais e também aumenta a tolerância à dor", escreve Hof em *O método Wim Hof*. Para saber exatamente como isso aumenta a tolerância a temperaturas negativas brutais, pesquisadores da Universidade Estadual Wayne analisaram Hof de perto. Após vesti-lo em um traje especial que deixava seu corpo exposto ao frio e ao calor, eles descobriram que Hof conseguia mudar sua bioquímica por vontade própria, estimulando a liberação de neurotransmissores que inibem sinais de dor no corpo. E Hof não é o único capaz disso; alguns dos seus seguidores participaram de estudos que demonstraram que eles também conseguiam alterar a bioquímica do próprio corpo.

Outra pesquisa também sugere que a respiração pode nos ajudar a suportar a dor de temperaturas extremas. Um estudo mediu a tolerância de um grupo de pessoas ao aumento de calor sob circunstâncias diferentes. Com um aparelho aquecedor posicionado no antebraço, cada participante foi avaliado ao respirar fundo e devagar; ao respirar normalmente; ao respirar rápido; ao jogar videogame (distração); ou ao ficar conectado a um equipamento de biofeedback. O calor foi aumentado aos poucos até se tornar intolerável. No fim do estudo, o resultado era indiscutível: o limiar da dor era significativamente mais alto durante a respiração lenta e profunda e os protocolos de biofeedback (que também exigiam respirar devagar). A distração também teve um efeito positivo na tolerância à dor, mas menos expressivo que o da respiração.

Como funciona essa respiração lenta e profunda? Apesar de cientistas da Universidade de Sherbrooke, no Quebec, não conseguirem afirmar com certeza, eles observaram que a respiração consciente aumentou a atividade no sistema parassimpático, do descanso e da digestão, diminuindo o ritmo dos batimentos cardíacos e relaxando o corpo. O poder da respiração de nos manter nesse estado tranquilo pode ser o motivo pelo qual ela ajuda a aliviar a dor, especialmente levando em consideração a situação oposta. Quando o corpo está na extrema agitação do modo de luta ou fuga, inquieto, o cérebro presta atenção em estímulos sutis, aumentando as chances de notarmos sinais de dor que chegam pelo sistema nervoso central. A ideia de que o sistema nervoso, a respiração e a percepção mental estão interligados existe há muitos e muitos anos. O célebre mestre de yoga B. K. S. Iyengar disse: "Os nervos são os reis da respiração, e a respiração é a rainha da mente." Na nossa interpretação, isso significa que se você conseguir controlar sua respiração, conseguirá controlar sua mente. E, se controlar sua mente, você poderá influenciar sua percepção dos sinais de dor.

Prática física: Exercícios e mobilizações para a respiração

Boa parte de aprender a respirar melhor consiste em simplesmente notar quando prendemos a respiração ou quando estamos puxando o ar rápido, de forma superficial. Agora que ficou claro qual é o problema, você pode consertá-lo. Também seguimos a doutrina de que a prática não leva à perfeição, mas à permanência. Os exercícios a seguir são exatamente esse tipo de prática, projetados não apenas para mudar seu estilo habitual de respiração mas também para gerar uma mudança fisiológica no corpo.

Talvez você já os execute. Você já deve ter notado que as mobilizações do Sinal Vital 1 (e todas as mobilizações do livro) incluem instruções de respiração. Inspirar, expirar e prender a respiração enquanto você contrai ou relaxa os músculos mata dois coelhos com uma cajadada só. Parte da prática respiratória também pode ser encontrada no capítulo sobre o Sinal Vital 4 – Caminhe assim. Junte os exercícios de respiração a suas caminhadas para encurtar sua lista de tarefas. E não se trata apenas de fazer várias coisas ao mesmo tempo. As duas coisas se relacionam. A respiração afeta a maneira como nos movemos, e a maneira como nos movemos afeta a respiração.

Também apresentamos três práticas independentes. Uma envolve apenas sentar e respirar; as outras duas são mobilizações. Se possível, tente fazê-las diariamente.

Um último adendo antes de você começar. Existem muitas práticas respiratórias diferentes por aí, desde os pranayamas do yoga e a respiração de caixa ou do quadrado (usada pelos Navy SEALs americanos, que envolve inspirar, reter, expirar, reter) até o método Wim Hof. Se você tiver interesse em se aprofundar no assunto, experimente outras técnicas de respiração e acrescente-as às práticas que recomendamos aqui.

Ciclo matinal

Esta é uma ótima forma de começar sua manhã. Tire um momento antes de o caos se instalar para sentar em silêncio e apenas respirar. Nós encaramos essa prática de respiração como um treino. Talvez você sinta a musculatura respiratória cansada depois de cerca de 1 minuto. Isso é normal! Também é comum se sentir radiante ou formigando. Lembre: você está apenas respirando! Caso a sensação se torne desconfortável demais, faça uma pausa de 1 minuto e recomece. O ideal é fazer três a cinco rodadas dessa respiração. Muitos fatores fisiológicos interessantes podem ser treinados aqui. Você usará a respiração para melhorar a amplitude de movimento do seu sistema de ventilação. Eis aqui o que fazer.

Configure um temporizador para tocar após 2 minutos ou tenha um cronômetro à mão. De preferência de pernas cruzadas no chão, sentado numa cadeira ou mesmo deitado, respire fundo pelo nariz, expandindo o peito, as costelas e o abdômen. Encare cada respiração como um novo recorde de inspiração! Relaxe e expire completamente, dizendo "ahhh" ao soltar o ar (sem soprar). Não faça pausas entre a expiração e a inspiração. Repita por 2 minutos. Depois, faça tudo de novo, mas dessa vez solte o ar completamente e segure o máximo de tempo possível antes de tornar a inspirar. Quando sentir a necessidade de respirar, puxe o ar e repita por mais 2 minutos. Alterne entre essas sequências quantas vezes quiser. Após fazer três a cinco rodadas, você acabou de aprender uma prática de meditação.

Mobilização do tronco

Caso você esteja tenso, nervoso, preocupado com a família, o trabalho, etc., não pule esta mobilização. Ao estimular o nervo vago por meio de uma pressão física externa e do ato de respirar, ela é muito eficiente para combater o estresse. Sua prática leva o corpo para o território do sistema parassimpático (de descanso e digestão) e tem um efeito calmante. Além disso, é uma ótima forma de treinar expirações longas e aumentar sua tolerância ao CO_2.

Com os cotovelos apoiados no chão, deite-se de barriga para baixo sobre um rolo, ou uma bola maior (como uma de vôlei), posicionado logo abaixo das costelas, pressionando o abdômen. Inspire pelo nariz por 4 segundos e prenda a respiração ao mesmo tempo que contrai os músculos abdominais. Então expire por no mínimo 5 segundos relaxando o tronco. Respire fundo uma ou duas vezes entre os ciclos de contração e relaxamento. Em seguida, mova-se de um lado para outro sobre o rolo/bola e ao mesmo tempo respire lentamente. Se perceber que alguma região está encurtada ou "estranha" nessa posição, contraia os músculos dessa área por 4 segundos ao inspirar, depois relaxe por 8 segundos ao expirar. Repita quantas vezes forem necessárias por até 10 minutos.

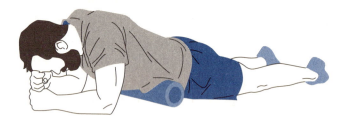

Apesar de este exercício parecer estranho e intenso, você sentirá melhorias em poucos minutos.

Mobilização das vértebras torácicas 1

Esta é outra forma de praticar uma boa respiração e soltar o tronco ao mesmo tempo, permitindo que você faça respirações mais completas. As vértebras torácicas se localizam no meio e na parte superior das costas. A rigidez nessa área, além de inibir a respiração, pressiona a coluna lombar, podendo causar dor. Criar mais movimento nas vértebras torácicas é uma ótima forma de restaurar muitas capacidades escondidas do corpo.

Deite-se de costas e posicione uma bola pequena atrás de você, no lado esquerdo da parte central das costas, em algum ponto entre a coluna e a escápula. Comece apenas observando se você consegue inspirar e expirar completamente nessa posição. Então, se desejar, eleve o quadril do chão para aumentar a pressão nas costas. (Ao modificar a posição, não passe do

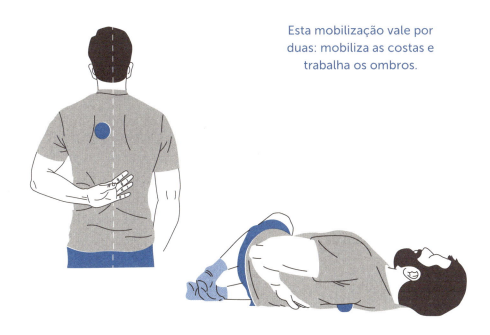

Esta mobilização vale por duas: mobiliza as costas e trabalha os ombros.

ponto. É necessário conseguir respirar o tempo todo sem precisar prender o ar.) Agora coloque o braço esquerdo entre o meio e a base das costas. Balance o corpo para a frente e para trás, de leve, sobre a bola, respirando fundo devagar enquanto massageia todo o comprimento da sua escápula com a bola. Repita do outro lado. É provável que a pressão da bola seja mais intensa em algumas áreas do que em outras. Continue respirando e explorando por até 5 minutos de cada lado.

Caminhada respirando pelo nariz
Veja a página 127.

NA HORA DE DORMIR

A publicação de *Respire*, de James Nestor, despertou o interesse de milhares de leitores em relação à respiração e reacendeu o debate sobre a enorme importância dessa função vital.

Ouvimos histórias de pessoas que têm o hábito de respirar pela boca e acordam pela manhã com altos níveis de lactato, um indicador de estresse. Isso mostra que o sono delas não está cumprindo sua função. Afinal, quando dormimos bem, o esperado é acordarmos relaxados e descansados. Por isso é tão importante estabelecer o hábito de respirar sempre pelo nariz – principalmente durante o sono. Além de induzir um sono mais restaurador e profundo, parar de dormir de boca aberta também acaba com o ronco e corrige a apneia do sono.

Existem inúmeros recursos que podem ajudá-lo a acordar pela manhã se sentindo mais bem-disposto. Portanto, se você sofre com algum problema de saúde que o impeça de respirar bem pelo nariz ao longo de toda a noite, o aconselhamos a procurar um especialista em medicina do sono. Como você poderá ver no Sinal Vital 10, o repouso adequado é essencial para o bom funcionamento de todo o seu organismo.

O INIMIGO DA TECNOLOGIA
E A RAINHA DAS ENGENHOCAS

Em um mundo lotado de apetrechos tecnológicos para o universo fitness, Kelly tem um segredo: ele é um cara analógico. Bom, não é um segredo tão grande assim, já que isso fica óbvio pelo relógio em seu pulso – um aparelho clássico e analógico. Ele até gosta de aparelhos tecnológicos e aplicativos, mas, com pouquíssimas exceções, só para as outras pessoas. Juliet, ao contrário, acredita que tudo que pode ser medido pode ser gerenciado, então é entusiasta de aparelhos e aplicativos que permitem verificar dados de condicionamento físico e saúde e ajudam a melhorá-los. Ela acompanha cem informações diferentes (pelo menos é o que parece). Para ela, isso é informativo e, acima de tudo, divertido.

Por causa de nossas opiniões divergentes sobre a tecnologia fitness, chegamos a uma conclusão: não existe resposta certa nesse caso. Se um smartwatch, um aplicativo ou qualquer outro tipo de treinador de respiração, coletor de dados ou fitness tracker ajudar você a fazer o que for necessário, achamos ótimo. Se não quiser usá-los, tudo bem também – você não estará perdendo nada. É uma escolha pessoal. Caso tenha interesse em usar, aqui vão alguns de que gostamos.

- **APNEIA TRAINER** – A palavra "apneia" se refere à interrupção temporária da respiração. Esse aplicativo é um guia em inglês com exercícios para reter a respiração e aumentar a tolerância ao CO_2.
- **DISPOSITIVO CORE, DA HYPERICE** – O Core é um pequeno aparelho que deve ser segurado nas mãos e usa luzes e vibrações para guiar o usuário por diferentes exercícios de respiração e meditação. Ele tem biossensores que acompanham a frequência cardíaca e se conecta ao celular para registrar seu progresso.
- **GARMIN** – Esta empresa oferece muitas variações diferentes do smartwatch, inclusive relógios voltados para esportes específicos. Você pode adquirir aparelhos com vários recursos, como um oxímetro de pulso (que acompanha a saturação de oxigênio no sangue) e um monitor de frequência cardíaca.

SINAL VITAL **3**

EXTENSÃO DO QUADRIL

AVALIAÇÃO
Teste no Sofá

PRÁTICA FÍSICA
Mobilizações para o quadril

Quando viajamos, sempre ficamos muito atentos à fila da inspeção de segurança do aeroporto. Conforme nos aproximamos dos agentes, observamos as pessoas passando pelo scanner corporal com as pernas separadas e os braços erguidos sobre a cabeça. Então notamos quem está com o quadril travado em flexão. Talvez apenas duas pessoas fanáticas pela saúde do movimento vejam graça nessa brincadeira de observação, mas isso também confirma algo que encontramos todos os dias no nosso trabalho: a maioria das pessoas tem uma extensão de quadril limitada.

Vamos voltar um pouco. Flexão, como você deve lembrar, é quando o ângulo entre partes do corpo se fecha. Quando nos sentamos, o quadril fica em *flexão*, e o ângulo entre o tronco e a coxa é de aproximadamente 90 graus – relativamente fechado, em comparação com o que ocorre quando ficamos de pé. Durante um afundo colocando uma das pernas para trás, o lado do quadril da perna que se estica fica em *extensão*, e o ângulo entre o tronco e a coxa fica bem aberto. A extensão do quadril é o yin, e a flexão é o yang.

Dá para perceber que algumas pessoas no scanner corporal estão em flexão, com as coxas e a pelve giradas para a frente, por causa de sua "postura de banana", que é exatamente o que o nome indica. O corpo se curva em um formato nada saudável de banana, com o tronco projetando-se para a frente, as costas arqueadas e o bumbum arrebitado, uma posição que causa tensão desnecessária e dificulta a respiração.

Não é que as pessoas com postura de banana no scanner estejam numa flexão tão profunda que pareçam estar sentadas, mas até mesmo essa leve flexão do quadril impede o alinhamento saudável do corpo. Isso também significa que elas não conseguem acessar a extensão de quadril necessária para estabilizar o corpo quando erguem os braços. Com uma extensão maior, elas conseguiriam se aprumar, ficar eretas e evitar o desequilíbrio – e, talvez, algumas dores.

O ser humano foi feito para sentar e levantar, caminhar carregando coisas, tomar impulso e arremessar objetos. Tudo isso exige a extensão do quadril, que oferece um impulso extra para a frente. A extensão reduzida limita os movimentos enérgicos que nos permitem caminhar e correr com facilidade e velocidade, levantar de um agachamento ou jogar uma bola de tênis longe o suficiente para nosso cachorro conseguir se exercitar. Esse é um ingrediente essencial do movimento bom e funcional e, quando adequado, também protege contra dores. É a extensão que nos ajuda a subir e descer escadas e a passar um filme inteiro sentados sem sentir dores nos joelhos. É ela que nos permite ficar de pé o dia inteiro preparando a ceia de Natal ou passar a noite toda assistindo a um show de pé sem sentir espasmos nas costas.

Com frequência, nos fazem alguma variação da pergunta: "E se eu só tiver tempo para fazer uma mobilização? Qual devo fazer? Qual oferece o melhor custo-benefício?" Na verdade, as pessoas querem saber qual é a parte do corpo mais importante. Daria na mesma se você perguntasse à sua tia: "Qual dos seus três filhos é seu favorito?" Ou a si mesmo: "Você tem dois rins. De qual dos dois quer cuidar?" Ou, como nunca nos cansamos de metáforas automobilísticas: "Você vai fazer o rodízio dos pneus, mas não vai trocar o óleo?" Não faz sentido, né? Então vamos começar dizendo que, para nós, não vale a pena fazer apenas uma mobilização ou dedicar atenção a apenas uma região do corpo e ignorar as outras. No entanto, precisamos admitir que uma mobilização para extensão do quadril (e, de preferência, várias mobilizações para extensão do quadril) pode causar um impacto maior na sua funcionalidade diária. Se você tivesse que escolher apenas uma, seria esta.

Avaliação: Teste no Sofá

É a melhor forma de avaliar sua extensão de quadril. Antes de você se empolgar com o "sofá" no título, é melhor explicarmos que isso não tem nada a ver com ficar jogado no sofá (seria ótimo, né?). Na verdade, o teste tem esse nome porque é baseado em uma mobilização que envolve encaixar o joelho no assento do sofá com a canela apoiada no encosto. É fácil incluir em sua rotina essa mobilização criada por Kelly e popularizada quando Tim Ferriss a incluiu em seu livro *Quatro horas para o corpo*. Você pode praticá-la enquanto assiste ao jornal ou a alguma série. Idealmente, esta mobilização deve ser feita no chão (com a canela apoiada na parede), mas, se ficar difícil demais, você pode fazê-lo no sofá.

Se você nunca praticou afundos nem qualquer postura de yoga como o Guerreiro I e II, estender o quadril no Teste no Sofá pode parecer estranho e difícil. Não se preocupe. As restrições que o impedirem de gabaritar o teste – e que talvez você nem soubesse que existiam – podem ser aliviadas com a prática. Assim como ocorre com muitos dos Sinais Vitais neste livro, queremos mostrar o problema para que você não apenas trabalhe para manter a flexibilidade nessa área como também acrescente a *in*flexibilidade do quadril à sua lista de coisas a serem verificadas quando algo estiver errado. A lombar está doendo? Os joelhos estão incomodando? Não está conseguindo correr ou andar tão rápido quanto gostaria? Está caminhando curvado? A falta de extensão do quadril pode ser o motivo ou um agravante.

Um aspecto importante, embora talvez inesperado, deste teste é que é necessário contrair o bumbum o máximo possível ao fazer a extensão do quadril. Isso ativa os glúteos, os grandes músculos do bumbum, e é importante porque sem isso você vai ficar naquela postura de banana que queremos evitar. Sim, você quer colocar uma das pernas para trás, mas, para fazer isso com segurança e intensidade suficiente, o quadril precisa trabalhar em conjunto com os glúteos. (Para mais informações sobre os glúteos, veja "Visão traseira", na página 91.) Este teste na verdade não estende a perna o máximo para trás, mas avalia quanto você consegue estender *e* ativar os glúteos ao mesmo tempo. Só assim é possível restaurar o movimento básico com segurança e eficiência.

A respiração também vai ajudar a manter a qualidade e a segurança da posição, pois é necessário respirar fundo pelo nariz, enchendo bem os pulmões de ar. Caso você entre em uma das posições mais avançadas e não consiga respirar completamente, volte uma casa, para um movimento mais simples. Caso execute o movimento mais simples e ainda assim não consiga respirar preenchendo o tórax por inteiro, encare essa prática como algo a ser aperfeiçoado e não avance antes de dominá-la.

PREPARO

Você precisará de uma parede e um espaço livre na frente dela – e, talvez, um sofá. Se for fazer o teste no chão, você pode usar um tapete ou uma almofada para proteger os joelhos. Tire os sapatos antes de começar (ou corra o risco de sujar a parede).

O TESTE

Já que fazer o teste no chão e na parede avalia melhor a amplitude de movimento do que no sofá, comece no chão. Se sentir muita dificuldade ou tiver alguma limitação física, siga as instruções para o sofá.

No chão/parede

Posição 1: Coloque o joelho esquerdo no ponto onde o chão e a parede se encontram e apoie a canela e o dorso do pé na parede. Posicione o joelho direito no chão e apoie as mãos no solo. Seu tronco deve estar inclinado em direção ao chão. Mantendo o joelho esquerdo na interseção chão/parede, contraia o bumbum ao máximo e inspire devagar, contando até cinco, então relaxe os glúteos soltando o ar devagar e contando até cinco. Repita cinco vezes. Troque de lado. Se a posição estiver fácil e você conseguir contrair o bumbum com firmeza – ativar os glúteos é uma parte importante do teste –,

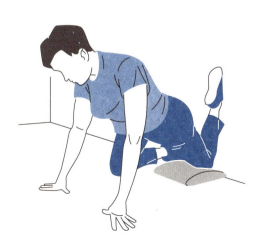

Comece com a posição 1; se não tiver dificuldade, passe para a posição 2.

passe para a posição 2. Caso não consiga avaliar se está contraindo o bumbum da forma correta, toque nele para ver se está firme. E não se esqueça de respirar! O ideal é conseguir contrair os glúteos e respirar ao mesmo tempo.

Posição 2: A partir da posição 1, eleve o joelho direito, dobre-o em um ângulo de 90 graus e posicione o pé no chão à sua frente. Com o tronco inclinado em direção ao chão e mantendo o joelho esquerdo no encontro entre o chão e a parede, contraia o bumbum ao máximo e inspire devagar, contando até cinco, então relaxe os glúteos soltando o ar devagar e contando até cinco. Repita cinco vezes. Troque de lado. Se a posição estiver fácil e você conseguir contrair o bumbum com firmeza, passe para a posição 3.

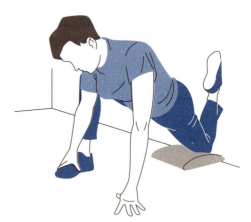

Provavelmente passamos a maior parte do tempo entrando ou permanecendo na posição 2.

Posição 3: A partir da posição 2, eleve o tronco de forma a deixá-lo quase paralelo à parede, enquanto mantém o joelho esquerdo no encontro entre o chão e a parede. Contraia o bumbum ao máximo e inspire devagar, contando até cinco, então relaxe os glúteos soltando o ar devagar e contando até cinco. Repita cinco vezes. Troque de lado.

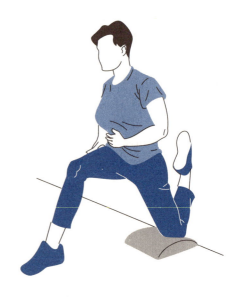

Ao mover o tronco para uma posição mais ereta, vemos quão encurtados muitos de nós estamos.

No sofá

Posição 1: Fique de costas para o sofá. Eleve a perna esquerda atrás de si, dobre o joelho e posicione-o no assento, entre o encosto e as almofadas. Apoie a canela e o dorso do pé no encosto. Com o tronco ereto, mantenha o pé direito no chão e dobre o joelho direito. Com o joelho esquerdo encaixado no assento do sofá e a canela apoiada no encosto, contraia o bumbum e inspire devagar, contando até cinco, então relaxe os glúteos soltando o ar devagar e contando até cinco. Repita cinco vezes. Troque de lado. Se a posição estiver fácil e você conseguir contrair o bumbum – ativar os glúteos é uma parte importante do teste –, passe para a posição 2. Você pode ajustar a distância entre o joelho e o encosto do sofá para tornar a posição mais confortável.

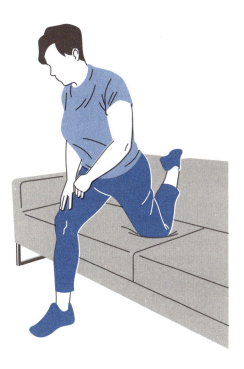

Esta é a configuração original do Teste no Sofá, e você pode fazê-lo enquanto vê televisão.

Posição 2: A partir da posição 1, apoie o pé direito no sofá, com o joelho dobrado em um ângulo de 45 graus. Mantendo o joelho esquerdo no assento, contraia o bumbum e inspire devagar, contando até cinco, então relaxe os glúteos soltando o ar devagar e contando até cinco. Repita cinco vezes. Troque de lado.

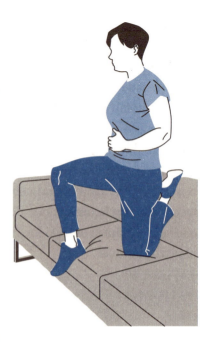

Colocar o pé da frente em cima do sofá intensifica o movimento.

O QUE SIGNIFICA SEU RESULTADO

É muito natural ter um lado do quadril mais encurtado que o outro. Talvez você seja canhoto, dê impulso em seu skate sempre com o mesmo pé ou tenha alguma lesão antiga que torna um lado mais encurtado que o outro. Qualquer que seja o motivo, não é incomum conseguir ficar em uma posição com uma perna, mas não com a outra.

No chão, você faz a posição 1: Você tem uma amplitude de movimento relativamente boa, mas lembre-se: como dizem na faculdade de fisioterapia, músculos são como cachorros adestrados. Se você se dedicar a treiná-los, eles mudarão. Então insista até conseguir fazer a posição 2.

No chão, você faz a posição 2: Se você consegue alcançar essa extensão de quadril, pode se considerar bem próximo do limite da sua amplitude. Continue praticando, e logo chegará à posição 3.

No chão, você faz a posição 3: Parabéns. Você tem o tipo de agilidade de quadril que lhe permite ter sucesso em esportes como corrida e natação e o protege de dores nas costas e nos joelhos. A prática ajudará a garantir que você não perca esse elemento essencial do movimento.

No sofá, você faz a posição 1: É um começo. O ideal é alcançar pelo menos o parâmetro de referência.

No sofá, você faz a posição 2: Este é o parâmetro de referência. Mesmo neste ponto, é provável que você tenha uma capacidade limitada de estender o quadril. Talvez seja por passar muitas horas sentado e não caminhar muito. Você também pode ter uma rigidez natural nessa região. Experimente fazer o teste no chão e veja o que acontece.

QUANDO REFAZER O TESTE?

Você fará o teste de novo naturalmente ao executar o alongamento no sofá (veja a página 100). Apenas observe seu progresso.

A importância da extensão do quadril

O osso do joelho está conectado ao osso da coxa, o osso da coxa está conectado ao osso do quadril e o osso do quadril está conectado à coluna. Mas, mesmo que quase todo mundo já saiba disso, a maioria das pessoas se esquece dessas conexões quando tenta entender por que seu corpo não consegue se mover tão bem quanto deveria ou por que está sentindo algum desconforto. Tudo está conectado, e é por causa dessas conexões que o quadril tem um papel especialmente importante no bem-estar geral do corpo. Ele influencia até o funcionamento do seu dedão do pé.

Já vamos falar disso, mas queremos começar explicando por que a incapacidade de estender o quadril em sua amplitude normal afeta aquela parte do corpo que faz muita gente sofrer: a lombar. O quadril influencia muito a posição das costas, mesmo quando estamos parados, mas especialmente quando caminhamos rápido ou corremos. Para ter uma ideia do que acontece quando o quadril não tem uma boa extensão, tente o seguinte: incline-se de forma a deixar as costas em um ângulo de 45 graus, coloque as mãos nos bolsos e, através do tecido, agarre a pele no alto das coxas. (Se não tiver bolsos, apenas segure a pele por cima das roupa.) Agora, tente ficar com as costas eretas. Você terá dificuldade de fazer isso e, ao tentar se mover com essa restrição, o corpo acabará ficando curvado – o problema que afeta muitas pessoas mais velhas sem muita extensão de quadril e que aumenta seu risco de queda – ou com a postura de banana, exageradamente curvada.

Esse movimento, é claro, é uma ilustração exagerada de como é ter pouca extensão de quadril, mas dá uma boa ideia de por que essa situação pode causar um monte de problemas. Há dois músculos grandes, o psoas e o ilíaco, que vão da pelve ao fêmur (o osso da coxa). Se estiverem enrijecidos ou encurtados, como costuma acontecer quando há pouca extensão de quadril, eles puxam a coluna, criando flexão e, caso você esteja de pé, a postura de banana. É muito trabalhoso manter as costas em uma posição curvada e menos funcional, e isso pode causar fadiga e dor na lombar quando nos movemos. Além disso, quando precisam compensar a falta de extensão do quadril, as costas puxam a pelve para a frente, dificultando o funcionamento ideal do diafragma, do assoalho pélvico e dos músculos abdominais. Uma consequência disso é não conseguir respirar com a amplitude completa que discutimos no capítulo sobre o Sinal Vital 2.

Isso é o que geralmente vemos acontecer nas partes do corpo conectadas acima do quadril, mas também pode haver repercussões mais para baixo. Todo mundo tem alguma habilidade de estender o quadril, o que fica aparente quando andamos. Não é necessário ter muita extensão para ir do carro ao trabalho ou para caminhar pelo corredor de casa. Você dá um passo, sua perna vai para trás, e seu corpo segue para a frente. Mas se a sua amplitude de movimento for estreita e você não conseguir levar a perna muito para trás, o corpo tende a buscar alternativas para alcançar o equilíbrio e a estabilidade, principalmente girando a perna, o joelho e o pé para fora ao estender o quadril para trás. De repente, você está andando feito um pato, e podem surgir complicações. O joelho pode enrijecer e ficar dolorido, e o tornozelo – essa dádiva evolutiva que oferece elevação ao corpo quando nos movemos – não se desloca como deveria, o que também pode causar dor. Se você tiver o hábito de correr, pode acabar pisando primeiro com o calcanhar. Isso não é necessariamente ruim; algumas pessoas correm assim sem problemas, mas outras apresentam mais risco de sofrer uma lesão.

Então chegamos ao dedão do pé. O dedão faz um trabalho importante. Uma das coisas que diferenciam os seres humanos de nossos primos primatas é nossa capacidade de andarmos eretos, e devemos isso em grande parte ao dedão, que se flexiona, enrijece e nos impulsiona para a frente. (Se você olhar para o pé de um chimpanzé, verá que os dedos não se alinham da mesma forma que os dos seres humanos, mas chimpanzés conseguem usar seus dedos para pegar as coisas de um jeito que não conseguimos.) Porém, quando existe um déficit na extensão do quadril e o pé gira exteriormente para compensá-lo, o impulso do dedão se torna desprezível. Por outro lado, se temos uma boa extensão, podemos contar com muita força do dedão (maratonistas, pessoas que fazem caminhadas intensas e que gostam de trilhas, prestem atenção) – apenas mais um motivo pelo qual mover a perna para trás com agilidade é importante.

VISÃO TRASEIRA

Já que os glúteos – os grandes músculos nas suas nádegas – têm um papel importante na extensão do quadril, agora é um bom momento para falar sobre o bumbum. Um dos trabalhos dos glúteos, que são os maiores músculos do corpo, é controlar a pelve para que ela não gire para a frente e nos deixe com uma postura curvada de banana – e com toda a tensão e instabilidade que isso acarreta. Por isso é importante ser capaz de ativar – contrair – as nádegas quando for necessário, como ao fazer o alongamento no sofá (página 100) ou a prancha, mas também durante tarefas simples, como ao segurar uma caixa ou passar muito tempo de pé. Não é preciso manter o bumbum firme em todas as atividades rotineiras, como ao usar uma mesa de altura regulável para trabalhar de pé, por exemplo. No entanto, contrair o bumbum de vez em quando é uma boa forma de se reconfigurar e se certificar de que você está em uma posição adequada. Então, depois de passar uma ou duas horas de pé diante da sua mesa ou de uma longa espera na fila do mercado, ativar os glúteos ajudará a verificar se você não está permitindo que a pelve se incline para a frente e puxe sua coluna.

Algumas pesquisas mostram que a fraqueza nesses músculos está associada a lesões no joelho, dores crônicas na lombar, dores nas canelas, quedas entre idosos, entre outros problemas. Por outro lado, é fácil ver o efeito da estabilidade oferecida pela força dos glúteos. Experimente fazer a postura da prancha, a posição de braços estendidos no movimento de flexão. Se não contrairmos o bumbum durante a prancha, é provável que as costas afundem, e desabamos se alguém empurrar nosso quadril. Mas ativar os glúteos nessa posição subitamente nos transforma em, bem, uma prancha. Se alguém se sentar em nós, a postura se mantém.

Caso isso não seja suficiente para convencer você de que seu traseiro precisa de atenção, talvez o formato da sua bunda seja algo que lhe interesse – e a quantidade de pessoas colocando próteses hoje em dia (e o próprio fato de existirem próteses de bumbum!) mostra que nádegas bonitas são desejadas. Acontece que é muito fácil fortalecer os glúteos e ter nádegas torneadas: você só precisa contraí-las. Foi isso que fizeram 16 participantes de um estudo publicado em 2019 pela Universidade Estadual de Wichita. As cobaias simplesmente contraíam as nádegas durante 15 minutos por dia – e não importava se os minutos eram quebrados, contanto que somassem 15 no total. Um grupo fez a atividade sentado, com contrações de 5 segundos e intervalos de leve relaxamento entre eles (basicamente, um trabalho de isometria). Outro grupo fez um exercício chamado "elevação pélvica", que envolvia deitar no chão de barriga para cima, com os joelhos dobrados, e erguer o quadril, contraindo o bumbum brevemente, e então baixá-lo. Todos seguiram o mesmo protocolo de 15 minutos.

Ao fim do estudo de oito semanas, os dois grupos demonstraram melhoras semelhantes na extensão do quadril e na força dos glúteos, apesar de apenas aqueles que ativaram os glúteos sentados terem apresentado aumento no tamanho do bumbum. Aqui vai nossa parte favorita sobre o estudo: ele mostra que você não precisa treinar na academia para melhorar a força dos glúteos e a extensão do quadril. Apesar de os participantes terem feito isometria sentados, o efeito seria o mesmo se estivessem de pé – o que significa que você pode fazer isso enquanto está na fila para comprar um café, ao lavar a louça ou ao escovar os dentes. É bem simples mesmo.

INVISTA NO SEU FUTURO (CORPO)

No mundo dos negócios, muito se fala sobre se preparar para o futuro: planos estratégicos de três ou cinco anos, o uso de visualizações para ajudar você a imaginar o sucesso da sua empresa. Na vida, ouvimos muito falar sobre previdência privada, fundos de pensão e todas as formas de economizar para a "melhor idade". Sabe o que nunca mencionam? Planos para desenvolver habilidades e capacidades físicas que permitam que as pessoas façam o que quiserem aos 75, 80, 90 anos e além. Onde está o plano de 25 anos com o objetivo de "Conseguir passar dois dias andando pela Disney com meus netos e não precisar depender de ninguém para colocar minha mala no bagageiro do avião. Continuar andando de bicicleta, ter força para levantar do chão se eu cair e tomar banho de pé quando tiver 99 anos"?

Uma das coisas que fazemos com os atletas que trabalham conosco é pensar na prova para a qual desejam treinar, e então fazer o planejamento de trás para a frente. Entramos nas minúcias sobre as exigências da prova para ajudá-los a se prepararem da melhor forma. É isso que todos nós devemos fazer conforme envelhecemos — mergulhar fundo no que realmente significa ser idoso e treinar para isso em vez de apenas ficar torcendo para nossa genética nos ajudar. Talvez você não consiga prevenir uma doença como um câncer ou o mal de Parkinson, mas pode fazer muitas coisas para se preparar para o futuro, mesmo que a velhice ainda vá demorar *muito* a chegar.

Peter Attia está no caminho certo. Attia é um médico que criou um programa chamado Olimpíada Centenária, sua resposta à pergunta: "Por que não estamos treinando para arrebentar aos 90 anos?" Attia bolou a ideia após ir ao enterro do pai de um amigo em que seus entes queridos lamentavam o fato de ele ter passado os últimos 10 anos de vida sem conseguir fazer as atividades que mais amava: jogar golfe e cuidar do jardim. A Olimpíada Centenária não é um evento esportivo de verdade, mas funciona como um santo graal pessoal. Pense em como você deseja viver, entenda que o corpo naturalmente se torna mais enrijecido e fraco com a idade, e siga estratégias para contra-atacar essas erosões em potencial antes de elas se instalarem. Se, por exemplo, você quiser continuar jogando tênis até morrer, concentre-se na força, no equilíbrio e na mobilidade que permitirão isso.

Tudo neste livro é voltado para manter seu corpo ativo e saudável até uma idade bem avançada. Se você acrescentar exercícios físicos regulares, vai se dar melhor ainda (nossa opinião sobre malhação pode ser encontrada na página 285). Mas a questão principal que desejamos destacar é que, para permanecer em movimento ao envelhecer, você precisa começar ou continuar se movendo agora. Não conseguimos pensar em nenhum exemplo melhor de como isso pode acontecer do que uma viagem que fizemos ao Grand Canyon com o pai de Juliet, Warren.

Foi um passeio fisicamente puxado, 16 dias de canoagem pelo rio Colorado fazendo trilhas e dormindo ao relento. Nós estávamos em um grupo, e a maioria dos integrantes tinha 40 e tantos anos. Aos 76, o pai de Juliet era, de longe, o mais velho. Mas ele fez tudo que nós fizemos, apesar de não ser exatamente um passeio tranquilo pelo Parque Nacional Grand Canyon. Enfrentamos tempestades de areia (certa manhã, acordamos com areia em todos os orifícios), chuvas fortes, dias secos que alcançaram 40°C. Toda manhã enchíamos o bote com as malas e os equipamentos de camping e o descarregávamos à noite. Durante o dia, passávamos por corredeiras de classes IV e V – o que significa que não dá para ficar sentado à toa no barco; você precisa remar. Quando tirávamos uma folga do rio, caminhávamos até 10 quilômetros em trilhas complicadas que incluíam escaladas e muitas pedras.

Warren pode ter chegado ao fim da viagem um pouco mais cansado do que o restante de nós, mas não deixou de fazer nada. Quando o passeio acabou, todos os nossos companheiros estavam fascinados com sua agilidade e sua resistência. Alguns deles até disseram que os pais deles, com a mesma idade, jamais conseguiriam fazer aquela viagem pelo Grand Canyon. Ao ser questionado sobre como conseguia lidar com tanto esforço, o pai de Juliet disse: "Bom, tenho certeza de que existe um fator genético por trás disso" – vindo de um cientista, essa resposta não surpreende –, "mas também passei a vida inteira me mexendo."

Naturalmente, achamos que este último fator foi o mais importante; o DNA só ajuda até certo ponto. A questão é que Warren realmente investiu no futuro. Ele começou a treinar na academia na década de 1970 e a levantar peso muito antes de essas atividades alcançarem a popularidade que têm hoje. Ele fazia trilhas e mochilões. Adotar hábitos saudáveis desde cedo fez muita diferença.

Então aqui vai uma dica de como investir no seu futuro: pense em todas as coisas que você quer fazer na terceira idade. Use sua imaginação. O que lhe trará felicidade? Escreva as respostas para mostrar que você está levando isso a sério e para ter uma referência nos momentos de desânimo. Então, usando este livro como ponto de partida, faça tudo que for necessário para manter a capacidade física que permitirá essas atividades. Comece agora, antes que seja tarde demais!

Dê passadas maiores

Se fomos projetados para ter grande amplitude no quadril, para estendê-lo além da linha média do corpo, o que houve com essa extensão? Assim como ocorre com muitos males da vida moderna, as horas que passamos sentados é uma parte importante do problema. Enquanto a extensão, por definição, é o alongamento dos tecidos que permitem que o quadril gire para trás, a flexão – a posição que ele assume quando sentamos – encurta e/ou enrijece os tecidos na frente do quadril e das pernas. Conforme o corpo se adapta a esse molde várias e várias vezes, a restrição do quadril se torna inevitável. E o encurtamento do tecido não é perpetuado apenas pelas horas que passamos aboletados no sofá diante da televisão ou por passarmos o dia inteiro trabalhando sentados. Atividades físicas populares, como spinning e outros treinos que nos colocam sobre uma bicicleta, em um barco ou em um equipamento de remada por muito tempo, contribuem para essa nova postura preferida do corpo.

O mais legal é que o corpo humano não para de se adaptar. Em outras palavras, você pode fazer o *rewilding* do quadril, mas é preciso um esforço consciente. Quando trabalhamos com pessoas em ambientes esportivos de alto rendimento que sentem dores nos joelhos e nas costas, alguns dos aspectos que analisamos são as posturas e posições que elas adotam ao longo do dia – e as posturas e posições que *não* adotam. Quase sempre deparamos com uma carência de atividades que promovam a extensão do quadril. Então não é apenas o tempo que passamos sentados, pedalando ou fazendo qualquer outra coisa que nos coloca em flexão; é a falta de extensão. A maioria dos indivíduos, até mesmo os atletas de elite, não tem oportunidade de levar os joelhos para trás da linha do quadril a uma distância significativa. A menos que você pratique yoga ou outra atividade com muitos afundos, provavelmente não passa muito tempo nessa posição. Mesmo o aparelho elíptico, que parece colocar o corpo numa amplitude de movimento saudável, nitidamente não ajuda as pessoas a estender muito o quadril.

Ao nos aprofundarmos um pouco na anatomia da região, vemos as consequências de não praticar a extensão do quadril ou passar muito tempo sentado (ou as duas coisas). Uma delas é o potencial enrijecimento da cápsula do quadril – uma bolsa de tecidos conjuntivos que prendem a cabeça do fêmur (a bola) à articulação do quadril –, porque ela se adaptou às posições que assume com mais frequência. Mais para baixo, o encurtamento do músculo reto femoral, que faz parte do quadríceps e cruza a articulação do quadril, pode ser o culpado. Também existe a possibilidade de o problema estar no longo tecido conjuntivo que vai do dorso do pé, passando por cima do joelho e chegando até a barriga. Ele também pode se tornar enrijecido ou encurtado por adaptação. Além disso, não podemos ignorar o cérebro. Seja por uma lesão ou pela prática, talvez o cérebro não permita que o corpo acesse uma posição que fisicamente deveria ser capaz de alcançar. Ele tem um ponto cego – mas um ponto cego pode ser removido com a ajuda adequada.

O corpo muda muito, e nem sempre entendemos por quê. E, para falar a verdade, não nos importamos com as razões. O que importa é a forma mais rápida de ajudar alguém a recuperar seus movimentos originais, e a boa notícia é que mudanças expressivas podem acontecer rápido. Aqui vai um exemplo.

Nosso amigo e colega de trabalho Joe DeFranco, especialista em treinamento de força e condicionamento físico, estava tentando encontrar uma forma de ajudar um jogador de futebol americano a se recuperar após uma cirurgia no joelho. Joe passou a incluir no aquecimento um treino de mobilidade de quadril (parecido com o que você encontrará neste capítulo) e depois o instruía a fazer um tiro de 10 metros de corrida. O cara acabou batendo seu recorde pessoal em 0,05 segundo, pois sua passada aumentou imediatamente após o treino de mobilidade de quadril. Pode parecer uma melhora minúscula, mas não é, se for multiplicada por 10 (ele diminuiria seu recorde pessoal em meio segundo ao correr 100 metros) ou se levarmos em consideração que, na posição em que jogava, o trabalho dele era justamente acelerar nos primeiros 10 metros do campo.

Se você, assim como provavelmente 0,000000001% da população (só estamos chutando), tiver interesse em melhorar seu tempo na corrida, trata-se de uma ótima notícia. Mas se não tiver o hábito de correr – por que isso faria diferença? Essa experiência mostra que é possível fazer mudanças rápidas na forma como o corpo se move, independentemente do tipo de movimento. Esse caso foi muito marcante para Joe. "Depois de ver um atleta de elite cortar 0,05 segundo em sua corrida de 10 metros, fiquei pensando na importância e no poder da extensão total do quadril. Se o corpo de um atleta de elite passou por uma mudança tão grande em um intervalo de tempo tão pequeno, como o treinamento da extensão do quadril ajudaria uma pessoa normal?", diz ele. "Nesse dia a extensão do quadril se tornou o foco principal de todos os meus treinos para clientes não atletas, tendo um grande impacto na resolução de problemas e queixas comuns. Hoje meus clientes têm um alinhamento pélvico melhor e sentem menos dores nas costas, no quadril e nos joelhos."

Isso não foi uma anomalia. Travis Mash é um treinador de ponta que acrescentou mobilizações de extensão de quadril ao treino de seus atletas levantadores de peso. Durante a participação em um podcast com Kelly, ele deu uma notícia.

– Kelly – disse ele –, ainda não contei isso, mas você praticamente resolveu o problema de dor nas costas na nossa academia. Começamos a tentar melhorar a extensão do quadril de nossos levantadores olímpicos, e as dores desapareceram quase por completo.

É isso que gostamos de ouvir!

Se você ainda não tiver se convencido da importância de ter um quadril plenamente funcional, vamos apresentar um último argumento. Você pode andar bem, correr regularmente sem problemas e não ter uma postura de banana perceptível ou outros sinais de que seu corpo esteja desalinhado. Mas se quiser aumentar a intensidade – subir uma montanha, melhorar seu tempo em uma corrida de 5 quilômetros, nadar mais rápido deixando seu companheiro de raia para trás ou caminhar pelas cidades nas colinas da Toscana durante as férias –, uma boa extensão de quadril será sua melhor amiga. É como tirar uma calça jeans apertada demais. Você passa a conseguir se mover com mais facilidade.

Mesmo que não tenha qualquer intenção de aumentar a intensidade das suas atividades, trabalhar em prol de uma extensão de quadril adequada simplesmente colabora para a boa manutenção do corpo e é uma forma de atrasar o processo de envelhecimento. E queremos lembrar de novo que se você sente desconforto ou dores, pode ser interessante começar sua investigação pela extensão do quadril. Pela nossa experiência e a de outras pessoas, sabemos que mobilizações nesse sentido podem solucionar situações que antes pareciam incuráveis.

POR QUE TEMOS UM CÉREBRO?
PARA NOS MOVER

É possível que o cérebro sirva para contemplarmos questões como: Para que serve o cérebro? E, é claro, foi nosso astuto cérebro que nos ajudou a dominar o reino animal – com exceção de um ou outro hipopótamo raivoso (veja a página 72). Porém algumas pessoas acreditam, e estamos entre elas, que o trabalho mais importante do cérebro é orientar os movimentos do corpo. O neurocientista Daniel Wolpert, da Universidade Colúmbia, também é defensor dessa teoria e a apresentou em uma palestra TED em 2011. Durante sua fala, Wolpert exibiu na tela uma foto de seringas-do-mar, algo meio inesperado em uma palestra chamada "A razão para os cérebros existirem". A seringa-do-mar é um animal muito simples, e a variedade específica apresentada na tela de Wolpert – opaca, com o corpo listrado, semelhante à celulose – parecia uma garrafa de água vazia.

Ainda assim, mesmo sendo uma estrutura bem rudimentar, a seringa-do-mar, assim como nós, tem um cérebro e um sistema nervoso – pelo menos a princípio. Na juventude, o animal nada livremente pelo mar, mas só até encontrar uma pedra adequada na qual se fixar para passar o restante da vida. Após se assentar, a seringa-do-mar ingere o próprio cérebro e seu sistema nervoso. É estranho, mas muito eficiente: agora que é completamente sedentária, ela não precisa mais deles. "O movimento", disse Wolpert para a plateia do TED, "é a função mais importante do cérebro."

Prática física: Mobilizações para o quadril

A maioria das pessoas usa o corpo de forma assimétrica. É pouco provável que você passe tanto tempo em extensão de quadril quanto passa em flexão, e ninguém espera que isso aconteça – além de não ser necessário. Mas ficar menos tempo sentado (veja o Sinal Vital 9) e colocar diariamente o quadril em extensão com alguns movimentos específicos o ajudarão muito a restaurar a amplitude de movimento normal. Não é mágica nenhuma; é apenas um simples exemplo de que o que você não usa acaba se atrofiando.

A prática física para aumentar a extensão do quadril envolve estender o quadril (nenhuma surpresa) e fazer movimentos para amenizar o enrijecimento dos tecidos ao redor. Faça-a sempre que possível. Também apresentamos algumas mobilizações extras que deveriam ser acrescentadas à sua rotina. Elas não são obrigatórias, mas ajudam bastante.

Alongamento no sofá

O alongamento no sofá é basicamente o Teste no Sofá. A única diferença é que você o pratica por mais tempo. Apesar de os melhores resultados serem obtidos ao fazê-lo no chão, é completamente aceitável fazê-lo no sofá enquanto você assiste ao seu documentário favorito da National Geographic (ou qualquer outra coisa, é claro). Só queremos que estenda o quadril, não importa onde.

Algumas coisas a lembrar: a capacidade de extensão do quadril pode ser diferente em cada lado. Faça modificações conforme necessário. E não deixe de prestar atenção na respiração. Quando você faz uma inspiração completa, a fáscia e o tecido conjuntivo são afetados de forma diferente do que ao respirar rápido ou prender a respiração. Respirar permite a exploração de maiores amplitudes de movimento. Lembre-se: você só domina uma posição se é capaz de respirar ao permanecer nela.

Dicas para modificar a posição: se você tiver dificuldade em manter o alongamento no sofá por 3 minutos de cada lado, faça 1 minuto por vez, depois tente de novo. Ou afaste o joelho da parede ou do encosto do sofá. Isso diminuirá a intensidade. Outra forma de atenuar a postura no chão, durante a posição 1 ou 2, é posicionar uma cadeira à sua frente e segurar o assento para dar apoio ao tronco.

No chão/parede

Posição 1 (página 85)*:* Depois de entrar na posição, mantendo o joelho esquerdo no ponto em que o chão e a parede se encontram, contraia o bumbum e inspire devagar contando até cinco, depois relaxe os glúteos soltando o ar e contando até cinco. Repita por 3 minutos. Troque de lado. Se a posição estiver fácil e você conseguir contrair o bumbum, passe para a posição 2.

Posição 2 (página 86)*:* Depois de entrar na posição, com o tronco inclinado em direção ao chão e mantendo o joelho esquerdo no ponto em que o chão e a parede se encontram, contraia o bumbum e inspire devagar, contando até cinco, depois relaxe os glúteos soltando o ar e contando até cinco. Repita por 3 minutos, fazendo intervalos conforme necessário. Troque de lado. Se a posição estiver fácil e você conseguir contrair o bumbum, passe para a posição 3.

Posição 3 (página 86)*:* A partir da posição 2, eleve o tronco de forma a deixá-lo quase paralelo à parede, mantendo o joelho esquerdo no ponto em que o chão e a parede se encontram. Contraia o bumbum e inspire devagar, contando até cinco, depois relaxe os glúteos soltando o ar e contando até cinco. Repita por 3 minutos. Troque de lado.

No sofá

Posição 1 (página 87)*:* Depois de entrar na posição, mantendo o joelho esquerdo encaixado no assento do sofá e a canela esquerda apoiada no encosto, contraia o bumbum e inspire devagar, contando até cinco, depois relaxe os glúteos soltando o ar e contando até cinco. Repita por 3 minutos. Troque de lado. Se a posição estiver fácil e você conseguir contrair o bumbum, passe para a posição 2.

Posição 2 (página 88)*:* Quando entrar na posição, mantendo o joelho esquerdo encaixado no assento do sofá e a canela esquerda apoiada no encosto, contraia o bumbum e inspire devagar, contando até cinco, depois relaxe os glúteos soltando o ar e contando até cinco. Repita por 3 minutos. Troque de lado.

Mobilização quadríceps-coxa

O quadríceps é um dos maiores grupos musculares e é responsável por boa parte do trabalho do corpo, além de ajudar a sustentar seu peso e a movimentar você ao longo do dia. Muitas vezes, ele também permanece no comprimento que assume quando nos sentamos. Esta mobilização ajuda a restaurar sua flexibilidade. Você precisará de um rolo de espuma, mas qualquer objeto em forma de tubo (uma garrafa de vinho, um rolo de massa, duas bolas de tênis coladas com fita) serve.

Deite-se de bruços com o rolo posicionado sob a parte superior da coxa direita (na verdade, em qualquer ponto do quadril até o joelho). Role levemente para cima e para baixo apoiando o rolo na parte externa da coxa direita; depois, com movimentos lentos, faça o mesmo na parte interna da perna. Certifique-se de aplicar uma pressão forte, mas que ainda lhe permita respirar fundo. Se a pressão estiver tirando seu fôlego ou você estiver prendendo o ar, amenize-a. Aos poucos, vá subindo e descendo por toda a coxa, trabalhando na parte externa e na parte interna. Pode ser levemente desconfortável, o que é normal e aceitável. O movimento deve causar uma pressão agradável. Troque de lado. Comece com 2 a 3 minutos para cada lado, chegando a 4 a 5 minutos.

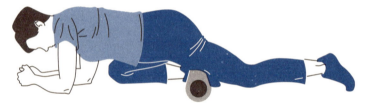

A mobilização da coxa provavelmente é um dos jeitos menos divertidos de cuidar do corpo, mas deveria ser um dos mais importantes.

TRABALHO EXTRA: ISOMETRIA PARA A EXTENSÃO DO QUADRIL

Se você tiver alguns minutos sobrando no seu dia, estes exercícios de isometria – em que precisamos contrair e relaxar os músculos – são fáceis e muito eficientes. Estes movimentos não trabalham um músculo específico como, por exemplo, um exercício de rosca bíceps. O que eles fazem é colocar o corpo em posições naturais, versões exageradas das que usaríamos em nossa rotina. Quando contraímos e relaxamos os músculos nessas posturas, estamos dizendo ao cérebro: "Olhe só, estou nesta posição, estou em segurança e você deveria deixar meu corpo assumi-la sempre que for preciso."

Isometria de joelhos

Ajoelhe-se, deixando a perna direita em um ângulo de 90 graus e o joelho esquerdo apoiado no chão atrás da linha do bumbum, com o tronco ereto e as mãos sobre o joelho direito. Contraia a nádega direita, mova o joelho direito para a frente o máximo que conseguir – você não irá longe com os glúteos contraídos – e mantenha a posição. Mantenha o bumbum contraído enquanto respira – inspire e expire devagar cinco vezes – por 1 minuto. Mantenha o lado do bumbum ativado por todo o tempo. Troque de lado.

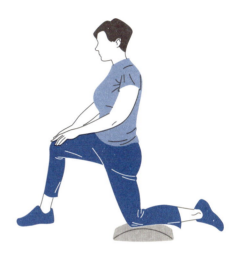

É fácil acrescentar esta prática à sua rotina diária, com o maravilhoso bônus extra de lembrar ao seu cérebro como os glúteos funcionam!

Isometria de pé

Afaste um pé do outro, levando o direito para a frente e o esquerdo para trás. Dobre de leve o joelho direito e fique numa postura de afundo moderado. Você deve sentir uma tensão na frente da coxa esquerda. Contraia o bumbum (o lado esquerdo) e mantenha a posição, sem relaxar os glúteos enquanto respira – inspirando e expirando devagar cinco vezes – por 30 segundos. Troque de lado.

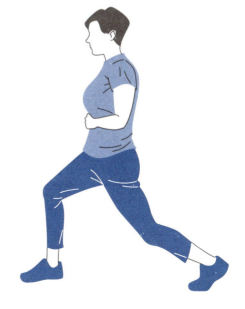

Como este exercício é feito de pé, você pode praticá-lo em qualquer lugar: enquanto espera o ônibus, assistindo a um jogo de futebol, e assim por diante.

Isometria no sofá (miniafundo com o pé elevado para trás)

Fique de costas para o braço de um sofá. Dê um passo para a frente com o pé direito e apoie a canela esquerda no braço. Dobre o joelho direito em um afundo moderado, contraia o bumbum e mantenha essa posição, sem relaxar os glúteos enquanto respira – inspirando e expirando devagar cinco vezes – por 30 segundos. Troque de lado.

Ao ser praticado com movimento e pesos, este exercício – conhecido como o agachamento búlgaro – é um item básico, presente em treinos ao redor do mundo todo.

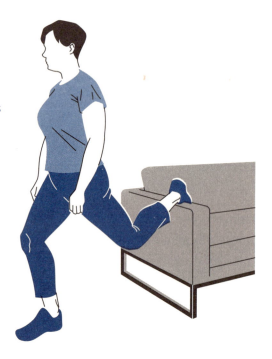

SINAL VITAL **4**

CAMINHE ASSIM

AVALIAÇÃO
Cálculo de Passos Diários

PRÁTICA FÍSICA
Estratégias para fazer caminhadas intencionais e dar mais passos

---

sedentário • *adjetivo*
Que não se movimenta muito; que está quase sempre sentado.

Caso não se mova muito ao longo do dia, você já deve imaginar que se enquadra na definição de "sedentário". Talvez seja por isso que está aqui, lendo estas páginas (pelo menos esperamos que seja!). Mas se você é alguém que pratica atividades físicas com regularidade ou mesmo com entusiasmo, se surpreenderá ao descobrir que também pode se encaixar nessa categoria. Muitos dos que cumprem as recomendadas três a quatro sessões de exercício físico por semana e até atletas que acumulam horas e horas de treino ficam chocados ao descobrir que os consideramos praticamente inertes. Você pode fazer seu treino de subir escadas, seu CrossFit ou Pilates, e pensar: "Beleza! Estou arrasando." Mas então fica de 8 da manhã às 8 da noite trabalhando no escritório de advocacia ou como programador, janta e termina a noite com uma sessão de Netflix. Como já dissemos, apesar de ser ótimo passar entre 30 e 60 minutos se exercitando todos os dias, se no tempo restante você alternar entre a cadeira e o sofá, anulará todos os benefícios dos exercícios que faz.

Nossa intenção não é colocar ninguém no canto da sala de aula com orelhas de burro e uma placa dizendo "sedentário" pendurada no pescoço. A gente entende. Quando se trata de recomendações sobre atividades físicas – por quanto tempo, de que tipo –, vivemos em uma época confusa. Além do mais, a vida é frenética e complicada, e nosso mundo está organizado de forma a incentivar o sedentarismo. Trabalhos diante de um computador são a regra, a tecnologia é sedutora e, às vezes, acabamos mesmo não nos movendo. Nosso objetivo é esclarecer o que realmente significa ser sedentário e ativo e – mais importante – mostrar a você como *fazer* o movimento acontecer. Como já deve ter dado para entender a esta altura, isso tem a ver com caminhar. Além de ser uma forma eficiente de movimento, caminhar é algo que está intrinsecamente ligado ao vigor de todos os sistemas e estruturas do seu corpo. O simples ato de andar é mais impactante do que qualquer engenhoca fitness ou frequência na academia; é a melhor ferramenta disponível para nos mexermos. Portanto, se você não consegue caminhar por causa de limitações físicas, não desista da ideia de se mover mais. Quando tínhamos um box de CrossFit em São Francisco, criamos um programa adaptado que oferecia diferentes opções de movimento a pessoas com deficiência, então sabemos em primeira mão que existem alternativas. Todo movimento é positivo, uma forma de escapar da vida sedentária e dos seus males em potencial.

E existem controvérsias sobre quais exatamente são esses males. Passar horas sentado realmente é o novo tabagismo? Isso é exagero – seres humanos precisam se sentar em algum momento; é um ato inevitável e não há problema nisso. No entanto, a quantidade de tempo que uma pessoa comum passa sentada não é razoável em termos fisiológicos nem, segundo pesquisas, para seu bem-estar. Em 2010, pesquisadores da Sociedade Americana contra o Câncer publicaram um estudo baseado em dados epidemiológicos de 123.216 homens e mulheres. Eles descobriram que ficar sentado por uma porcentagem significativa do tempo que se passa acordado aumenta *exponencialmente* o risco de morte. De acordo com os cálculos do estudo, homens e mulheres que passam mais de 6 horas por dia sentados têm, respectivamente, 37% e 18% mais chance de morrer antes de pessoas que passam menos de 3 horas por dia sentadas. E mais: os efeitos negativos eram igualmente expressivos em pessoas que faziam exercícios físicos com regularidade. Estudos subsequentes mostraram resultados semelhantes.

"Ficar sentado" se tornou sinônimo de "sedentarismo" porque a maioria das pessoas mal se mexe depois de se aboletar em uma cadeira ou um sofá. Especialistas da saúde usam outra terminologia para isso: METs baixos. METs (equivalentes metabólicos, na sigla em inglês), que representa a razão entre a energia que gastamos em repouso e a que gastamos enquanto o corpo está trabalhando. Trata-se de uma unidade de medida usada para quantificar a intensidade da atividade física realizada. (Talvez você esteja mais familiarizado com o substantivo, "metabolismo", que se refere a quantas calorias queimamos.) Ser sedentário é definido como um nível de atividade abaixo de 1,5 MET, um valor que queremos evitar atingir por longos períodos de tempo. O que seria longo? Na nossa avaliação, mais de 30 minutos sem levantar e se mexer. Ao caminhar – e não precisa ser rápido nem envolver subir escadas ou ladeiras –, podemos triplicar nosso score METs.

É útil saber o que são METs, mas existe uma forma bem mais fácil de avaliar nossa atividade diária: acompanhar quantos passos damos diariamente. Contar passos se tornou um jeito de monitorar a atividade física na prática, já que é algo que todo mundo é capaz de fazer e que oferece um retrato preciso de quanto o corpo se move. Há variadas teorias sobre quanto nossos ancestrais caçadores-coletores caminhavam. Estimativas vão de 12 a 17 mil passos por dia. Se levarmos em conta estudos com povos indígenas modernos que mantêm hábitos caçadores-coletores, esse valor ficaria por volta de 15 mil passos por dia. De toda forma, a maioria das pessoas não anda isso tudo. De acordo com um estudo da America on the Move (apesar de trazer dados publicados em 2010, as coisas não devem ter mudado muito desde então e talvez tenham até piorado em razão da pandemia de covid-19), os americanos dão, em média, 5.117 passos por dia (o equivalente a cerca de 4 quilômetros).* É um valor muito abaixo das recomendações de saúde amplamente aceitas

---

* Um estudo de 2017 da Universidade Stanford mostra que esses dados haviam piorado mesmo antes da pandemia; segundo o levantamento dessa pesquisa publicada na revista *Nature*, os habitantes de Hong Kong estão no topo da lista, com uma média 6.880 de passos por dia, enquanto os brasileiros ficam entre os últimos colocados, com 4.289 passos diários em média. (N. da E.)

hoje em dia. Em comparação, australianos dão em média 9.695 passos por dia, e japoneses, 7.168. Não é coincidência que eles também tenham taxas de obesidade significativamente menores. Nós sabemos que passos não são as únicas diferenças culturais responsáveis pelas diferentes taxas de obesidade, mas é difícil encontrar argumentos contra se mover mais durante o dia.

Quanto mais tempo passamos caminhando, mais nos protegemos contra obesidade, diabetes, doenças cardíacas, alguns tipos de câncer, osteoporose, artrite, gripes e resfriados, depressão, ansiedade... a lista é interminável. E é só parte da história. De uma perspectiva de mobilidade, caminhar movimenta as articulações e coloca carga nos ossos (inclusive na coluna e nos ossos dos pés – o que é muito importante!) e nos tecidos moles, melhorando sua durabilidade e nos protegendo contra dores. Caminhar também melhora aspectos da saúde – circulação, sono, química do cérebro – que servem de base para o movimento. Nós já remamos por corredeiras, andamos em pistas de esqui de alta velocidade, descemos pirambeiras de bicicleta, corremos por trilhas rochosas, levantamos pesos pesados – mas tudo isso conta como atividade extracurricular. Nada substitui uma caminhada.

Avaliação: Cálculo de Passos Diários

Além de ser uma forma fácil de documentar sua atividade física, a vantagem de calcular seus passos é que todos eles contam. Não só os passos que damos ao fazer caminhadas deliberadas, mas os passos "casuais" que damos enquanto andamos pelos corredores do supermercado, por exemplo, subindo e descendo a escada enquanto pegamos roupas para lavar pelos cômodos da casa ou do nosso carro até nosso destino. Saber que toda essa movimentação suplementar pode aumentar seu total diário é um grande incentivo para acumular mais passos casuais. De repente, devolver o carrinho de compras para o local designado no mercado em vez de apenas deixá-lo ao lado da sua vaga no estacionamento ganhou um novo significado.

Recomendamos que você dê pelo menos 8 a 10 mil passos por dia – e 12 mil ou mais, se for possível. É uma quantidade razoável em termos de tempo (razoável, não fácil – não vai ser moleza, e sabemos disso –, mas também achamos que os passos são obrigatórios). Além do mais, algumas pesquisas confirmam esse valor. Em 1965, a frase "Dê 10 mil passos por dia" passou a fazer parte do discurso médico nos Estados Unidos, não como resultado de estudos elaborados por instituições renomadas, como seria de esperar, mas por causa do departamento de marketing de uma empresa japonesa, que desejava vender mais pedômetros. No fim das contas, a fabricante dos pedômetros estava certa, e anos de pesquisas subsequentes confirmaram que, de fato, o slogan fazia sentido. Mais recentemente, em 2020, um grande estudo conduzido por uma equipe de pesquisadores de várias organizações de saúde americanas determinou que, em comparação com dar 4 mil passos por dia, alcançar a marca de 8 mil está associado a um risco 51% menor de todas as causas de morte. Dar 12 mil passos por dia corresponde a um risco 65% menor.

Neste teste, queremos que você acompanhe seus passos por três dias, depois calcule a distância média percorrida diariamente. Levando em consideração que a maioria das pessoas faz atividades diferentes em dias diferentes, você terá uma noção melhor de quanto caminhou em média durante alguns dias, ainda mais se incluir dias de trabalho e dias de folga.

E SE EU TAMBÉM ME EXERCITAR? ISSO ENTRA NA CONTA?

Se você já caminha ou faz trilhas para se exercitar, esses passos contam. Da mesma forma, corredores também podem contar esses passos. Quaisquer outros dados durante atividades físicas planejadas (isto é, correr numa quadra de squash, dançar na aula de zumba) também contam. É um pouco mais desafiador traduzir atividades como natação ou ciclismo em uma contagem de passos e, para os propósitos desta tarefa, sugerimos que você ignore o tempo dedicado a quaisquer atividades que não incluem passos.

Fora do teste, você pode dar menos passos se faz uma atividade física regular. Por exemplo, se você passa várias horas por dia treinando para um triatlo ou longos períodos de tempo se dedicando a exercícios realmente intensos, pode seguir o valor mais baixo da recomendação de passos ou até ficar um pouco abaixo dele (mas nunca deixar de caminhar). Por mais que quiséssemos oferecer uma fórmula para incluir atividades sem passos na sua contagem, esses números mágicos não existem. Você terá que avaliar seu desempenho por conta própria. No entanto, tenha algumas coisas em mente. Primeiro, muitas pessoas superestimam a quantidade de exercícios que realizam, então preste muita atenção na sua movimentação real. Em segundo lugar, como já mencionamos, não compensa passar 3 horas na bicicleta ou no treino de musculação e permanecer sentado pelo resto do dia. Continua sendo importante mover seus tecidos e articulações em todas as direções e de todas as formas que as caminhadas possibilitam.

PREPARO

Para este teste, você precisa contar seus passos. Caso tenha um smartphone e/ou um smartwatch, não precisa de mais nada – eles já vêm com contadores de passos ou aceitam a instalação de aplicativos com esse objetivo. Outras opções são usar um fitness tracker, como um Fitbit ou um pedômetro simples e barato que pode ser preso à roupa. Se você tiver aversão a engenhocas, é possível ter uma noção aproximada dos seus passos usando a seguinte conta: para uma pessoa comum, 1 quilômetro = 1.250 passos. A grande desvantagem de usar matemática em vez de um aparelho é que será difícil avaliar os passos casuais que você der ao longo do dia. Nossa dica: não se engane! Compre o pedômetro baratinho.

O TESTE

Comece no momento em que acordar pela manhã e conte os passos até se deitar à noite, acompanhando quanto você caminha ao longo de três dias seguidos. Some o total de cada dia e divida por três para descobrir sua média diária – essa é a sua pontuação.

O QUE SIGNIFICA SEU RESULTADO

Apesar de pedirmos que você calcule a média de quanto anda em três dias, é importante ter em mente que deve dar entre 8 e 10 mil passos *por dia*. O movimento não é cumulativo. Se você caminhar 16 mil passos no sábado mas passar o domingo inteiro imobilizado na sua poltrona (exceto pelo pulinho na padaria para comprar pão), seus tecidos e articulações vão registrar o tempo que passaram moldados em um ângulo de 90 graus. Sendo assim, independentemente da sua pontuação diária de passos, lembre que consistência é tão importante quanto quantidade. Alcance pelo menos 8 mil passos todos os dias – mas também não se preocupe (e tampouco desista) se não conseguir conquistar esse objetivo. *Qualquer quantidade* de passos é melhor do que nada.

QUANDO REFAZER O TESTE?

Todos os dias. Isto é, conte seus passos diariamente para garantir que esteja evoluindo ou continuando a alcançar o objetivo.

Caminhando e seguindo a canção

Imagine duas mulheres. Ambas têm 1,70 metro e pesam 65 quilos. Uma delas queima, por ano, um total de 101.608 calorias a mais do que suas calorias-base – o total que já queimaria normalmente ao longo de cada dia. A outra queima metade disso, 51.480 calorias. Adivinhe qual delas corre três vezes por semana e qual caminha 8 mil passos por dia.

É claro que a resposta é fácil – afinal de contas, este capítulo fala sobre passos diários –, mas, sim, a mulher dos 8 mil passos por dia queima mais calorias. Ainda assim é revelador ver o grande impacto que permanecer ativo, caminhando ao longo do dia, representa. Sabe a que quantidade de sorvete equivalem 51.480 calorias? Seria impossível comer tantas casquinhas, mas, ao queimar esse tanto de calorias extras, você com certeza poderia comer mais do que seus amigos que não se dão ao trabalho de caminhar. E se você estiver tentando manter ou alcançar um peso saudável? A solução está diante dos seus olhos. Multiplique as calorias extras queimadas ao longo dos anos por uma vida inteira, e a diferença será inacreditável. Já faz algum tempo que ouvimos falar que as pessoas que se exercitam com regularidade são heroicas, e são mesmo – você não encontrará maiores defensores das atividades físicas do que nós. Mas também devemos dar crédito às pessoas que se movem de formas diferentes ao longo do dia.

Desde o ano 400 a.C., quando Hipócrates disse "O alimento por si só não mantém saudável o homem; também é preciso exercitar-se... E é necessário, ao que parece, discernir o poder de exercícios variados, tanto naturais quanto artificiais", tentamos descobrir a fórmula para a quantidade ideal de atividade física. Por boa parte dos últimos 65 anos, o foco permaneceu nos exercícios "artificiais", as coisas que fazemos de forma consciente para fortalecer o sistema cardiovascular e nossos músculos (e, para alguns de nós, porque é divertido). Na maior parte do tempo, passamos meia hora na esteira ou fazemos um treino HIIT (treino intervalado de alta intensidade, na sigla em inglês) sem qualquer outro objetivo além de queimar calorias, permanecer saudável e nos sentirmos bem. O que é válido. Mas agora alguns especialistas estão analisando não apenas quanto tempo diário dedicamos a atividades planejadas como também o "coquetel" exato de atividades artificiais e naturais não planejadas (as que não estão incluídas na categoria de exercícios físicos).

Em 2021, uma equipe de pesquisadores internacionais reuniu as descobertas de seis estudos anteriores e descobriu que as vantagens de 30 minutos de atividades físicas moderadas a vigorosas dependiam de como as pessoas passavam o restante do dia. Se elas ficavam sentadas por menos de 7 horas, seus exercícios reduziam a chance de morte prematura em até 80%. Mas o mesmo não acontecia com pessoas que eram sedentárias por mais de 11 a 12 horas por dia. Como disse um dos pesquisadores, Keith Diaz, Ph.D., professor de Medicina na Universidade Colúmbia, na época da publicação do estudo, "Não é tão simples quanto riscar o item 'exercício' em uma lista de afazeres. Um perfil saudável de movimento exige mais de 30 minutos de atividade física diária. Passar o dia inteiro se movendo sem permanecer sedentário também faz diferença."

Tudo bem, achamos que já batemos o suficiente na mesma tecla: em geral, fazer apenas algum exercício físico não é suficiente. Mas vejamos por que caminhar é a melhor solução para o problema da atividade. Se nós, humanos, antes tínhamos oportunidade suficiente de nos mover ao longo do dia, caçando, coletando comida e fazendo todo tipo de coisas para sobreviver, hoje em dia há pouca necessidade de atividades que não sejam exercícios físicos. A menos que você precise passar muito tempo em pé por causa do trabalho – garçons, cozinheiros, paisagistas, professores, policiais, militares, entre outros –, provavelmente terá que planejar algumas caminhadas para complementar o movimento que já faz durante o dia. Mas queremos demonstrar que caminhar por si só tem muito valor – além de simplesmente ajudar você a alcançar a quantidade necessária de passos diários.

Tudo fica melhor

O fato de tantas pessoas terem smartphones (menos o pai de Juliet, um cientista aeroespacial que ainda usa um celular dobrável) e de praticamente todos os modelos incluírem a função de contagem de passos mostra que muita gente por aí quer saber quanto caminha. Elas já foram convencidas pelo argumento de que caminhar "nos ajuda a viver por mais tempo". Porém uma boa quantidade de passos diários traz várias outras vantagens, especialmente quando se trata de mobilidade. Caminhar também funciona em sinergia com muitos dos outros Sinais Vitais neste livro, inclusive os relacionados a sono, extensão do quadril e respiração. Todas essas coisas estão interligadas.

Aqui vão os benefícios que você pode ganhar com caminhadas.

MELHOR FUNCIONAMENTO DO CORPO (E MENOS DORES)

Caminhar é o antídoto para o sedentarismo e já estabelecemos que é algo essencial. Mas caminhar não apenas faz você se mover; faz você se mover do jeito certo – isto é, de forma a compensar os males biomecânicos perpetuados pelo excesso de tempo que passamos sentados.

Na melhor das hipóteses, ficar muito tempo sentado limita a funcionalidade do corpo, pois enrijece músculos e outros tecidos e prejudica a agilidade e a velocidade. Subir a escada pode virar uma agonia. Você pode caminhar curvado. Nem cogite entrar correndo no ônibus ou no vagão do metrô pouco antes de as portas se fecharem; você provavelmente não será rápido o suficiente. E esse é apenas o lado funcional. Na pior das hipóteses, um ciclo diário do carro para a escrivaninha e de lá para a poltrona reclinável causará dores. Já tocamos nesse assunto, mas vale repetir: sentar faz com que o corpo se adapte encurtando a musculatura e os tecidos conjuntivos na frente do corpo, dos quadríceps aos flexores do quadril. Até os glúteos e os isquiotibiais se adaptam a posturas sentadas. As mudanças resultantes podem alterar a capacidade de nos movermos livremente quando precisamos sair da cadeira. (Como fica seu corpo depois de uma longa viagem de avião? Suas costas ficam enrijecidas? Como fica seu quadril?) A boa notícia é que caminhar muda o jogo, colocando o quadril, o quadríceps e os isquiotibiais no ângulo certo e fazendo com que se movam do jeito que a natureza planejou. Sempre que as pessoas nos procuram para amenizar dores crônicas, nossa segunda recomendação é que caminhem (exercícios de respiração são a primeira – veja a página 76). Muitas dessas pessoas são atletas que acham que estamos dizendo que precisam se contentar com um exercício bobo –

as caminhadas. Mas não é nada disso. Até jogadores de futebol americano agora começam seus treinos com 20 minutos de caminhada.

Queremos deixar bem claro o seguinte: caminhar rápido, caminhar devagar, fazer trilhas, não importa o método que você prefere – andar coloca o quadril em extensão, alonga os tecidos encurtados pelo tempo que passamos sentados e devolve o equilíbrio biomecânico ao corpo. Movimentos ajudam a lubrificar as articulações e fortalecem os músculos que as sustentam. A atividade pode ser especialmente útil para pessoas com dores nos joelhos. Ao contrário dos músculos, não há circulação de sangue nas cartilagens; elas recebem nutrientes por meio do movimento das articulações, que ajuda a nutrir o fluxo de líquidos que entram e saem. Quando coloca e tira o peso dos joelhos – assim como das articulações na coluna –, você os banha em coisas boas. Isso é imprescindível se você sente dor e importante mesmo que não sinta.

PÉS MELHORES

A longo prazo, precisamos de pés estáveis e fortes – basicamente, à prova de balas –, e a melhor forma de consegui-los é aplicando carga e bons estímulos sensoriais. Caminhar nos oferece as duas coisas.

Assim como as mãos, os pés têm receptores que reagem a pressão, temperatura, textura e vibrações. Eles também têm receptores que captam informações sobre a posição do corpo no espaço (a chamada propriocepção). Todos esses receptores enviam estímulos sensoriais ao cérebro, nos ajudando a manter o equilíbrio, dar passos firmes e tomar decisões que afetam nossos movimentos e nossa segurança. Quando os pés transmitem informações em um ritmo acelerado, corremos menos risco de tropeçar e cair, de torcer um tornozelo ou de contorcer o corpo de forma nociva ao tentar lidar com um terreno instável, uma calçada esburacada ou um brinquedo inesperado pelo caminho. Não é nenhuma surpresa que os pés não recebam muitos estímulos sensoriais quando estamos sentados. Ao caminharmos, por outro lado, eles despertam (sobretudo quando estamos descalços ou com sapatos baixos – falaremos mais sobre isso na página 125), ativando a conexão entre pés e cérebro nos momentos em que precisamos ser ágeis.

Outro dado importante: apesar de costumarmos achar que precisamos aliviar os pés, a maioria das pessoas na verdade precisa colocar mais carga neles. O pé abriga 28 ossos, 30 articulações e mais de 100 músculos, tendões e ligamentos que, assim como seus semelhantes nas outras partes do corpo, se beneficiam ao receber carga e fazer contrações – é assim que se adaptam, remodelam e permanecem fortes. Ficar de pé já ajuda ao colocar carga nos pés, só que caminhar é mais eficiente ainda, porque acrescenta peso e contrações musculares, dois elementos que mantêm a flexibilidade e a resistência dos pés. Ao caminhar, você faz o *rewilding* dos pés, treinando-os para voltarem a cumprir seu propósito original: nos levar sem desconforto nem dor aonde queremos ir.

MELHOR CIRCULAÇÃO

Mesmo que fiquemos sentados em uma cadeira sem fazer nada, o sangue vai continuar circulando pelo corpo. Além disso, ainda receberemos alguns benefícios do sistema linfático, que também faz parte do sistema circulatório e funciona como o esgoto do corpo, por assim dizer. A linfa, um fluido transparente que passa pelos vasos do sistema linfático, ajuda a levar embora tudo que é descartado pelas células ao mesmo tempo que ajuda a manter o volume de líquidos e a promover a circulação de células imunológicas que combatem infecções.

O corpo não se desliga completamente quando ficamos parados, mas funciona bem melhor quando nos movemos. Como sabemos, o fluxo sanguíneo é determinado pelo coração; quando levamos o coração a bater um pouco mais forte – uma leve caminhada já dá conta do recado –, ele envia mais nutrientes e sangue rico em oxigênio pelas veias e artérias do corpo. Já o sistema linfático depende das contrações musculares para funcionar bem; então contrair a musculatura durante caminhadas leva toda a operação a um novo patamar, expulsando os detritos e descongestionando o corpo.

Nós queremos que a circulação funcione da melhor forma possível o tempo todo, e é por isso que devemos caminhar todos os dias. Mas também há momentos em que isso ganha uma importância ainda maior. Se você visitar alguém no hospital pouco depois de uma cirurgia, ficará surpreso ao descobrir que um enfermeiro já fez com que a pessoa se levantasse e caminhasse. O movimento, nesse caso, é essencial para impulsionar o transporte de substâncias que vão acelerar a recuperação e ajudar na remoção rápida dos subprodutos do trauma. E você não precisa passar por uma cirurgia para colher os benefícios: um aumento na circulação pode até ajudar a aliviar dores leves e outros incômodos. Acelerar o sistema circulatório linfático também pode auxiliar na recuperação após exercícios intensos. Treinos vigorosos criam muitos resíduos celulares que precisam ser removidos do corpo para que as adaptações provocadas pelo exercício ocorram.

SONO MELHOR

Uma boa noite de sono é um elemento crucial da mobilidade e da boa saúde em geral (falaremos mais sobre isso no Sinal Vital 10). E como ter uma boa noite de sono? Caminhando. Há muito tempo sabemos que a atividade física pode levar a um sono mais rejuvenescedor, porém pesquisas recentes sobre passos diários mostram que simplesmente caminhar já cumpre essa tarefa. Como um pesquisador afirmou: "Exercícios de alta intensidade e estruturados nem sempre são necessários para melhorar o sono." Vejamos um pequeno estudo húngaro publicado em 2020, que analisou dois grupos de pessoas sedentárias com idades entre 18 e 36 anos. Metade dos participantes foi instruída a caminhar 8 a 10 mil passos por dia durante quatro semanas, e então informar os cientistas sobre possíveis problemas de sono. O outro grupo não mudou seus hábitos. O objetivo era determinar se caminhar afetava a qualidade do sono – que engloba, entre outras variáveis, a dificuldade para cair no sono e permanecer dormindo, o tempo de sono, a ingestão de medicamentos para dormir e a funcionalidade da pessoa ao longo do dia. Os pesquisadores também queriam determinar se caminhar afetava a satisfação com a vida em geral. No fim do estudo, ficou claro que a resposta era positiva – além disso, os participantes que caminharam observaram melhorias em todos os aspectos da qualidade do sono.

Um estudo semelhante publicado um ano antes apresentou resultados parecidos. Organizado por pesquisadores da Universidade Brandeis, ele contou com a participação de 59 homens e mulheres, com um grupo sendo orientado a incluir mais 2 mil passos por dia (o grupo de intervenção), e o outro, a seguir sua rotina de sempre (o grupo de controle). Nos dias em que davam mais passos e permaneciam ativas por mais tempo do que a média, as pessoas no grupo de intervenção – especialmente as mulheres – relataram ter tido um sono de melhor qualidade e de maior duração.

Não nos surpreendemos com esses resultados; é o que vemos acontecer quando recomendamos caminhadas para melhorar o sono de nossos clientes. Quando membros de forças militares de elite têm dificuldade para dormir, eles recebem pedômetros e a recomendação de acumular 10 a 15 mil passos diários. A explicação mais óbvia para o efeito no sono é que caminhar cansa o corpo. Mas podem existir outros motivos. Andar, assim como outras formas de atividade física, afeta várias substâncias químicas no corpo, de proteínas de sinalização celular a neurotransmissores, que, segundo cientistas, podem melhorar o sono. A verdade é que eles ainda estão tentando entender isso tudo, embora algumas coisas estejam claras.

Uma delas é que atividades físicas diminuem a depressão e a ansiedade – condições que podem atrapalhar ou impactar o sono negativamente. Em específico, 200 minutos de caminhada por semana (cerca de meia hora por dia – bem menos que 8 mil passos!) foi associado a menos sintomas de depressão. (Passar mais de 7 horas por dia sentado, por outro lado, foi associado a mais sintomas depressivos.) Os efeitos calmantes da caminhada também ajudam a diminuir a ansiedade que mantém as pessoas acordadas à noite. Até uma pequena caminhada comprovadamente é capaz de tranquilizar a mente. E se a caminhada for ao ar livre, com a luz do dia, há vantagens adicionais. A exposição ao sol, especialmente durante a manhã, adianta o horário em que sentimos sono, nos ajudando a não varar a madrugada acordados, ir para a cama num horário razoável e, assim, conseguir todas as horas de sono necessárias. (Por esse mesmo motivo, fazer uma caminhada ao chegar a um país estrangeiro pode ajudar você a se ajustar a um novo fuso horário e reduzir o jet lag.)

MELHOR FUNCIONAMENTO DO CÉREBRO

Ao contrário do que pode parecer, uma pessoa que passa horas presa à mesa de trabalho não será mais produtiva do que o enrolão do escritório. Isso porque os trabalhadores que passam mais de 4 horas sentados têm um menor fluxo sanguíneo no cérebro, algo que pode resultar em névoa mental e memória pior. Essa descoberta foi feita pelo Instituto de Pesquisa de Ciências Esportivas e Físicas da Universidade John Moores de Liverpool, onde pesquisadores mediram o fluxo sanguíneo de 15 trabalhadores em três diferentes cenários: os que passavam 4 horas ininterruptas sentados;

os que passavam 4 horas sentados e caminhavam 2 minutos a cada meia hora; e os que passavam 4 horas sentados e caminhavam 8 minutos a cada 2 horas. Os que se levantaram com uma frequência maior foram os vencedores, impedindo o declínio no fluxo sanguíneo mais do que os que não se levantavam e os que se levantavam menos. (Os pesquisadores não avaliaram pessoas que usavam mesas reguláveis para trabalhar em pé, mas algumas pesquisas mostram que ficar de pé melhora o foco e a memória – falaremos mais sobre esse assunto no Sinal Vital 9. Então imagine se você ficar de pé no trabalho *e* também fizer pausas para caminhar. O acúmulo de vantagens para o cérebro é muito emocionante!)

Mas a vantagem de caminhar não está apenas em impedir a diminuição do fluxo sanguíneo pelo cérebro. Ao ser praticada com um pouco de vigor e por um tempo razoável (pelo menos 10 minutos), a caminhada *aumenta* o fluxo sanguíneo e libera uma onda de neurotransmissores que também são benéficos ao cérebro. Uma dessas substâncias é a serotonina, o hormônio do bem-estar, que pode ser o motivo pelo qual atividades físicas melhoram o humor e diminuem a depressão. Outra é uma molécula chamada fator neurotrófico derivado do cérebro (BDNF, na sigla em inglês), que ajuda no pleno funcionamento e até no crescimento dos neurônios. Uma das melhores formas de ativar a neuroplasticidade é caminhando rápido. O cérebro sente a atividade e, para se adaptar, desenvolve novas conexões que melhoram a capacidade cognitiva e fortalecem regiões sujeitas a deterioração associada ao envelhecimento. Isso pode até ajudar uma mente dispersa a se tornar mais atenta. Por tudo isso, o Dr. John Ratey, psiquiatra de Harvard e autor de *Corpo ativo, mente desperta*, diz que as atividades físicas são "um pouquinho Prozac e um pouquinho Ritalina" e "um fermento" para o cérebro.

Vários estudos também mostraram que a atividade física aumenta a criatividade. Um estudo da Universidade Stanford chegou a concluir que especificamente caminhar – seja em uma esteira olhando para uma parede, seja por uma trilha verde perto de uma fonte de água corrente – ajuda as pessoas a se tornarem 60% mais criativas do que depois de passarem a mesma quantidade de tempo sentadas. E foram necessários apenas 10 minutos. Os pesquisadores avaliaram o raciocínio inovador usando vários testes, inclusive um que pedia aos participantes que bolassem formas alternativas de usar objetos comuns e outro que solicitava que criassem analogias para diferentes expressões.

Se você já tentou em vão solucionar um problema apenas para encontrar a resposta durante um passeio com seu cachorro, o resultado dessa pesquisa provavelmente não será surpreendente. Artistas plásticos, escritores e músicos com frequência usam a atividade física para fazer o cérebro "pegar no tranco". Caminhar não o tornará a próxima Toni Morrison ou o próximo Pablo Picasso, mas com certeza ajudará a aumentar sua produtividade mental e, talvez mais importante, evitar algumas das mudanças cerebrais adversas relacionadas à idade. De acordo com nossa experiência pessoal, podemos dizer que caminhadas são um bom momento para solucionar problemas. As respostas parecem surgir com mais facilidade quando estamos caminhando em silêncio, sozinhos com nossos pensamentos. Nem sempre caminhamos assim. Às vezes caminhamos conversando com amigos ou escutando audiolivros, podcasts e músicas – essa é uma ótima forma de fazer duas coisas ao mesmo tempo e, mesmo quando não oferece a quietude necessária para a criatividade, melhora outro tipo de impulso no cérebro: a absorção de informações.

Caminhar também pode nos ajudar a lidar com a dor. Sabe aquelas endorfinas – também conhecidas como o barato dos atletas – de que você sempre escuta falar? Essas substâncias químicas do cérebro, conhecidas como o "sistema opioide endógeno" e ativadas pelo movimento, são o remédio natural do corpo, uma forma autossuficiente de aliviar dores. Ninguém precisa ser atleta para liberar endorfinas, mas alguns estudos mostram que quanto mais caminharmos (um dos motivos pelos quais recomendamos caminhadas diárias), maior será nossa tolerância à dor. Os neurocientistas da Universidade Duquesne descobriram isso ao observar mulheres caminharem três, cinco e dez vezes durante uma semana. Cada sessão durava cerca de meia hora, em ritmo moderado. Os pesquisadores então testaram sua percepção de dor ao serem expostas a calor e pressão. As que caminharam cinco e dez vezes por semana (não só três) sentiram 60% menos dor após as caminhadas do que no começo do estudo.

NOSSO CÉREBRO APÓS A ATIVIDADE FÍSICA

Efeitos cognitivos de exercícios em pré-adolescentes

Média da imagem do cérebro de 20 estudantes após permanecerem tranquilamente sentados ou depois de uma caminhada de 20 minutos.

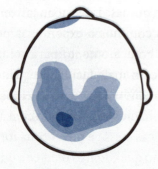
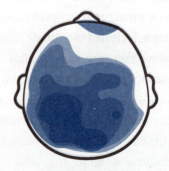

CÉREBRO APÓS PERMANECER SENTADO

CÉREBRO APÓS CAMINHADA DE 20 MINUTOS

Fonte: Adaptado de uma pesquisa conduzida pelo Dr. C. H. Hillman, na Universidade de Illinois Urbana-Campaign (2009).

MELHOR CONTROLE DO ESTRESSE

Na nossa profissão, temos a oportunidade de conhecer muitas pessoas interessantes. Uma delas é Joyce Shulman, criadora (junto de seu marido, Eric) de uma empresa chamada 99 Walks (99walks.fit). Oferecendo regularmente desafios e aulas de caminhada, junto a um aplicativo que conecta usuários em todo o mundo, a empresa é dedicada a incentivar pessoas a sair de casa e caminhar (ou ficar e usar uma esteira). Isso significa que Joyce conhece muita gente que caminha. Então, quando perguntamos a ela quais são os benefícios mais citados sobre o hábito de caminhar, ela respondeu no mesmo instante: menos estresse. "A maioria dos nossos clientes afirma que caminhar tem um impacto positivo em seu humor", diz ela, que também descobriu que sair de casa para fazer caminhadas após o parto difícil do seu primeiro filho a ajudou a se sentir viva outra vez.

É provável que existam muitos motivos para isso (veja o quadro a seguir), inclusive a correlação já mencionada (página 117) entre atividade física e níveis menores de depressão e ansiedade. Caminhar, assim como outras formas de movimento, tem um efeito sobre os hormônios do estresse. Produzidos nas glândulas suprarrenais, esses hormônios – o cortisol e a adrenalina – ajudam o corpo a entrar no modo de luta ou fuga ao se deparar com algum perigo (tipo um leão, um chefe raivoso ou talvez o caos desnorteante de um dia ruim). Quando você se sente estressado, os níveis de cortisol e adrenalina no seu sangue estão elevados. Mas se fizer uma atividade física moderada, como uma longa caminhada agradável, os níveis desses hormônios diminuirão, e você se sentirá melhor. As endorfinas resultantes também vão melhorar seu humor.

CAMINHADAS, COMUNIDADE E MENOS SOLIDÃO

Quando nossas filhas estavam no ensino fundamental, tivemos uma revelação. Nós fazíamos o mesmo que a maioria dos pais: colocávamos as crianças no carro, enfrentávamos o trânsito, esperávamos na fila de carros, rapidamente as deixávamos na porta da escola quando chegava nossa vez, voltávamos para o engarrafamento a fim de chegar ao trabalho e ficávamos exaustos. Todo mundo, inclusive as meninas, ficava exausto.

Então resolvemos mudar de tática. Passamos a acordar 20 minutos mais cedo a fim de levá-las para a escola a pé. Nossa filha mais velha estava no terceiro ano, e a mais nova, no pré-escolar. As duas conseguiam percorrer a distância de pouco mais de 2 quilômetros, e esse acabou se tornando um ótimo momento em família. Nós caminhávamos e conversávamos, sem ninguém ficar no celular, e atravessávamos um campo onde observávamos insetos e folhas. Apesar de as meninas estudarem em um colégio público e a maioria dos alunos morar em um raio de 3 quilômetros da escola, raramente encontrávamos outras crianças a pé ou de bicicleta.

Fazia cerca de um ano que íamos caminhando para a escola quando ficamos sabendo de algo chamado Ônibus Escolar a Pé (walkingschoolbus.org). É um protocolo, recomendado pelo Departamento de Transporte dos Estados Unidos, que visa a reunir um grupo de crianças para ir para a escola a pé, um tipo de "ônibus" com um "motorista" (um ou mais adultos) que evita o trânsito matinal e oferece a todos uma forma segura de se exercitarem. Nós já estávamos fazendo o trajeto, então por que não contar com a participação de outras crianças e, com sorte, outros pais e mães? Distribuímos panfletos e colocamos um anúncio na escola, dizendo: "Todas as manhãs, às 7h50, esperaremos na esquina das ruas X e Y, e podemos levar seus filhos para a escola. Faça chuva ou faça sol." Acabamos recebendo entre 10 e 15 crianças no começo, que chegaram a 40 ou 50 (os números variavam). Outros pais e mães passaram a se voluntariar como "motoristas" também e, ao longo dos oito anos que nossas filhas ficaram nessa escola, nasceram novas amizades entre pais e crianças de turmas diferentes, que talvez não tivessem tido a oportunidade de se conhecer.

O Ônibus Escolar a Pé gerou um forte senso de comunidade, liberou os pais da correria matinal, era saudável para todo mundo (uma das mães perdeu 4 quilos) e era divertido, mesmo em dias de tempo ruim. Nós também nos demos conta de que, somando a ida e a volta, acumulávamos 5 mil passos antes das 8h30. Ali estava a prova de que, ainda que tivéssemos uma agenda lotada, trocar o carro ou o transporte público por caminhadas sempre que possível podia nos ajudar a alcançar a marca de 8 a 10 mil passos diários. E fica melhor ainda quando você consegue fazer isso de forma a passar mais tempo com familiares e amigos.

Embora essa seja uma ótima solução para pessoas com filhos pequenos, você não precisa ter filhos em idade escolar para fazer parte de uma caminhada comunitária. E, se precisar de um incentivo, pense que os benefícios sociais podem ser inestimáveis. A empresa 99 Walks de Joyce Shulman fez uma pesquisa com 2.300 usuárias do aplicativo, e 73% delas afirmaram que se sentiam solitárias de vez em quando. Pesquisas mostram que se sentir desconectado não só é triste como também pode diminuir seu tempo de vida. Mas o estudo de Joyce também descobriu que as chances de mulheres que caminhavam regularmente com amigas se sentirem solitárias era 2,5 vezes menor – mais um motivo para procurar companhia para suas caminhadas. "Eu administro uma empresa, sou mãe e sempre tenho mil coisas para resolver – sou uma dessas pessoas que vive ocupada", diz Joyce. "Mas caminhar com a minha 'turma' me ajuda de várias formas. Eu me exercito, aprecio a natureza, reservo um tempo para me cuidar e me conecto com os amigos. Quatro coisas em uma."

Prática física: Estratégias para fazer caminhadas intencionais e dar mais passos

Por algum motivo, duvidamos que você precise de instruções sobre como completar esta prática física – é só mover os pés até alcançar entre 8 e 10 mil passos diários (alguns incidentais, mas sem dúvida muitos como resultado de caminhadas deliberadas). Mas já que caminhar também oferece uma oportunidade de acrescentar outras práticas à sua contagem de passos diária, incluímos instruções sobre como fazer uma caminhada combinada com a respiração pelo nariz e, caso você esteja disposto, um pouco de *rucking* (carregar uma mochila enquanto caminha). Além disso, algumas pessoas precisam de orientações sobre aspectos específicos de caminhadas. Se esse for o seu caso, aqui está o que você precisa saber.

NÃO SE PREOCUPE COM O MOMENTO OU A DURAÇÃO DAS CAMINHADAS – Nós temos apenas uma regra sobre o momento ideal e a duração das caminhadas, que é a seguinte: não existem regras. Simplesmente dê seus passos. Há muitas vantagens em caminhar pela manhã. Acordar e fazer uma caminhada de manhã cedo aumenta nossas chances de nos sentirmos mais alertas, prontos para encarar o dia. A exposição ao sol matinal também melhora a qualidade do sono. Mas achamos que você terá mais sucesso se pensar quando terá tempo para caminhar em vez de só tentar seguir algum conselho sobre qual seria o "melhor" momento para caminhadas, se pela manhã ou em qualquer outra hora. Quanto à duração da atividade, provavelmente será necessário fazer caminhadas mais longas para alcançar o total diário de 8 a 10 mil passos, porém, mais uma vez, faça o que for necessário para conquistar esse objetivo. Se você preferir andar mais rápido para queimar mais calorias e praticar uma atividade aeróbica, então, sim, aumentar sua frequência cardíaca por pelo menos 20 minutos por dia é um bom objetivo. Da mesma forma, caso seu propósito seja aumentar sua resistência, talvez seja melhor dedicar mais tempo (e mais velocidade) às caminhadas. Gostamos de nos desafiar. Mas você não precisa aumentar muito a frequência cardíaca nem caminhar por um tempo determinado para alcançar a quantidade necessária de passos.

VERIFIQUE A POSIÇÃO DOS SEUS PÉS – Para organizar melhor o corpo – isto é, para tudo ficar alinhado, sem nenhum desequilíbrio que possa causar pressões indevidas nas costas ou em outras partes do corpo –, você só precisa caminhar com os pés apontados para a frente. É mais fácil fazer isso se começar na chamada "posição de referência dos pés". Nessa posição neutra, parado confortavelmente com os pés na linha do quadril, apontados para a frente, 50% do peso do corpo fica apoiado nas bolas dos pés e 50% nos calcanhares. Além disso, ao olhar para baixo, seus tornozelos devem estar no centro dos pés, não deslocados para dentro, para fora, para a frente ou para trás. Caso eles estejam deslocados ou seus joelhos estejam se tocando, tente encontrar um meio-termo. Seria loucura passar a caminhada inteira verificando a posição dos pés, mas dê uma olhada neles de vez em quando para se certificar de que estão na posição de referência. Assim você poderá começar a treinar o cérebro para uma locomoção mais eficiente.

Apesar de eles parecerem relativamente inertes, há muito movimento nos pés quando você caminha. Tentar andar com os pés apontados para a frente permite retomar sua mecânica natural e dá mais força à sua caminhada. Imaginar que você está pisando nos dois lados de uma linha estreita também pode ajudar. Com o tempo, a posição de referência se tornará um hábito e sua postura irá melhorar.

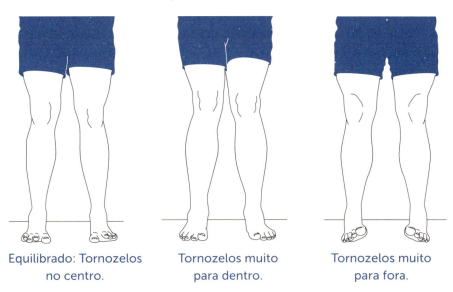

Equilibrado: Tornozelos no centro.

Tornozelos muito para dentro.

Tornozelos muito para fora.

PENSE NOS CALÇADOS (OU NA FALTA DELES)

Pare na posição de referência dos pés e observe como você se sente. Agora calce os sapatos que costuma usar ao caminhar. Que sensações eles causam? Você continua na posição de referência? Equilibrado sobre os pés, com metade do peso nos calcanhares, metade nas bolas? Ou os sapatos guiam seus pés de alguma forma? Seus dedos estão amassados?

A maioria das pessoas caminha com sapatos ridiculamente acolchoados ou de salto alto, que não apenas acabam com o alinhamento dos pés como também tornam mais difícil para o cérebro receber todos os estímulos sensoriais importantes que eles transmitem. Na nossa opinião, quanto mais conseguirmos nos movimentar descalços, melhor. Contanto que você não esteja se exercitando em um lugar com objetos afiados no chão, é seguro e até saudável caminhar, fazer musculação ou realizar qualquer outra atividade sem sapatos (algumas, porém, como andar de bicicleta ou correr por uma trilha, obviamente exigem o uso de calçados).

Quanto ao que usar quando for inevitável permanecer de sapatos, somos ferrenhos defensores daqueles com o solado mais fino possível ou, como os chamamos, dos sapatos que menos perturbam os pés. Pense na forma como seus pés são construídos. A bola e o calcanhar estão no mesmo nível, oferecendo o máximo de equilíbrio. Não estamos dizendo para você comprar sapatos novos para caminhar ou malhar, mas para usar sapatos com apenas o acolchoamento necessário para proteger seus pés durante o uso. Quando chegar a hora de comprar calçados novos, aí, sim, escolha um modelo mais minimalista. Ao prová-los, adote e observe a postura de referência dos pés antes de passar seu cartão de crédito.

Também leve em consideração que geralmente não precisamos nos preocupar em oferecer suporte aos arcos plantares. É mais uma questão de fisiologia básica dos pés. Os arcos são superfícies que não recebem carga; eles não foram feitos para suportar peso (é para isso que servem as bolas e os calcanhares), mas para funcionar como molas, oferecendo vigor à sua passada. Já pedimos a salões cheios de pessoas que tirassem os sapatos e verificamos que ao se colocarem na posição de referência, todos – até aqueles com os pés mais chatos – conseguem criar algum tipo de arco mesmo sem apoio. (Falaremos mais sobre pés no Sinal Vital 8.)

Sabemos que algumas pessoas são muito apegadas a saltos altos, e entendemos. Simplesmente tire-os ao chegar em casa ou depois de uma festa. Em outras palavras, use-os o mínimo possível. O desequilíbrio criado por saltos tem o potencial de forçar os tendões de aquiles e os músculos da panturrilha e até de exacerbar condições inesperadas. Temos uma amiga que sofre de uma disfunção severa no assoalho pélvico que provoca incontinência urinária quando ela se move ou espirra. Ela é uma executiva que tem 1,60 metro de altura e se sente nua sem seus saltos; eles fazem parte da sua identidade. No entanto, durante a pandemia, enquanto trabalhava de casa, ela passou a usar tênis, e isso fez uma diferença enorme nos sintomas da sua disfunção pélvica. Normalmente ninguém ligaria os dois pontos – salto alto e incontinência urinária –, mas isso só mostra quanto os pés afetam o corpo inteiro.

Na mesma linha: chinelos? De jeito nenhum. Kelly já fez algumas publicações levemente polêmicas no Instagram (uma delas era sobre parar de colocar gelo em lesões – veja a página 198), mas nada chega perto do que acontece sempre que ele fala para não usar chinelos. Digamos apenas que essa não é uma opinião popular. O negócio é o seguinte: se você estiver usando chinelos na piscina ou na praia, tudo bem. Mas chinelos não permitem a movimentação do dedão, que faz com que o pé empurre o chão. Então o corpo compensa isso enrijecendo demais a fáscia plantar (o tecido que conecta o osso do calcanhar aos dedos) e o tornozelo, o que pode provocar dor em algum momento. Chinelos do modelo slide apresentam o mesmo problema. Certifique-se de usar sapatos que tenham suporte na parte de trás.

TRÊS CAMINHADAS

Como já comentamos, caminhar rápido apresenta recompensas em termos de queima de calorias e benefícios aeróbicos cardiovasculares. Achamos tudo isso ótimo. Mas o que vale é simplesmente caminhar, não importa se você prefere andar devagar ou correr pelo caminho escolhido. Aqui vão algumas formas de fazer isso.

1. Caminhada respirando pelo nariz

Esta opção permite que você treine sua tolerância ao CO_2 (veja a página 59) ao mesmo tempo que alcança sua meta diária de passos. Ela pode ter qualquer duração. Talvez você prefira fazer a parte da respiração apenas num trecho da caminhada, e não há problema algum nisso. Apenas tente ir evoluindo até aguentar mantê-la durante todo o exercício.

Ao começar a caminhar, respirando apenas pelo nariz, inspire pelo máximo de tempo e o mais lentamente possível por cerca de 10 segundos. Depois prenda o ar o máximo que conseguir e continue caminhando, então expire devagar pelo nariz. Repita a cada 1 a 2 minutos, de acordo com sua tolerância.

2. Caminhadas triplas diárias

Mesmo que você seja uma pessoa muito ocupada, ainda conseguirá encontrar 10 minutos livres. Em vez de tentar fazer uma longa caminhada todos os dias, divida-a em partes: caminhe 10 minutos após cada refeição.

3. Caminhada descalço

Depois das décadas de 1960 e 1970, quando os hippies vagavam pela Terra, caminhar descalço saiu de moda, mas estamos torcendo para esse hábito ser redescoberto. Andar sem sapatos oferece aos pés muitos estímulos sensoriais, os fortalece e ajuda você a evitar os problemas que os calçados podem causar nos tendões calcâneos, nos arcos e em outras estruturas nos pés. Caso seja seguro – isto é, se você puder andar por um espaço livre de cacos de vidro e outros detritos cortantes –, recomendamos fazer uma caminhada descalço uma vez por semana ou pelo menos dar duas voltas no quarteirão. Se for inviável, passe o máximo de tempo possível descalço em casa e no seu quintal. Talvez você possa até escolher um dia para fazer isso – os sábados descalços.

TRABALHO EXTRA: *RUCKING*

O estudo da evolução do corpo humano moderno está sempre avançando. Ainda assim, antropólogos têm quase certeza de que passamos a andar eretos porque era energicamente mais eficiente caçar comida assim do que de quatro. O fato de chimpanzés gastarem 75% mais energia para caminhar em uma esteira do que seres humanos também é um ponto a favor dessa teoria.

Outra teoria diz que nos tornamos bípedes para conseguirmos carregar coisas. Em outras palavras, poderíamos dizer que fomos feitos para nos mover *e* para levar coisas de um lugar para outro. Carregar é uma característica humana e isso, além de ter melhorado a nossa vida – ao sermos capazes de carregar alimentos, ferramentas e até pessoas, se necessário –, também ofereceu um jeito de colocarmos carga em nossa coluna e em nossos pés com segurança. Talvez, ao pensar em "carga", sua mente automaticamente imagine alguém na academia fazendo rosca bíceps com um haltere. Mas carga significa apenas acrescentar peso, qualquer peso, em uma parte do corpo para fortalecê-la, e não exige um treino formal de resistência.

Com isso em mente, queremos lhe apresentar ao *rucking*. Caso você nunca tenha ouvido falar nessa prática, *rucking* é carregar peso em uma mochila enquanto se caminha (o nome vem de um termo militar para mochila em inglês, "rucksack"), e é um jeito elegante e eficiente de aumentar o impacto dos seus passos diários. Para algumas pessoas, o *rucking* se tornou o substituto das corridas. Pelo que observamos, aos 20 e poucos anos, todo mundo consegue correr sem dificuldade. Mas, ao chegar aos 40, você passa a ter apenas um amigo capaz de correr mais de 8 quilômetros e continuar se sentindo bem. Os demais têm lesões ou não gostam mais de correr. É aí que vemos muita gente adotando o *rucking* como um exercício de baixo impacto e efeitos equivalentes.

De certa forma, talvez você já pratique o *rucking*. Usar uma mochila e carregar uma mala ou uma bolsa grande são formas de *rucking*. (Já que tocamos no assunto, recomendamos mochilas ou bolsas do tipo carteiro para uso funcional, já que elas distribuem a carga de forma equilibrada pelo corpo. Troque o lado em que carrega bolsas de alça com frequência para conseguir o mesmo efeito.) A forma mais fácil de acrescentar o efeito do *rucking* a atividades físicas é guardar em uma mochila alguns objetos comuns – por exemplo, latas, livros ou um saco de farinha –, colocá-la nas costas e sair para sua caminhada de sempre. Também é possível fazer isso sem a mochila. Joe de Sena, fundador da Spartan Race, uma competição com obstáculos, é conhecido por carregar um peso *kettlebell* de 20 quilos aonde quer que vá. Nós dois às vezes carregamos um saco de areia de 15 quilos durante caminhadas, e sempre optamos por carregar coisas quando temos a oportunidade. Por exemplo, quando viajamos, preferimos usar bolsas esportivas em vez de malas de rodinhas, para termos que carregar nossa própria bagagem. (Nós soubemos que tínhamos tomado a decisão certa quando chegamos à Tailândia e vimos os outros viajantes lutando para puxar as malas de rodinha pela praia.) Um dos grandes entusiastas da atividade é Jason McCarthy, que foi membro das Forças Especiais do Exército dos Estados Unidos e administra com a esposa uma empresa que vende mochilas especialmente criadas para a prática. Ele costuma definir bem o *rucking*: "É um treino de força e cárdio em um só. É cárdio para quem detesta correr, e treino de força para quem detesta musculação."

Nove estratégias para caminhar mais

- Caminhe enquanto fala. Use ligações pessoais ou até profissionais como uma oportunidade para caminhar, seja do lado de fora, pela casa ou dentro do escritório.
- Comunique-se em pessoa. No trabalho, vá até seu colega antes de ligar ou mandar uma mensagem para ele.
- Passeie com seu cachorro! Se você não tiver um, talvez isto o inspire a ter: um estudo do Reino Unido concluiu que pessoas que têm cachorro caminham 22 minutos a mais do que pessoas que não têm. Ou pegue o cachorro do vizinho emprestado – são raros os cães que não gostam de um passeio extra.

- Leve seu filho para a escola a pé. Se for seguro, não existe forma melhor de alcançar sua meta de passos ao mesmo tempo que faz uma atividade saudável com seu filho (veja "Caminhadas, comunidade e menos solidão" na página 121).
- Use a escada. Tudo bem, você já ouviu essa antes, mas seríamos omissos se não avisássemos que usar a escada é mais uma forma de alcançar a meta de passos sem precisar sair para uma caminhada formal. Todo degrau conta.
- Faça compras pessoalmente. Durante a pandemia, muitas pessoas se acostumaram a pedir entregas de supermercados e de praticamente tudo o mais. Mas se você for passear pelos corredores, vai se mexer mais do que se deixasse seus dedos resolverem tudo pelo computador.
- Estacione longe do seu destino ou desembarque do transporte público antes da sua parada. Nenhuma regra diz que você precisa saltar na porta; isso é apenas algo com que nos acostumamos. Quebre esse hábito. Talvez você não consiga fazer todo o caminho a pé, mas isso não significa que não possa andar um pouco.
- Use o tempo de espera para caminhar. Se você levar alguém ao médico ou ao dentista, não fique à toa na sala de espera. Aproveite para dar uma volta. Da mesma forma, se estiver no torneio de vôlei do seu filho e surgir um momento livre (quase sempre surge), dê algumas voltas pela quadra. Se você precisar esperar por uma mesa em um restaurante, aproveite para caminhar pelo quarteirão e informe o número do seu celular para que o atendente ligue quando sua mesa estiver livre (muitos restaurantes já fazem isso hoje em dia).
- Caminhe pela casa. Já ouvimos falar de pessoas que, motivadas por dias de mau tempo ou pela baixa qualidade do ar, montaram pistas de obstáculos em casa só para conseguir dar mais passos. Realmente, você não acumulará quilômetros, mas é melhor do que nada. Ou cogite comprar uma esteira. Al Roker, o meteorologista do programa *The Today Show*, jurou que caminharia mais após receber o diagnóstico de câncer de próstata. Para fugir do clima frio de Nova York (e quem melhor do que um meteorologista para saber os dias em que é melhor ficar em casa?), começou a andar sem sair do lugar – uma ótima ideia.

SINAL VITAL **5**

PROTEJA SEU PESCOÇO E SEUS OMBROS PENSANDO NO FUTURO

AVALIAÇÃO
PARTE 1: Teste de Levantar os Braços na Inspeção de Segurança do Aeroporto
PARTE 2: Teste de Rotação dos Ombros

PRÁTICA FÍSICA
Mobilizações para flexão dos ombros, região dorsal superior e manguito rotador

---

Sabe o scanner corporal da inspeção de segurança do aeroporto, que já mencionamos no Sinal Vital 3? Vamos voltar lá para ver o que mais podemos aprender sobre o corpo. Desta vez, estamos interessados na parte superior do corpo, especificamente no pescoço e nos ombros.

Em muitas ocasiões, quando observamos as pessoas passando pelos agentes no aeroporto, notamos que elas contorcem o pescoço e outras partes do corpo apenas para erguer os braços por aqueles poucos segundos. O corpo delas está solucionando o problema – talvez estendendo demais o pescoço ou arqueando as costas de um jeito pouco natural –, mas mesmo assim essas pessoas continuam tendo muita dificuldade para levantar os braços, que dirá para mantê-los nessa posição por muito tempo. E isso é sinal de que está faltando algo – nesse caso, amplitude total de movimento nos ombros.

Os ombros e as partes do corpo que ficam perto deles – o pescoço e a coluna torácica (também conhecida como dorsal) – não costumam ser alvo de muitas preocupações até começarem a doer ou você se dar conta de que não é capaz de realizar um movimento que acreditava conseguir, como jogar uma bola para o cachorro, pegar uma criança no colo e colocá-la sobre os ombros, nadar em estilo livre, guardar a roupa de cama numa prateleira alta, colocar uma mala no bagageiro do avião e, sim, levantar os braços para a inspeção do aeroporto. Se você não conseguir executar esses movimentos básicos, provavelmente não conseguirá praticar novas atividades em que precise se esticar ou levantar os braços. Digamos que você queira experimentar natação, musculação ou um treino na barra fixa; talvez seja difícil. Digamos que queira pintar seu quarto. Até mesmo pintar um quadro, dependendo da técnica usada, pode ser quase impossível se não conseguirmos manter os braços erguidos por algum tempo. Na pior das hipóteses (mas não fora do campo das possibilidades), à medida que você envelhecer, até ações como vestir um suéter por cima da cabeça ou lavar o cabelo causarão desconforto por causa da limitadíssima amplitude de movimento dos seus ombros. Por outro lado, quando os ombros fazem o movimento de que precisam para se manterem flexíveis, conseguimos fazer exercícios na barra fixa ou pintar as paredes de casa até dizer chega.

Talvez você tenha notado que todas essas atividades que acabamos de mencionar não são rotineiras. Não precisamos mais arremessar lanças, carregar objetos acima da cabeça nem escalar árvores, como faziam nossos ancestrais. A menos que você tenha o hábito de nadar ou pratique outras atividades que demandem levantar os braços (como aquele exercício chamado desenvolvimento, por exemplo), os ombros da maioria das pessoas não recebem qualquer estímulo. Existe um motivo para a postura do cachorro olhando para baixo ser uma das principais do sistema milenar do yoga. É bem antiga a noção de que precisamos levantar os braços e movimentar os ombros; caso contrário, eles estarão sujeitos apenas a ficar encurvados por causa da quantidade de tempo que passamos sentados.

O pescoço também não é muito estimulado. Pense em quanto tempo você fica olhando direto para a frente, para a tela do computador ou da televisão. Se seu carro tiver uma câmera traseira, você nem precisa mais olhar para trás antes de dar marcha à ré. Talvez você incline o pescoço para baixo e fique com as costas encurvadas para poder ficar olhando para o celular ou o laptop. Pelo menos o pescoço se mexe um pouco quando olhamos para baixo. Mas, como tudo na vida, o exagero tem consequências (isso tem até nome: "síndrome do pescoço tecnológico"). Apesar disso, poucas pessoas viram a cabeça o suficiente – e, quando o fazem, sentem dor.

As dores no pescoço podem ter muitas causas. As más posturas decorrentes do uso da tecnologia são uma delas. O pescoço pode doer por você estar respirando de forma ineficiente, por estar preocupado com as chances do seu filho entrar na faculdade e ter passado a noite inteira trincando os dentes ou por seu cônjuge ser um chato de galocha e você acabar respirando pelo pescoço (veja a página 68). Mas a disfunção dos ombros costuma influenciar ou piorar a dor no pescoço. Como já mencionamos, tudo está conectado – o corpo é um sistema de peças que se encaixam –, e o pescoço e os ombros constituem um conjunto. Assim, quando alguém nos procura com dores no pescoço, automaticamente avaliamos sua amplitude de movimento dos ombros. Isso tanto pode ser a potencial causa do desconforto quanto a solução do problema.

O corpo está sempre mudando, e sua amplitude de movimento é uma entidade viva, real. Tenha um bebê e veja como as coisas mudam (e depois voltam a ser como eram). Corra uma maratona, depois pegue um voo noturno de volta para casa e veja como sua amplitude de movimento diminui. Passe dois anos exaustivos fazendo uma pós-graduação e, no fim, constate: "Nossa, tenho um corpo diferente agora." Se você consegue entender essas mudanças, é capaz de entender como é possível restaurar o movimento normal de partes do corpo que passaram muito tempo ignoradas. E isso inclui os ombros.

Nós sabemos muito bem que os ombros e o pescoço são complexos e que muitas questões diferentes podem afligi-los. Há pessoas que se especializam na reabilitação de ombros no nível olímpico, assim como especialistas que se concentram apenas nos problemas enfrentados por jogadores de beisebol profissionais. Com a idade, condições como lesões no manguito rotador e ombro congelado começam a surgir – na China e no Japão, esse tipo de "grude" nas articulações do ombro é chamado de "ombro de 50 anos" –, mas não vamos tratar dessas limitações aqui. Em vez disso este Sinal Vital pretende apresentar o funcionamento básico da região do ombro, para que, com movimentos simples, você possa ter acesso a todas as posições que o ombro é capaz de alcançar. Esses movimentos podem ajudar a evitar lesões e dores nos ombros, mas não necessariamente são uma cura. Aqui, nosso objetivo não é fazer você pensar no que seus ombros não conseguem fazer, mas no que *deveriam* fazer. Isso afetará toda a região, inclusive o pescoço, e fará o corpo funcionar melhor, além de ajudar você a evitar problemas no pescoço e nos ombros como um todo.

POR QUE VOCÊ ESTÁ FAZENDO ISTO

Esta é uma mensagem de utilidade pública para você – vinda da Alemanha. Alguns anos atrás, a rede de farmácias DocMorris fez uma propaganda que resume perfeitamente nossa filosofia.

Ela começa com um senhor mais velho levantando da cama antes do nascer do sol e olhando com tristeza para fotos de família. Ainda de pijama e robe, ele vai cambaleando até um cômodo, onde encontra um antigo haltere. O homem mal consegue levantá-lo. Dia após dia, ele acorda cedo e pratica levantar o peso, ignorando o vizinho fofoqueiro que está nitidamente preocupado com sua empreitada. Aos poucos, ele vai conseguindo levantar o peso cada vez mais alto. Conforme o comercial se aproxima do fim, o senhor se arruma, embrulha um presente e vai de carro até a casa da filha para a festa de Natal. Sua netinha abre o presente: é uma grande estrela brilhante para a árvore de Natal. Então ele pega a menina no colo e a levanta bem alto para que ela consiga colocar o enfeite no topo da árvore. A frase que encerra a cena diz: "Para que você possa fazer as coisas que importam na vida." Nós choramos, é claro.

Vivemos em um mundo em que é fácil perder de vista os motivos para nos mantermos em forma. Para ficarmos mais bonitos? Para satisfazer nossas tendências competitivas? Não há nada de errado com nenhum desses incentivos. Mas, no fundo, não existe motivo melhor do que nos mantermos fortes e saudáveis por nós mesmos e por aqueles que amamos e que nos amam. Lembre-se disso nos dias em que acordar sem vontade de trabalhar na rotação do seu ombro ou fazer uma caminhada; talvez isso o ajude a levantar da cama.

Avaliação – Parte 1: Teste de Levantar os Braços na Inspeção de Segurança do Aeroporto; Parte 2: Teste de Rotação dos Ombros

As avaliações neste capítulo foram criadas para analisar dois elementos específicos da mobilidade dos ombros. O primeiro teste avalia a flexão dos ombros. Ou seja, se você precisar levantar os braços acima da cabeça e movê-los para trás sem flexionar os cotovelos, até onde eles conseguem ir? Você consegue se aproximar do limite da amplitude de movimento? O segundo avalia a rotação externa (para fora) dos ombros. Mais uma vez, você consegue girar os ombros para fora até o limite da amplitude?

À primeira vista, talvez você ache que essas são apenas avaliações da sua flexibilidade natural. Mas lembre-se: queremos determinar a sua capacidade de acessar parâmetros de referência das amplitudes de movimento, NÃO a sua capacidade de executar movimentos de super-heróis ginastas. Nos dois testes, o objetivo é observar qual é a sua amplitude atual, assim como determinar quanto você consegue aproveitá-la.

PARTE 1: TESTE DE LEVANTAR OS BRAÇOS NA INSPEÇÃO DE SEGURANÇA DO AEROPORTO

Batizamos este teste em homenagem ao lugar mais revelador (e público) para observar a mobilidade dos ombros das pessoas. O teste é um pouco mais complexo do que simplesmente erguer os braços acima da cabeça, mas é bem objetivo.

PREPARO

O equipamento ideal para fazer o teste é um pedaço de cano de PVC com cerca de 60 centímetros de comprimento. Caso você não tenha um, pode usar um cabo de vassoura ou qualquer outro objeto cilíndrico leve. Caso não tenha nada disso, use um pano de prato ou uma toalha enrolados como um tubo, ou faça o teste sem segurar nada.

O TESTE

Deite de bruços no chão com os braços estendidos à frente da cabeça, segurando o cano de PVC. Aponte os polegares para o teto e posicione o cano na curva entre o polegar e o indicador. Mantendo a testa e a barriga em contato com o chão, os braços paralelos e os polegares para cima, eleve os braços o máximo possível. Mantenha a posição e inspire e expire cinco vezes. Evite prender a respiração ou dobrar os cotovelos.

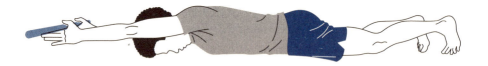

O QUE SIGNIFICA SEU RESULTADO

Como você se sentiu? Só de fazer o teste você já pode ter uma noção de quanta tensão carrega nos ombros.

Não conseguiu erguer os braços — Você está muito abaixo do nível de mobilidade desejado, talvez porque raramente tenha a oportunidade de levantar os braços acima da cabeça. A boa notícia é que as práticas físicas devem ajudá-lo a melhorar rápido caso sejam feitas diariamente.

Conseguiu erguer os braços do chão, mas não mantê-los erguidos ou fazer isso enquanto respira — Permita que esse pequeno nível de movimento seja a sua motivação – ainda há muito a conquistar se você se esforçar para isso.

Ergueu os braços 2 a 5 centímetros do chão — Esse é um sinal de que você é capaz de acessar a posição, mas ainda não a domina. Se estiver um pouco cansado, talvez você não consiga mantê-la por muito tempo. A prática física vai ajudá-lo a melhorar não apenas a amplitude de movimento como também sua resistência.

Ergueu os braços mais de 5 centímetros do chão – Incrível. Falta de flexão nos ombros não é o seu problema. Talvez você não precise fazer o apoio na parede (página 148) todos os dias, mas a prática ainda deve fazer parte do seu repertório para ajudá-lo a conservar essa flexão.

QUANDO REFAZER O TESTE?

Uma vez por semana.

PARTE 2: TESTE DE ROTAÇÃO DOS OMBROS

Ao contrário do teste anterior, este não pode ser medido em centímetros; ele requer uma interpretação mais subjetiva. Ao colocar os braços no chão, você deve avaliar com que força é capaz de pressioná-los para baixo. Não se abale com a palavra "força" se a última vez que você levantou um peso foi na aula de educação física da escola e não se considera muito forte. O teste não avalia força, mas busca estimar se a rotação que você tem no momento lhe permite gerar potência. A maioria dos seres humanos nasce com a força necessária para realizar atividades diárias, mas ela não é determinada apenas pela musculatura. A forma como as articulações permitem o movimento do corpo também faz diferença (um bíceps, por mais imenso que seja, não se mexe sozinho). Assim, você precisa de potência mesmo que ache que não – é apenas uma questão de grau. É por isso que todo mundo, desde pessoas que trabalham em escritórios até atletas profissionais, precisa prestar atenção na mobilidade. Aqui, especificamente, ter um manguito rotador mais funcional se traduz em MUITO mais eficiência, estabilidade e resistência do ombro.

PREPARO

Este teste não requer equipamento algum, apenas um espaço livre no chão. Tire o relógio ou qualquer joia dos punhos.

O TESTE

Deite de costas, dobre os joelhos e apoie a sola dos pés no chão. Estenda os braços para os lados e dobre os cotovelos em um ângulo de 90 graus, com as palmas para cima. Agora, girando os ombros para trás nas concavidades das articulações (é um movimento sutil), veja com que força você consegue pressionar a parte de trás dos punhos e o dorso das mãos contra o chão. Continue empurrando enquanto inspira e expira cinco vezes. Evite prender a respiração.

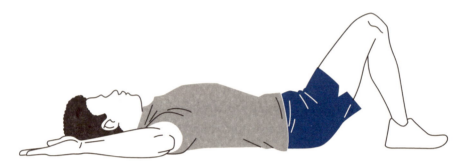

O manguito rotador de cada ombro deve ser capaz de girar completamente e com potência.

O QUE SIGNIFICA SEU RESULTADO

Este teste não tem pontuação. Apenas avalie quanta força você conseguiu gerar, para poder compará-la com seu desempenho após as mobilizações.

QUANDO REFAZER O TESTE?

Sugerimos refazer o Teste de Rotação dos Ombros imediatamente após a primeira vez que você fizer a mobilização do manguito rotador, porque ela causa um impacto significativo na rotação. Depois, passe uma semana seguindo a prática física antes de refazer o teste. Repita-o após mais uma semana. Após esse período, refaça-o quando sentir necessidade, para avaliar se houve alguma melhora.

O polvo e o grande C

Você sabe onde ficam os ombros. Você sabe que eles são largos em algumas pessoas, caídos em outras e que, na década de 1980, foram alvo de uma moda (infeliz, segundo certas opiniões) chamada ombreiras. Mas você sabe como os ombros funcionam? Esse conhecimento o ajudará a entender por que eles são tão importantes em relação ao restante do corpo.

Os ombros consistem principalmente em ossos grandes, mais ou menos triangulares, que ficam na parte superior das costas e se prendem às clavículas. Esses ossos, chamados escápulas, têm uma concavidade do lado em que o topo do braço (uma estrutura arredondada conhecida como cabeça do úmero) se encaixa.

O manguito rotador também faz parte dessa estrutura e consiste numa teia de músculos e tecidos conjuntivos que oferece apoio e permite a movimentação do braço e dos ombros. Agora, imagine o seguinte: o manguito rotador é como um polvo que deu de cara com uma concha. A concha é a escápula. E, de dentro da escápula, o polvo manguito rotador estende seus "tentáculos" para direcionar, guiar, posicionar, organizar, estabilizar e girar o úmero. É assim que os seus braços são capazes de fazer tudo que fazem.

Um dos problemas da postura moderna é que, em razão das longas horas que passamos diante do computador, nossos ombros se curvam para a frente e a parte superior das nossas costas fica arredondada. Nós nos tornamos organismos em formato de C. Isso prejudica a relação polvo--concha, porque a concha é puxada para a frente, atrapalhando o trabalho do polvo manguito rotador. De repente, os braços do polvo não conseguem mais se agarrar ao úmero de forma estável. Alguns dos tentáculos ficam esticados demais, outros ficam comprimidos. Quando você levanta os braços (ou faz qualquer outro movimento com eles), essa configuração prejudica seu funcionamento. Para entender o que estamos falando, curve os ombros para a frente e levante um braço. Depois fique na postura em que consegue respirar melhor (isso com certeza significa desfazer o C) e torne a levantar o braço. Sentiu a diferença? Fora da posição em C, o polvo manguito rotador trabalha melhor.

A posição em C não é apenas uma maldição do trabalho moderno. Às vezes, precisamos entrar nela para praticar alguns esportes, embora isso seja desnecessário na maioria das vezes. Você não deve, por exemplo, ficar com a coluna curvada durante um treino de força com remadas. Na água, remadores com boa técnica mantêm a postura ereta não apenas porque isso permite gerar mais força mas também para evitar lesões. Já vimos remadores com as costelas fraturadas porque, ao se curvarem para dentro, sua musculatura puxou os ossos em demasia. Então, independentemente do que você fizer ao longo do dia, tente evitar ao máximo a postura em C.

(Apenas como um adendo, existe um velho ditado em inglês que diz: "As mãos são inteligentes." Isso significa que, mesmo que você acabe com o manguito rotador mais restrito e a pior amplitude de movimento nos ombros, mal conseguindo levantar os braços, a natureza não permitirá que passe fome. Seus instintos de sobrevivência assumirão o comando e você passará a se alimentar levando o rosto até as mãos. A destreza fantástica das mãos e dos antebraços é capaz de esconder boa parte da pouca amplitude de movimento dos ombros. Embora uma amplitude ruim dos ombros possa ser uma das principais causas de condições conhecidas como cotovelo de tenista e golfista, ela passa despercebida por muito tempo porque as mãos e os antebraços compensam o problema. Também observamos esse tipo de compensação em um reality show de culinária, em que uma das juradas se inclina para a frente sempre que vai provar um bolo. Suspeitamos que ela tenha problemas nos ombros!)

A história do ombro não para por aí. As escápulas também se ligam ao trapézio. Esse músculo se divide em três porções – superior, média e inferior – e se estende da base da cabeça/topo do pescoço, passando pelas escápulas, até metade das costas. E se prende às clavículas. Entre outras coisas, ele nos ajuda a dar de ombros e a mover a cabeça de um lado para o outro. Se você girar suas escápulas para a frente, encurvando os ombros na chamada "protração", o trapézio fica muito ocupado tentando segurar seu pescoço. Se você continuar fazendo isso por tempo demais, os músculos ficam sobrecarregados. Aqui, outra parte da arquitetura da região dos ombros é afetada, criando um desequilíbrio e forçando uma estrutura a trabalhar mais do que deveria. Não é surpresa quando começamos a detectar sinais de alerta, como tensão, desconforto e dor nos ombros e no pescoço. Também começamos a observar alguma perda na funcionalidade.

Então, agora que o pescoço entrou em cena, há outras coisas a serem levadas em consideração. A primeira é a cabeça. Quando o corpo está bem organizado e a cabeça está perfeitamente equilibrada sobre o pescoço, ela não parece pesar nada. Para isso, nós temos força suficiente. Até bebês conseguem manter a cabeça erguida a partir de certo momento. Mas digamos que você passe o tempo todo olhando para baixo, para a tela do celular, ou que seu corpo fique curvado na postura em C, obrigando sua cabeça a se projetar para a frente. A cada 2,5 centímetros projetada para a frente, sua cabeça acrescenta uma carga de quase 5 quilos ao pescoço. Em resposta, o trapézio e outros músculos e tecidos conjuntivos ao redor dos ombros e da cervical começam a enrijecer, porque o corpo passa a ter mais facilidade para segurar a cabeça nessa postura rígida, travada. Ele, em toda a sua sabedoria, faz o que precisa para solucionar um problema técnico, mas isso causa repercussões de natureza funcional. Se você tentar olhar por cima do ombro com a cabeça projetada para a frente, verá que não consegue ver muito longe.

DE BRAÇOS PARA O AR: UMA HISTÓRIA PESSOAL

No começo de 2019, eu, Juliet, ergui os braços acima da cabeça e considerei isso uma das minhas maiores conquistas físicas – ao lado de vencer o campeonato mundial de rafting e dar à luz minhas filhas. O motivo para isso ter sido tão importante foi que, cerca de um mês antes, eu havia passado por uma cirurgia de reconstrução das mamas; duas semanas antes disso, eu tinha passado por uma mastectomia dupla. Seis semanas após a última cirurgia, consegui levantar tanto meus braços que fui capaz até de fazer flexões na barra fixa (comecei só me pendurando primeiro). Nunca fui tão grata pela amplitude de movimento dos meus ombros.

Fui diagnosticada com câncer de mama em estágio 1A no finzinho de 2018. Eu já tinha encontrado alguns caroços benignos, então meu médico acompanhava a saúde dos meus seios havia 10 anos. Aquele problema específico foi descoberto em um exame de rotina. Meu câncer tinha muitas chances de cura e exigia cirurgia, mas não quimioterapia ou radioterapia. Nesse sentido, tive sorte. Mas, assim como todo mundo que já teve câncer, fiquei me perguntando: *Por quê?* Eu tinha feito um monte de testes genéticos que mostravam que eu não havia herdado o risco de contrair a doença. Muita gente acha que apenas os genes BRCA aumentam sua predisposição a ter câncer de mama, mas na verdade cerca de 110 genes podem contribuir com o risco da doença. Eu havia feito testes para avaliar minha predisposição genética a outros tipos de câncer, e esses também deram resultado negativo. Então como tive câncer de mama? Talvez por fatores ambientais, mas nunca saberei ao certo.

Decidi fazer a mastectomia dupla e uma reconstrução por causa do histórico esquisito das minhas mamas e das chances de o câncer voltar. Foi decidido que, por eu estar em forma e ser saudável, poderia fazer as duas cirurgias em datas próximas. Fiz a mastectomia em uma segunda-feira e voltei duas semanas depois para a reconstrução. A cirurgia já evoluiu desde então. Uma amiga teve câncer de mama alguns anos depois e fez as duas de uma vez. Mas não importa como isso aconteça; continuam sendo duas operações importantes, física e emocionalmente difíceis.

Um dos efeitos colaterais de passar pelas duas cirurgias em tão pouco tempo é a perda potencial de parte da mobilidade, especialmente nos braços. Passa a ser muito difícil erguê-los acima da cabeça. Tenho outra amiga que também passou por uma mastectomia e uma reconstrução e, nove meses depois, ainda não conseguia erguer os braços. Eu estava determinada a não deixar que fosse assim comigo. (Minha amiga conseguiu recuperar a mobilidade com o tempo, mas precisou se esforçar muito.) Apesar de não se tratar de uma questão de mobilidade dos ombros, mas dos músculos da parede torácica (peitorais, etc.) e tecidos conjuntivos, acho que ter uma boa mobilidade nos ombros ajudou meu retorno à normalidade. Fiquei impressionada com a quantidade de pessoas que me disseram depois: "Nossa, você se recuperou tão rápido. Mas você é diferente. Não é como eu. Se eu passasse por essas cirurgias, não me recuperaria com a mesma rapidez." Mas a questão é que eu *não* sou diferente. Não sou especial nem biônica (afinal de contas, tive câncer). Meu corpo não tem qualquer habilidade de recuperação diferente. Sou um ser humano mortal, assim como minhas amigas. Sim, eu estava em boa forma e me concentrei em dormir o máximo possível e aumentar minha ingestão de proteínas para compensar o enfraquecimento dos músculos causado pela cirurgia (veja a página 180). Mas nada disso é um superpoder; são apenas coisas básicas.

Eu diria que se houve algo de diferente na minha recuperação da cirurgia, foi a minha decisão de voltar a me mover imediatamente. Esse é o segredo da resiliência física. Quarenta e oito horas após entrar na faca, eu estava na bicicleta ergométrica (sem apoiar as mãos). Caminhei todos os dias. Minhas pernas funcionavam, então por que não pedalar e andar? Também comecei a usar a respiração para melhorar a organização do meu corpo. Então, assim que fui liberada pelo médico – após seis semanas –, comecei a levantar pesos muito leves e a lentamente erguer os braços. Não fiz tudo isso porque sou maníaca por exercícios nem porque tive medo de engordar. Mas porque sabia, pelo nosso trabalho, que o movimento aumenta o fluxo sanguíneo, e o fluxo sanguíneo acelera a recuperação. Ficar parada serviria apenas para atrofiar minha amplitude de movimento. Pensando nisso, continuei me mexendo, me mexendo, me mexendo.

É compreensível que os médicos recomendem aos pacientes que tomem cuidado após uma cirurgia, mas isso pode deixar as pessoas tão inibidas e cautelosas que acabam passando os três meses seguintes completamente imóveis, perdendo mobilidade. Pela minha experiência, o ideal é receber do médico permissão para avaliar como você está se sentindo à medida que volta a se mover. Se eu percebesse que havia algo "estranho", pararia o que estava fazendo na mesma hora. Fui devagar e prestei atenção no meu corpo.

O ideal é nunca ter câncer. Mas, levando em consideração que 40% de nós receberá esse temido diagnóstico em algum momento – e/ou terá alguma questão de saúde inesperada ao longo da vida –, quanto mais resistente for o corpo, mais fácil será superar o problema. No meu caso, acabou sendo apenas um contratempo, não um evento catastrófico. Eu tive sorte, mas, durante a recuperação, também fiz minha parte.

Como solucionar o dilema ombros-pescoço

Como acontece em muitas dificuldades que o corpo encontra, respirar é essencial para decifrar o problema ombros-pescoço. Se você consegue ficar em uma posição que permita uma boa respiração, seu corpo está organizado de forma a prevenir que músculos e articulações sejam inibidos, e a permitir a funcionalidade máxima. Você deve lembrar que falamos sobre "organização" no Sinal Vital 2. Preferimos esse termo a "postura", que costuma remeter a uma ideia equivocada de porte militar excessivamente retesado e muito flexionado e estendido em algumas áreas.

Na verdade, é impossível praticar alguns esportes e realizar certas tarefas com uma "postura perfeita". "Organizado", por outro lado, significa manter o corpo em uma posição que permita uma respiração profunda e completa, e alcançar o limite de sua amplitude de movimento natural. Queremos restaurar esse limite da amplitude – esse é o objetivo de todas as mobilizações neste livro, inclusive as dos ombros e do pescoço –, mas também reconhecemos que cada pessoa se sente melhor em determinadas posições. A postura perfeita não existe.

Assim, sabemos que a postura em C com a região dorsal curvada não contribui para a boa respiração nem para a mobilidade. Lembre-se da diferença entre erguer o braço na postura em C e fazê-lo com o corpo mais ereto. A postura em C gera o que chamamos de "inibição posicional" – que não indica que você seja fraco, mas apenas que o posicionamento do seu corpo impede movimentos eficazes e fortes, funcionando *como se* você fosse fraco. Quando o corpo estiver organizado de forma equilibrada, você terá boa mobilidade nos ombros e braços e, portanto, menos estresse no pescoço. Será transformador.

A postura em C também tem outros aspectos nocivos que devem ser mencionados. A integridade funcional da região que compreende ombros, pescoço e coluna torácica depende de três sistemas. O primeiro são as estruturas ósseas, como as escápulas, a coluna vertebral e suas articulações, que oferecem a estrutura geral do corpo. O segundo é o sistema muscular, que inclui não apenas os principais músculos responsáveis pelo movimento, que costumam ser o foco no mundo da boa forma – peitorais, bíceps, tríceps, trapézios –, mas também pequenos músculos entre as vértebras que contribuem para a estabilidade da coluna e para a nossa percepção do posicionamento do corpo. O terceiro sistema são os tecidos conjuntivos, como a fáscia, que, ao envolver e segurar músculos e órgãos no lugar, auxilia os nossos movimentos. Quando você passa muito tempo curvado em C, acaba "se pendurando" nesses sistemas e, em consequência, eles ficam comprometidos. É como ficar puxando um suéter. Se você fizer isso com frequência e por muito tempo, ele vai acabar se deformando e perdendo a elasticidade. Ele ainda vai conseguir cumprir sua função – continuará aquecendo seu corpo –, mas talvez não tão bem quanto faria caso mantivesse o formato original.

Se você ficar constantemente se pendurando nos sistemas estruturais e funcionais da parte superior das costas, eles vão se adaptar. O C se tornará sua posição padrão e, como resultado, seu corpo acabará perdendo a capacidade de fazer todas as coisas que você pode considerar interessantes na vida. É por isso que você deveria se preocupar. Se não sente dores, talvez ache que nada disso importa: "Contanto que eu não esteja sentindo dor, está tudo certo." Mas ser capaz de se mover com destreza tem valor por si só. Você passará a vida inteira se mexendo; então faça isso da maneira correta.

Mas existe um porém: sabemos que às vezes é impossível manter o corpo em uma posição bem organizada durante a maior parte do dia.

Alguns empregos não permitem isso. É o caso de pilotos de caça, que ficam apertados em uma cabine minúscula, pressionados pela força G. É o caso da recepcionista cujo trabalho é passar oito horas sentada a uma mesa mal projetada. Nem sempre vamos estar na posição perfeita, e tudo bem. É para isso que serve a prática física neste capítulo. Se você não tiver a oportunidade de ficar naturalmente em posições saudáveis ao longo do dia, as mobilizações para o pescoço e os ombros o ajudarão a praticá-las. Sim, talvez você precise repeti-las com mais frequência do que alguém que não passa uma quantidade bizarra de horas curvado como um C. É mais difícil dar meia-volta depois de passar tanto tempo seguindo em uma direção. Mas a boa notícia é que é possível! Uma prática regular de mobilidade combate os efeitos de posições ruins, ajudando você a mover o corpo e a fazer isso com mais vigor.

E se você estiver sentindo dor – especificamente no pescoço? Quando algo dói, é sempre uma boa ideia ver o que está conectado à região que desejamos mudar. (Falaremos mais sobre o raciocínio acima-abaixo para entender o que causa dor na página 196.) Como já mencionamos, o pescoço e os ombros são uma dupla, e muitas evidências indicam que se concentrar em mobilizações para os ombros pode ajudar a aliviar dores no pescoço.

Em 2008, pesquisadores dinamarqueses montaram um estudo com 94 mulheres que sentiam dores no pescoço. (Aliás, 79% delas passavam boa parte do dia usando um teclado.) No artigo que publicaram, os pesquisadores observaram que um protocolo de exercícios de treinamento de força para o pescoço e os ombros reduziu em 75% as dores das mulheres. Pelo menos essa foi a forma como os pesquisadores se referiram aos exercícios. Só que na verdade, ao ler o estudo com atenção, fica claro que se tratava de exercícios de isometria para os *ombros*. Isso mostra que os ombros são a chave para um pescoço sem dores *e* que a melhor forma de aliviar dores nessa região é a isometria para fortalecimento – e não os alongamentos a que a maioria das pessoas recorre para tentar resolver desconfortos nessa área. Um dos motivos para os músculos se tornarem enrijecidos e perderem mobilidade é que se evitarmos movimentar uma região por muito tempo (se nunca mexermos a cabeça de um lado para o outro, por exemplo), o cérebro pisa no freio quando tentamos fazer esse movimento. Ele não confia que teremos a amplitude necessária. A isometria é uma ótima forma de lembrar ao cérebro que podemos nos mover de determinadas formas, e isso pode ajudar a restaurar a função natural da região.

Também é possível melhorar a mobilidade dos ombros ao aumentar a rotação dos braços. A maioria das pessoas consegue girar os braços para a frente com facilidade, mas nem tanto para trás (rotação externa). E, no entanto, manter os braços levemente girados para trás é uma boa posição de descanso, que estimula a organização da parte superior do corpo e fornece mais força aos braços. Nós treinamos a rotação externa dos ombros de uma atleta olímpica de *bobsleigh* medalhista de ouro, e isso a ajudou a se conectar com mais firmeza ao trenó, aumentando sua velocidade. É claro que a maioria de nós não vai andar de trenó a 145 quilômetros por hora, mas ter mais força nos braços pode ajudar em inúmeras situações – desde empurrar um carrinho de compras até levantar do chão após uma queda.

As mobilizações vão ajudá-lo a melhorar sua rotação externa, mas isso também é algo que você pode praticar todo dia apenas lembrando-se de girar os braços levemente para trás no ponto em que eles se encontram com os ombros. Caso esteja carregando um cesto de roupas para lavar, imagine se você quisesse partir o cesto ao meio. O mesmo vale para os momentos em que estiver empurrando um carrinho de compras ou de bebê. Essa ação cria a rotação externa dos ombros. Você sabe que está fazendo do jeito certo quando os músculos peitorais ficam retos e as palmas das mãos se voltam ligeiramente para a frente.

Já que estamos falando de rotação externa, queremos dirigir uma palavrinha aos praticantes de yoga. Se você é um deles, é provável que coloque seus ombros e seu pescoço em posições benéficas com frequência. Há muitas posturas com os braços erguidos, e a do cachorro olhando para baixo é ótima para levar os ombros ao limite da amplitude de flexão. O guerreiro II faz você virar a cabeça para o lado. Então o yoga pode ajudar muito na mobilidade dos ombros e do pescoço. No entanto, às vezes, para ajudar o aluno a alinhar a coluna, alguns professores costumam instruí-los a manter as escápulas para trás e para baixo. Mas, na verdade, elas precisam se mover em todas as direções. Uma abordagem melhor seria girar externamente os braços nas articulações, do jeito que descrevemos anteriormente. São nuances sutis que podem fazer muita diferença na organização do corpo e, portanto, na sua capacidade de se mover bem.

Prática física: Mobilizações para flexão dos ombros, região dorsal superior e manguito rotador

Já que nosso estilo de vida moderno acaba com a mobilidade, a maioria das pessoas não coloca o corpo em posições fundamentais que ele está preparado para fazer. Isso, como já vimos ao longo deste capítulo, é especialmente válido quando se trata da região dos ombros. Estas mobilizações foram projetadas para fazer com que as articulações e os músculos se movam como talvez não o façam em dias normais. Os equipamentos sugeridos – uma bola, no caso destas mobilizações – apenas ajudam a facilitar o movimento.

Apesar de desejarmos que você pratique estas mobilizações sempre que possível, procure pensar em outras formas de mover a região dos ombros e do pescoço, especialmente se estiver sentindo tensão e enrijecimento. Esse é um sinal de que você precisa de mais movimento. Assim, quando for seguro, estique-se para pegar as coisas em vez de usar uma escada. Rode os braços esticados feito uma hélice ao levantar da cama pela manhã, para ajudar a acordar. Enquanto permanecer sentado no trabalho, gire os ombros para trás. Se você tiver uma câmera de ré no carro, dê uma folga a esse dispositivo e se vire para olhar para trás enquanto manobra (nós fazíamos isso antes de essas câmeras existirem; podemos voltar a fazer). E, ao sair para as suas caminhadas, vire a cabeça para os dois lados para olhar ao redor. Isso não apenas aliviará seus músculos do trapézio como tornará a caminhada mil vezes mais agradável.

Apoio na parede
Esta mobilização pode ser feita com o auxílio de uma bancada ou na postura do cachorro olhando para baixo.

Pare a alguns centímetros de distância da parede. Dobre o corpo a partir da cintura e, com as costas retas, posicione a palma das mãos na parede. Mantenha a cabeça entre os braços, gire os ombros para fora (tente rotacio-

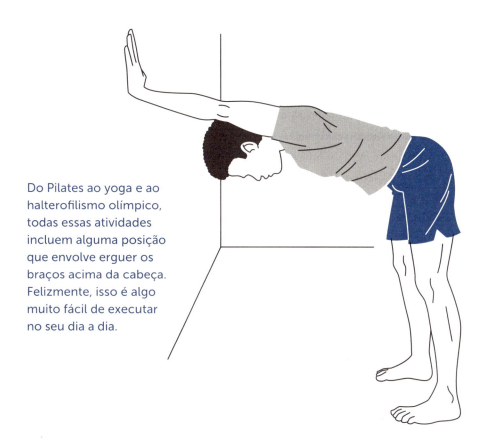

Do Pilates ao yoga e ao halterofilismo olímpico, todas essas atividades incluem alguma posição que envolve erguer os braços acima da cabeça. Felizmente, isso é algo muito fácil de executar no seu dia a dia.

nar os braços como se quisesse apontar a dobra do cotovelo para o céu) e se apoie na parede. Mantenha a posição por 10 respirações profundas. Tente pensar em expandir bem as costas e as costelas enquanto respira.

Mobilização das vértebras torácicas 2

Nesta mobilização, você usará a bola para mobilizar as vértebras e os tecidos moles na parte superior das costas. Ela também permite que seus braços permaneçam por algum tempo acima da cabeça, o que é muito importante para a saúde dos ombros.

Deite no chão de barriga para cima, com os joelhos dobrados. Posicione a bola no lado direito, na base da nuca, bem acima da escápula. Levante o braço direito acima da cabeça e, com o dedão apontado para baixo, desça a mão até o chão. Mantenha o cotovelo perto da cabeça. Eleve e abaixe o braço em uma velocidade confortável, sempre respirando, 10 vezes. Agora, role um pouco a bola de modo que ela desça levemente pelas costas, ficando mais ou menos no meio da escápula. Eleve e abaixe o braço 10 vezes de novo. Por fim, role a bola mais uma vez, agora até a parte de baixo da escápula. Eleve e abaixe o braço 10 vezes de novo. Troque de lado. Para criar uma mobilização mais intensa, faça o exercício com o bumbum elevado do chão, numa posição de elevação pélvica.

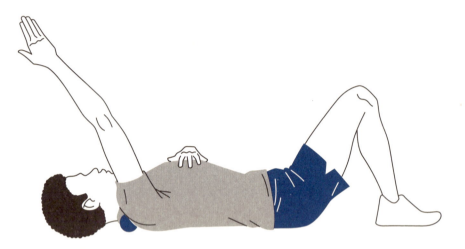

Levar o braço acima da cabeça enquanto mobiliza os tecidos da parte superior das costas amplia o alcance da mobilização.

Mobilização do manguito rotador

O efeito deste exercício na rotação dos ombros é impressionante. Sugerimos que você refaça o Teste de Rotação dos Ombros após experimentá-lo, só para ver quão drásticos são seus efeitos. Não é preciso refazer o teste toda vez, mas conferir os efeitos após sua primeira experiência com esta mobilização mostrará que seus esforços estão valendo a pena.

Deite no chão de barriga para cima, com os joelhos dobrados. Posicione uma bola no ponto em que o ombro direito encontra o braço. Vire levemente para o lado direito, de modo que a bola fique encaixada no manguito rotador (mas não embaixo do braço). Estenda o braço direito para o lado com o cotovelo dobrado em um ângulo de 90 graus e o antebraço perpendicular ao chão. Nessa posição, inspire e expire devagar enquanto contrai e relaxa os músculos apoiados na bola. Repita 10 vezes.

Depois alterne, movendo o antebraço para a frente e para trás o máximo que conseguir, mantendo o cotovelo apoiado no chão. Repita 10 vezes. Troque de lado.

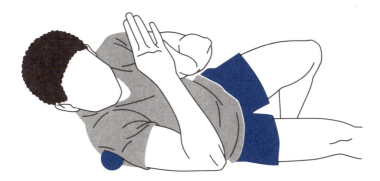

Uma bola atrás do ombro mobiliza os tecidos que importam, mas também aumenta sua consciência dessa região.

JOGA O BUMBUM PARA O ALTO: O JEITO CERTO DE FAZER UMA FLEXÃO

Se nós lhe entregássemos uma caixa grande, você a seguraria com os ombros para a frente e os braços estendidos ou com os braços recolhidos e a caixa perto do corpo? Simule as duas posições e veja qual lhe parece melhor. Manter os braços perto do corpo é a resposta mais provável, porque estendê-los aumenta o esforço. Então por que tantas pessoas fazem flexões – um dos melhores exercícios possíveis para os ombros e para fortalecer todo o corpo – com os braços afastados para os lados? Isso é ineficiente e igualmente difícil. Achamos que existe uma forma melhor.

Deite de bruços no chão, estenda os braços à frente e rapidamente traga-os de volta à lateral do corpo, posicionando-os como se você fosse levantar do chão com a ajuda da palma das mãos. (Alô, praticantes de yoga, essa também é a forma correta de fazer a chaturanga.) A partir desse ponto, contraia o bumbum e empurre o corpo para longe do chão, entrando na posição de prancha (o corpo reto, pairando sobre o chão, apoiando-se nas mãos e nos dedos dos pés). Respire, depois baixe o corpo até chegar a poucos centímetros do chão. Repita. Enquanto faz as flexões, imagine que suas mãos estão apoiadas em pratos e que você está tentando girar esses pratos, "movendo" a mão direita no sentido horário e a esquerda no anti-horário. Isso ajudará a manter uma boa rotação dos ombros e a estabilidade durante o exercício.

Talvez você precise elevar primeiro o peito e se esforçar um pouco para chegar à posição de prancha, mas tudo bem. Adoramos flexões no estilo minhoca! É assim que ensinamos crianças a fazê-las, e não conhecemos uma única pessoa que não consiga fazer pelo menos uma começando no chão e se remexendo ao elevar o corpo. Com o tempo, você ganhará força e se remexerá cada vez menos, e finalmente conseguirá subir e descer com suavidade. Caso você esteja começando a fazer flexões, essa é uma forma muito melhor de ganhar força do que apoiando os joelhos no chão. É difícil ver alguém progredir para flexões normais começando assim; além disso, esse método pode causar problemas na amplitude de movimento dos ombros. Faça a minhoca! Essa técnica não apenas ajuda a fazer flexões melhores como também ajuda a ativar os glúteos, estimula a extensão da coluna e mantém a extensão dos ombros.

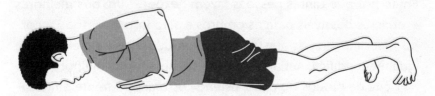

Antebraços na vertical permitem um movimento
dos ombros melhor e mais poderoso.

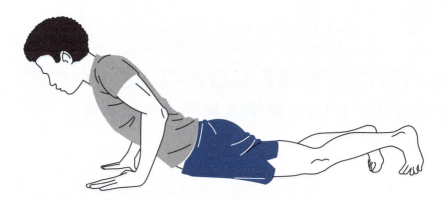

A minhoca é um movimento fantástico que permite uma ótima tonificação da coluna, e todo mundo consegue fazer!

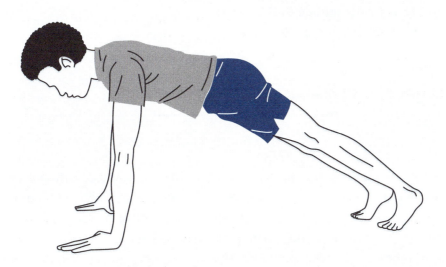

A temida prancha. Você consegue respirar?

SINAL VITAL **6**

ALIMENTE-SE COMO SE VOCÊ FOSSE VIVER PARA SEMPRE

AVALIAÇÃO
PARTE 1: Contagem de 800 Gramas
PARTE 2: Contagem de Proteínas

PRÁTICA FÍSICA
Desafio dos 800 Gramas; Aumento de Proteína

A comida significa muitas coisas para nós. Mas deixando de lado por um instante sua associação com conforto, cultura e prazer, o alimento, no seu sentido mais básico, oferece os elementos constitutivos do corpo e o combustível que o mantém funcionando. Isso não é novidade – as pessoas dizem que somos o que comemos desde 1826, quando o grande especialista em culinária Jean Anthelme Brillat-Savarin escreveu: "Diga-me o que comes, e eu te direi quem és." Mas o que talvez seja novidade é que o que comemos afeta a maneira de nos movermos. Seria impossível desenvolver um programa eficaz para melhorar a resistência e restaurar a mobilidade sem abordar a alimentação. De fato, seguindo a linha de pensamento de Brillat-Savarin, você se move do jeito que se alimenta.

A ingestão diária de nutrientes afeta todos os componentes que permitem o nosso movimento, inclusive músculos, tendões, ligamentos e outros tecidos, assim como cartilagens e ossos. Ela também influencia o nível de inflamação do corpo, e isso pode afetar o modo como você se move. Caso não esteja se alimentando do jeito certo, a pessoa pode até demorar mais para se recuperar de lesões e cirurgias – algo que Kelly, como fisioterapeuta, já viu acontecer várias vezes.

Em uma situação especialmente marcante no seu primeiro ano de trabalho, ele tratava um cliente que tinha passado por um transplante de menisco, um procedimento que envolve substituir a cartilagem amortecedora ao redor do joelho. O paciente chegou com o joelho inchado e inflamado muito tempo depois do prazo em que já deveria ter se recuperado.

– Por que seu joelho está tão zangado? – perguntou Kelly, sem entender o que estava acontecendo. Então a ficha caiu. – O que você comeu no café da manhã?

– Uma caixa de cereal – respondeu o paciente.

O cara tinha gastado uma fortuna na cirurgia e continuava comendo feito um adolescente que não estava nem aí para nada! O que ele considerava "café da manhã" era, na realidade, uma bomba de açúcar, com baixo teor de proteínas e micronutrientes. Sua alimentação não oferecia os elementos de que ele precisava para se recuperar, e isso era evidente. Mais uma vez, você é o que come.

Tecidos desnutridos não apenas se comportam de forma diferente como alguns massagistas relatam que até chegam a ser diferentes ao toque. Um terapeuta sensível sabe quando um cliente vive à base de alimentos ultraprocessados – seu corpo fica tomado pela inflamação, assim como por outros problemas perceptíveis. Tecidos desidratados e desnutridos não se comportam do mesmo jeito que tecidos hidratados e bem nutridos. Você já se olhou no espelho ao acordar depois de uma noite comendo pizza e bebendo cerveja com os amigos? Sua pele pode parecer mais envelhecida do que no dia anterior! O resumo da ópera é que, não importa o que estamos construindo – seja um corpo humano, seja uma casa –, sempre chegamos a melhores resultados quando usamos a melhor matéria-prima disponível.

A verdade é que podemos sobreviver à base de praticamente qualquer coisa, e às vezes precisamos mesmo fazer isso (veja as avaliações adicionais na página 166). Mas nosso corpo funciona mais ou menos como o fogareiro para camping que Kelly comprou na época da faculdade. Ele escolheu uma marca cara justamente porque era um aparelho multicombustível. Funcionava com querosene, gás e até gasolina. Em uma viagem, ele pensou: "Ah, você funciona com gasolina? Vamos ver como é." Assim que ele e os amigos começaram a cozinhar usando esse combustível, uma fumaça preta foi se espalhando, cobrindo as panelas e entupindo a bomba do fogareiro. Eles limparam a bomba, cozinharam por mais alguns minutos, e a mesma coisa voltou a acontecer. Moral da história: o fato de você *poder* usar qualquer tipo de combustível não significa que deve fazer isso. O resultado não necessariamente será bom.

Nossa abordagem em relação à alimentação leva em conta apenas combustíveis bons – nutrientes de qualidade. Não somos exigentes quanto à configuração desses nutrientes. Por exemplo, não somos contra nem a favor de dietas como paleolítica, Atkins, mediterrânea, Whole30, cetogênica ou qualquer outra. Não faz diferença se você é vegano, vegetariano ou onívoro. Conhecemos pessoas que tiveram sucesso com todas elas; dietas diferentes definitivamente funcionam para pessoas diferentes. Além da máxima abrangente "Não baseie sua dieta em alimentos ruins e ultraprocessados", nos interessamos basicamente por apenas duas coisas: proteínas e micronutrientes. Na nossa experiência, quando nos concentramos nesses dois elementos, tudo o mais – inclusive o controle de calorias e a adoção de hábitos alimentares mais saudáveis – se encaixa.

Além disso, eles também fazem parte do que a Dra. Cate Shanahan chama de Quatro Pilares da Cozinha Mundial (ou, no sentido mais geral, os Quatro Pilares da Alimentação Humana). Em seu livro *Deep Nutrition: Why Your Genes Need Traditional Food* [Nutrição profunda: por que seus genes precisam de comida tradicional], Shanahan explica que quase todas as culturas do mundo consomem alimentos nutricionalmente equivalentes. Eles podem parecer diferentes – o picles de nabo de uma é o kimchi da outra; um país come lámen de porco, e outro, canja de galinha –, mas têm aspectos em comum que não se devem ao acaso. Como seres humanos, somos construídos para nos desenvolver ingerindo alimentos que nossos ancestrais sabiamente descobriram, aprenderam a preparar e passaram adiante por meio de tradições culturais. Nosso DNA sabe o que faz! A pesquisa de Shanahan a levou a determinar estes quatro elementos compartilhados da alimentação humana ideal: carne no osso; alimentos fermentados e brotos; miúdos e outras vísceras; plantas e produtos animais frescos e não processados. Mesmo que você não se interesse em seguir as recomendações específicas de Shanahan – sabemos que miúdos, por exemplo, não são do gosto de todo mundo –, ainda assim pode aproveitar os princípios básicos dos seus Quatro Pilares: o corpo precisa de proteína e alimentos não processados, o que inclui frutas, legumes e verduras, nossas maiores fontes de micronutrientes.

Os testes e práticas físicas para este Sinal Vital foram projetados para tornar a alimentação simples. Eles não oferecem uma solução rápida nem foram pensados para transformar você em um modelo do Instagram com abdômen tanquinho. São apenas estratégias nutricionais para manter um corpo robusto e saudável, não importa que tipo de corpo a natureza lhe deu. E, mais uma vez, a ideia é simplificar. O mundo ao nosso redor não para de criar soluções complexas para coisas que deveriam ser agradavelmente descomplicadas. Energéticos com efeito de cinco horas? Doces cetogênicos? Mas que diabo é isso? E você já deu uma olhada nos suplementos vendidos hoje em dia? De fato, suplementos podem ser úteis em determinadas circunstâncias, e tomar um multivitamínico todos os dias pode ser uma boa forma de se resguardar. Mas nada substitui comida de verdade.

Isso ficou mais do que óbvio para nós quando trouxemos nossa filha mais nova do hospital para casa. Ela passara três semanas na UTI neonatal após o parto e, quando recebeu alta, os médicos receitaram algumas vitaminas. As vitaminas tinham um gosto horrível (claro que não íamos lhe dar nada sem provar antes!), e não queríamos submeter nossa bebê a algo assim. Além do mais, a essa altura, ela já estava mamando muito bem no peito – em outras palavras, já tinha a alimentação perfeita –, então parecia que estava recebendo todos os nutrientes necessários.

– Por que ela precisa tomar isso? – perguntamos.

– Porque as mulheres em São Francisco não pegam sol, então não produzem vitamina D suficiente – nos disseram. (O corpo fabrica vitamina D ao ser exposto ao sol.)

Ah, por que não disseram antes? Havia uma solução simples: era agosto, uma época bem nublada em São Francisco, mas estávamos passando uma temporada no ensolarado condado de Marin. Então protegemos a cabeça da nossa recém-nascida e deixamos seu corpinho pegar sol durante 5 minutos por dia. Juliet também passava curtos períodos de tempo ao ar livre, para produzir uma quantidade adequada de vitamina D (só precisamos de

10 a 30 minutos de exposição solar algumas vezes por semana). Nossa filha se tornou uma bebê forte e saudável tomando apenas leite materno (hoje, enquanto escrevemos isto, ela tem 13 anos e mede 1,75 metro). O problema foi resolvido sem precisarmos de nenhuma solução complexa e artificial.

Aqui vai outro exemplo em que uma solução simples acabou se mostrando a melhor. Por um tempinho no começo dos anos 2000, virou moda entre os atletas profissionais se hidratar através de um acesso intravenoso. Diziam que essa era uma forma "mágica" de reequilibrar os líquidos do corpo após os treinos. Bom, no fim das contas, quando pessoas se hidratam diretamente pela veia, elas continuam com sede, porque o cérebro não detecta a hidratação. Beber água hidrata da mesma forma *e* elimina a sede. Mais uma vez, o antídoto complicado não apenas exigia mais esforço como também não era superior.

Não estamos contando essas histórias para enaltecer as virtudes do leite materno ou da água, mas para defender uma volta ao básico. Todos os ingredientes de que você precisa para a sua alimentação estão disponíveis em um mercado comum. Basta começar daí. Se você adora cozinhar, escolha alimentos simples e faça a festa. O mesmo vale se você adora comer fora; apenas tenha em mente nossas recomendações sobre proteínas e micronutrientes ao fazer seu pedido. Caso você esteja treinando para uma maratona, coma mais carboidratos. Se quiser perder peso, diminua um pouco a quantidade de calorias. Não precisa ser nada muito complicado, e as recompensas serão evidentes.

Vejamos as vantagens de ingerir uma quantidade adequada de proteínas. As proteínas têm um papel decisivo no desenvolvimento e na manutenção dos músculos, e manter a musculatura é fundamental para o bom funcionamento do corpo. As proteínas também colaboram para a manutenção de outras partes do corpo, como todos os tecidos conjuntivos e a mucosa do intestino delgado. Algo que aprendemos ao conversar com pessoas sobre a alimentação delas é que pouca gente sabe que passamos a precisar de cada vez mais proteínas à medida que envelhecemos. Aos poucos, mas bem cedo, o corpo pode começar a perder massa muscular. Essa perda começa aos 30 e poucos anos e continua aumentando em uma ordem de 3% a 5% por década, dependendo da sua constituição genética, do seu nível de atividade física e da sua ingestão de proteínas. Porque, apesar de muitos fatores influenciarem a perda muscular associada ao envelhecimento, uma delas é o declínio da capacidade do corpo de transformar as proteínas da alimentação em músculos. Então imagine as consequências de já não ingerir proteínas suficientes, para começo de conversa. Por isso falamos tanto sobre a importância de manter as pequenas fábricas produtoras de músculos do nosso corpo bem abastecidas. Ao garantir uma ingestão adequada de proteínas ao longo dos anos, é possível diminuir o ritmo dessa inevitável parte da condição humana.

Os micronutrientes, o outro aspecto da alimentação que consideramos prioridade, também têm um papel fundamental na saúde do movimento. Micronutrientes são vitaminas e minerais essenciais para o bem-estar. Em alimentos de origem vegetal, eles costumam vir acompanhados de fitonutrientes – compostos como flavonoides, ácidos fenólicos, isoflavonas, curcumina, isotiocianatos e carotenoides, que comprovadamente oferecem benefícios à saúde. (Macronutrientes são os figurões – gordura, carboidratos e proteínas.) Esses elementos pequenos porém poderosos auxiliam no crescimento e no desenvolvimento de células, na função imunológica, na produção de energia, na condução nervosa, na contração muscular e em centenas de outros processos que fazem com que o corpo funcione sem percalços. Não podemos viver sem eles, mas podemos sobreviver com quantidades mínimas. Mas quem quer apenas sobreviver?

É suficiente absorver a quantidade exata de vitamina C necessária para não ter escorbuto? Ou você prefere consumi-la na quantidade ideal para ajudar o corpo a reparar tecidos com rapidez (inclusive a pele, razão pela qual a vitamina C costuma ser incluída na composição de produtos dermatológicos)? Você quer absorver a quantidade exata de vitamina D necessária para não ter raquitismo (adicionada ao leite nos Estados Unidos desde os anos 1930, quando essa doença se proliferava entre crianças pobres)? Ou prefere ter a quantidade ideal para prevenir a osteoporose? O mesmo vale para todos os micronutrientes. Não se contente com o mínimo. Se você quer ter o poder de combater doenças, assegurar o máximo de mobilidade e levar uma vida *melhor* no geral, precisa ingerir muitos e muitos micronutrientes.

Antes de passarmos para os testes, queremos dizer mais uma coisa sobre nossa filosofia nutricional: comer de forma saudável é uma questão de fazer concessões. A comida deve ser uma fonte de prazer. Você não quer ser a pessoa que não pode ir a lugar nenhum e perder toda a camaradagem que cerca a alimentação porque a sua alimentação é restrita demais. No outro lado do espectro, você não quer ser a pessoa que não liga a mínima para o que come. O objetivo é alcançar um meio-termo. Encontre esse ponto de equilíbrio.

Avaliação – Parte 1: Contagem de 800 Gramas; Parte 2: Contagem de Proteínas

Os dois testes para este Sinal Vital verificam se você se alimenta de acordo com suas necessidades de proteínas e micronutrientes. Em geral, não gostamos de pesar nem medir os alimentos de forma alguma, mas vale a pena fazer isso em certos momentos para avaliar se a impressão que temos sobre nossa dieta faz jus à realidade. Porque não importa se você acha que está consumindo mais ou menos do que o necessário ou que come a quantidade certa, as coisas nem sempre são o que parecem. Uma das nossas clientes, que sempre achou que se alimentasse de forma saudável, tomou um balde de água fria quando, ao se preparar para uma artroplastia no joelho, lhe pedimos que fizesse uma avaliação de micronutrientes. No fim das contas, a quantidade de alimentos ricos em micronutrientes que ela ingeria por dia totalizava uma média de apenas 100 gramas, bem abaixo dos 800 gramas de que precisamos. Ela ficou chocada.

E este é um bom momento para reconhecer que pesar alimentos é um modo de algumas pessoas exercerem controle sobre a própria vida. Nosso objetivo não é esse, e se você já enfrentou algum transtorno alimentar ou já usou restrições alimentares para se punir em algum momento da vida, simplesmente pule estes testes. A perfeição não é nosso objetivo aqui. Assim como todos os testes neste livro, o principal propósito dessas contagens de alimentos ricos em micronutrientes e proteínas é compreender algo que você pode estar ignorando ou, assim como nossa amiga da artroplastia, apenas calculando mal. Pesando ou não os alimentos, talvez você já consiga entender se precisa reavaliar sua alimentação ou fazer algumas modificações saudáveis só de dar uma olhada nos testes.

PARTE 1: CONTAGEM DE 800 GRAMAS

EC Synkowski, mestre em ciências, especialista em nutrição e nutricionista licenciada, trabalha como coach em Maryland e nos presta consultoria há mais de uma década. Ao longo desse tempo, ela vem estudando o problema da confusão nutricional: por que há tantas recomendações por aí? Como resumir tudo isso e entender o que é mais importante? EC acabou tendo uma ideia simples mas brilhante. Em vez de nos preocuparmos em ingerir quantidades suficientes de cada vitamina, mineral, antioxidante, fitonutriente – um campo minado de recomendações que não são fáceis de desvendar –, ela se baseou em pesquisas para criar um ponto de referência simples, que otimiza todas as regras alimentares e as transforma em um único desafio fácil de cumprir: coma 800 gramas (por peso) de frutas, legumes e verduras por dia.

É isso. Podem ser frescos, cozidos, congelados ou enlatados em água, portanto há inúmeras opções. Como você pesa a comida, não precisa se preocupar com porções, grupos ou pirâmides alimentares, nem com quaisquer outras orientações confusas para comer de forma saudável. E, depois de um tempo, torna-se tão fácil analisar visualmente a quantidade ideal de frutas e legumes que podemos dispensar a balança. A beleza do Desafio dos 800 Gramas de EC (usamos este nome porque o adaptamos para este livro, mas tecnicamente ele se chama #800gChallenge®) é que se trata de *acrescentar* elementos à dieta. Todos os dias nos recomendam tirar alguma coisa da nossa alimentação, então uma abordagem assim é revigorante.

Essas são as informações básicas de que você precisa agora para fazer a avaliação. Adiante neste capítulo falaremos mais sobre como EC chegou a esse número, e daremos algumas dicas fáceis para alcançá-lo.

PREPARO

A melhor forma de contar sua ingestão de frutas, verduras e legumes com precisão é usando uma balança de cozinha. Elas costumam ter um preço razoável (e podem ser úteis quando você quiser seguir uma receita que liste os ingredientes por peso, uma forma mais precisa de medição do que as medidas de xícaras e colheres). No entanto, não precisa se descabelar caso não tenha uma. Em média, 800 gramas de ingredientes vegetais crus equivalem a cerca de 6 xícaras (e 1 xícara equivale ao volume de um punho fechado para a maioria dos vegetais). Um alerta: por terem muito volume e pouco peso, calcule folhas cruas, como espinafre, couve, repolho e acelga, contando como apenas uma parte de algo como brócolis (por exemplo, 5 xícaras de espinafre = 1 xícara de brócolis).

Escolha um dia comum para monitorar sua alimentação. Provavelmente será mais fácil realizar o teste em um dia em que você não coma fora nem peça comida. Se, no entanto, você come fora ou pede comida diariamente, coloque uma refeição de restaurante habitual nos seus cálculos. Apenas entenda o que seria o equivalente a uma xícara e faça uma estimativa da quantidade de frutas, legumes e verduras no seu prato.

O TESTE

Começando pela primeira coisa que você colocar na boca pela manhã e terminando com a última que comer à noite, anote cada grama de frutas, legumes e verduras que consumir ao longo do dia, de preferência pesando-os em uma balança. Some o total para encontrar sua pontuação.

Como seria de esperar, a Contagem de 800 Gramas tem algumas regras. Por exemplo, batatas fritas não contam porque são fritas. Mas você provavelmente já desconfiava disso. Aqui vão as regras.

CONTA	NÃO CONTA
Frutas, legumes e verduras crus (mesmo com molho)	Frutas, legumes e verduras secas, como uva-passa, tâmara, ervilha seca
Frutas, legumes e verduras cozidos, congelados (sem a adição prévia de molhos ou temperos extras) ou enlatados (em água)	Leites vegetais
Frutas, legumes e verduras acrescentados em receitas como vitaminas, molhos e sopas (pese antes de adicioná-los ou faça as contas avaliando a receita e dividindo o peso das hortaliças pela quantidade de porções)	Sucos
Tofu	Gelatinas e geleias

CONTA	NÃO CONTA
Feijões	Vegetais fritos, como batatas fritas e tempurá (a desvantagem das frituras neutraliza a vantagem dos vegetais)
Molho de tomate sem adição de óleo ou açúcar	Cereais
Frutas, legumes e verduras que costumam ficar fora das listas de alimentos nutritivos: batata, milho, edamame fresco, ervilha, abacate	Todos os tipos de farinha (inclusive de amêndoa e de grão-de-bico)
Picles e verduras e legumes fermentados, como kimchi	Macarrão e outras massas feitas de legumes
Azeitonas	Castanhas e sementes
Compotas de frutas (como a de maçã) feitas sem adição de açúcar	Pipoca

O QUE SIGNIFICA SEU RESULTADO

Sua pontuação é o total de gramas que você comeu no dia.

Não há muito que analisar aqui. Ou você come 800 gramas de frutas, legumes e verduras por dia ou não come. Se estiver comendo 800 gramas ou mais, ótimo. Você alcançou a quantidade necessária e, contanto que também não esteja se enchendo de alimentos ultraprocessados que anulam as vantagens dos vegetais, pode continuar assim. Caso não esteja alcançando 800 gramas, vá aumentando a quantidade até atingir esse total. Neste capítulo, daremos algumas ideias sobre como fazer isso.

QUANDO REFAZER O TESTE?

Pese sua comida todos os dias até sentir que tem uma boa noção da quantidade que equivale a 800 gramas.

PARTE 2: CONTAGEM DE PROTEÍNAS

Praticamente todo mundo inclui proteínas na alimentação, mas, de acordo com a nossa estimativa, muita gente ainda as consome menos do que deveria. Precisamos esclarecer desde já que existem opiniões diferentes sobre qual é a quantidade diária adequada de proteínas. Nossa recomendação – entre 1,5 e 2,2 gramas de proteínas por quilo de peso corporal – é quase um meio-termo entre a recomendação conservadora do Departamento de Agricultura dos Estados Unidos (cerca de 0,9 grama para cada quilo de peso corporal) e a do cara da sua academia que fica incentivando você a se encher de shakes de proteína igual a ele. Isto é, nossa recomendação é uma quantidade maior do que a sugerida à população americana, mas é segura, muito razoável e baseada em estudos que indicam que as diretrizes do governo podem estar desatualizadas. (Veja a página 175 para saber mais sobre nossa recomendação de consumo de proteína.)

A proteína, é claro, é o macronutriente presente em grandes quantidades na carne vermelha, em aves e frutos do mar – e em menor quantidade nos laticínios. Os grãos, principalmente os integrais, também contêm proteínas, assim como castanhas, sementes, feijões, leguminosas (como lentilha, amendoim, soja, ervilha) e alguns legumes e verduras. Nesta avaliação, pedimos que você some a quantidade de proteína de todas as fontes. Se consumir proteína em pó (veja "Proteína em pó – sim ou não?" na página 181), acrescente-a ao total também.

PREPARO

Você precisará de um sistema para medir a quantidade de proteínas e uma forma (calculadora, lápis e papel) de somar a quantidade presente em alimentos diferentes. Avaliar nossa ingestão diária de proteína é um pouco mais trabalhoso do que somar o peso de frutas, legumes e verduras. Apesar de podermos pesar parte das fontes puras de proteína – é fácil, por exemplo, colocar uma coxa de frango ou um pedaço de filé na balança da cozinha e acrescentar o valor na sua conta, já que praticamente todo o peso desses alimentos consiste em proteína –, outras fontes podem exigir alguma pesquisa. Por exemplo, seu cereal matinal pode conter proteína, então você precisará verificar as informações nutricionais na caixa para saber a quantidade. Até legumes e verduras contêm um pouco de proteína (uma xícara de brócolis tem 2 gramas) e também é preciso levar em consideração pratos que contêm mais de uma fonte de proteína. Além das embalagens dos alimentos, você também pode recorrer à internet para ajudar nos cálculos. Vários sites (como myfooddata.com, em inglês) e aplicativos oferecem informações nutricionais.

Também é possível usar alguns macetes para ajudar na conta. Uma porção de peixe, frango ou carne do tamanho da palma da sua mão tem cerca de 23 gramas. Meia xícara de feijão e leguminosas equivale ao tamanho de um punho fechado, e feijões e lentilhas têm entre 15 e 17 gramas de proteína por xícara.

Assim como o teste anterior, escolha um dia habitual para monitorar sua alimentação, seja em restaurantes, com refeições caseiras ou uma mistura das duas coisas. Seja sincero consigo mesmo e prefira um dia que reflita sua vida real.

O TESTE

Começando pela primeira coisa que você colocar na boca pela manhã e terminando com a última que comer à noite, anote cada grama de proteína que consumir ao longo do dia. Isso inclui todos os tipos de proteínas, vegetarianas ou não, e também os suplementos, caso os utilize. Some o total para encontrar sua pontuação.

O QUE SIGNIFICA SEU RESULTADO

Baseie sua pontuação na seguinte fórmula: entre 1,5 e 2,2 gramas de proteína por dia para cada quilo de peso corporal. Caso você permaneça imóvel ao longo de boa parte do dia, não tem problema consumir o valor menor. Caso faça atividades físicas moderadas (isto é, caminhadas, bicicleta ergométrica por meia hora ou o equivalente algumas vezes na semana), deve ficar no meio-termo entre os dois valores. Mas se você for atleta, se estiver se preparando para uma cirurgia ou se recuperando dela, ou se tiver mais de 60 anos, o ideal é consumir o valor máximo.

Assim como com a Contagem de 800 Gramas, a pontuação aqui é fácil de compreender. Ou você consome a quantidade ideal de gramas por dia ou não, e seu objetivo deve ser alcançar esse valor. Vale a pena ir melhorando com o tempo, mas você precisa ser ambicioso e se esforçar ao máximo para alcançar a ingestão de proteínas ideal.

QUANDO REFAZER O TESTE?

Calcule a ingestão de proteínas todos os dias até sentir que tem uma boa noção do que equivale à sua necessidade diária.

AVALIAÇÕES ADICIONAIS: TESTE DO MILK-SHAKE; JEJUM DE 24 HORAS

Como já mencionamos várias vezes e de inúmeras formas, um dos objetivos deste livro é ajudar você a se conhecer melhor do ponto de vista fisiológico. Sua missão agora, caso escolha aceitá--la (estes testes são completamente opcionais), é ter um vislumbre de algo chamado "flexibilidade metabólica".

A flexibilidade metabólica é a capacidade que o corpo tem de se adaptar a mudanças na disponibilidade de fontes de energia, de se nutrir tanto com gordura quanto com carboidrato e proteína sem catabolizar, ou seja, sem perder massa magra, sem "se alimentar" dos próprios músculos. Na vida real, isso significa que se você tiver uma boa flexibilidade metabólica, é capaz de acordar pela manhã, não comer nada e ir se exercitar ou trabalhar sem "pifar" (ou seja, sem ficar completamente exausto, em geral por falta de combustível). Você também consegue lidar bem com alimentos com um teor exagerado de gordura e calorias (como um milk-shake, por exemplo) sem ficar enjoado nem ter diarreia.

Isso também é algo que muitos grandes atletas podem atestar. Como o lendário surfista de ondas gigantes Laird Hamilton gosta de dizer, se o único alimento disponível para você for um Big Mac e seu sistema digestivo tiver se tornado tão delicado que você não aguenta comê-lo, isso será um problema, porque os alimentos perfeitos nem sempre estão à mão, especialmente quando estamos na estrada. Se estiver trabalhando em equipe, como Laird ao usar jet skis para a prática de surfe *tow-in*, você pode correr algum risco se tiver a tendência de "pifar". O ultramaratonista Dean Karnazes se tornou célebre ao pedir uma pizza durante uma corrida de 320 quilômetros. Apesar de ele não fazer mais esse tipo de coisa – a revista *Sports Illustrated* relatou que sua geladeira parecia uma filial do Hortifruti e que o próprio Karnazes diz que se recupera melhor se ingerir pouco açúcar –, seu famoso reabastecimento ilustra bem as vantagens da flexibilidade metabólica. Não é que esses atletas ou nós estejamos defendendo que você consuma esse tipo de alimentos com frequência – pelo contrário. Escolha o melhor combustível sempre que possível. Mas também fomos projetados para sermos onívoros e, quando necessário, comer o que estiver disponível. O corpo não é tão sensível quanto imaginamos.

Em outras palavras, nós evoluímos para sobreviver em circunstâncias erráticas. Na Pré-história, em alguns dias havia um animal para o jantar, enquanto em outros havia apenas plantas ou mesmo absolutamente nada. O corpo humano precisava ser flexível e por isso conseguia produzir mais energia, ter menos desejos por alimentos específicos e continuar funcionando da melhor forma possível independentemente do tipo de combustível que recebia. Apesar de nossas circunstâncias terem mudado, esses aspectos da flexibilidade metabólica continuam sendo importantes, sobretudo quando levamos em consideração que a *falta de* flexibilidade metabólica é uma característica do diabetes.

Quando você tem flexibilidade metabólica, também sente menos necessidade de comer alguma coisinha o tempo todo ou de se reabastecer após fazer algo relativamente simples, como uma caminhada de duas horas, porque sua glicose permanece equilibrada. Atletas de resistência com certeza precisam ter um bom plano nutricional, e isso costuma incluir se reabastecer após um treino longo, mas mesmo alguns deles tomam suplementos como géis de carboidratos em excesso. Em resumo, a flexibilidade metabólica nos ajuda a não precisar de tantas calorias e ainda facilita o controle do nosso peso.

Mas como alcançá-la? As práticas físicas contidas neste capítulo – aumentar a ingestão de micronutrientes comendo 800 gramas de frutas, legumes e verduras por dia e monitorar o consumo de proteínas – promovem a flexibilidade metabólica ao rechear a base da sua dieta com alimentos integrais saudáveis, deixando menos espaço para as comidas cheias de açúcar e ultraprocessadas que fazem a glicose ficar subindo e descendo que nem uma montanha-russa. Fazer refeições regulares, em vez de comer o dia todo e/ou se encher de cafeína à tarde, também incentiva a flexibilidade metabólica.

Pronto para a avaliação? Aqui vão os dois testes. Mas, atenção: se tem histórico de transtorno alimentar, diabetes ou alguma outra condição de saúde que afete seu metabolismo, estas atividades são contraindicadas para você. Em caso de dúvida, procure sempre orientação médica.

1. Teste do milk-shake

Este teste é parecido com um exame que médicos costumam receitar aos pacientes, chamado "prova de tolerância à glicose oral". Os pacientes tomam um líquido açucarado, que eleva seu nível de açúcar no sangue (outra forma de se referir à glicose). Esse aumento avisa ao pâncreas que ele deve liberar o hormônio insulina para limpar a glicose do sangue ajudando-a a entrar nos músculos e em outras partes do corpo em que é usada para gerar energia. Isso diminui o nível de açúcar no sangue, que é exatamente o que queremos que aconteça, porque manter o nível elevado por muito tempo danifica os vasos sanguíneos e aumenta o risco de diabetes e outras doenças. Quando a glicose permanece alta, isso costuma ser um sinal de resistência à insulina, condição em que a ação desse hormônio fica diminuída. Assim o pâncreas acaba produzindo mais hormônio para compensar esse lapso, mas esse esforço pode se tornar inútil com o tempo, e a resistência à insulina se transforma em diabetes do tipo 2.

O teste do milk-shake não é um exame médico, mas apenas uma forma de avaliar se você é capaz de se encher de açúcar sem ficar indisposto ou passar por altos e baixos drásticos. Ele não foi projetado para identificar se você tem resistência à insulina. Mas, como o diabetes está infestando o planeta – especialmente os Estados Unidos, onde afeta 10% da população –, achamos que este teste pode ajudar a aumentar a sua percepção sobre sua resistência à insulina e a perceber se tem algum dos sintomas relacionados. Após tomar a bebida, você não deve ter dificuldade de concentração nem ficar nervoso ou mal-humorado – esses sinais indicam que o açúcar talvez não esteja saindo do seu sangue. Você poderá ter resultados mais precisos se usar um medidor de glicose, vendido em qualquer farmácia. De toda forma, caso suspeite de resistência à insulina, consulte um médico.

PREPARO
Escolhemos o milk-shake para o teste, mas qualquer bomba de açúcar parecida funciona. Um milk-shake de 500 ml de uma das franquias de fast-food mais famosas no Brasil tem 52 gramas de açúcar; se você quiser ir com tudo, o de 700 ml tem 74 (determinados sabores podem ter ainda mais). Faça o teste de estômago vazio, no mínimo 4 horas depois da última refeição, e se prepare para não comer de novo por mais 4 horas.

O TESTE
Simplesmente beba e observe como se sente durante as 4 horas seguintes.

O QUE SIGNIFICA SEU RESULTADO
Pergunte a si mesmo: Como fiquei depois do milk-shake? Caso você tenha se sentido irritado, enjoado, inquieto ou distraído, ou tenha tido diarreia, isso é sinal de que não é metabolicamente flexível. Se conseguiu seguir com seu dia sem incidentes, provavelmen-

te tem flexibilidade metabólica. Mas pode haver uma pista falsa aí. Se você já tem o hábito de ingerir milk-shakes e coisas semelhantes, talvez não sinta nenhum desses sintomas. O corpo se adapta, apesar de nem sempre ser da maneira que gostaríamos. Isso significa que seu estilo de vida é saudável? Não. E você tem certeza de que não está sentindo as repercussões? Talvez comer besteiras na verdade o faça se sentir muito mal, e você simplesmente aprendeu a conviver com isso. Agora é o momento de se reavaliar.

Esperamos que este pequeno experimento lhe dê uma noção de como seu corpo lida com a comida. Não importa se você teve ou não problemas com o milk-shake; certifique-se de seguir o Desafio dos 800 Gramas de frutas, legumes e verduras e de ingerir a quantidade necessária de proteínas. Isso garantirá sua flexibilidade metabólica agora ou em um futuro próximo. Se o milk-shake lhe causou incômodos, refaça o teste duas semanas após seguir a prática física do Sinal Vital 6. É provável que até lá as coisas já tenham melhorado.

2. Jejum de 24 horas

Ao longo da história humana, as pessoas sempre fizeram algum tipo de jejum voluntário, seja por tradições religiosas (Ramadã, Yom Kippur), como parte de uma disciplina espiritual (alguns hindus fazem jejum uma vez por semana) ou para perder peso (jejum intermitente – veja a página 191). Tendo em mente que em um mundo onde a insegurança alimentar permanece firme e forte é um privilégio poder fazer jejum para avaliar a própria saúde e se conhecer melhor, a ideia é que você tente ficar 24 horas sem comer com um objetivo explícito: avaliar a sua relação com a comida.

No passado, passar muito tempo sem comer fazia parte da experiência humana; isso está no nosso DNA, então todos deveríamos ser capazes disso. Se você não conseguir, tudo bem também.

Na nossa cultura, chegamos ao ponto em que não apenas nos tornamos muito criteriosos em relação à alimentação, restringindo tudo, de glúten a laticínios, como não podemos passar cinco horas sem comer. Como Michael Easter comenta em seu livro *A crise do conforto: Abrace o desconforto para recuperar o seu eu feliz, saudável e livre*, a maioria das pessoas raramente sai da sua zona de conforto de 22°C, carrega peso, se arrisca a sentir tédio, contempla a morte — ou permite que sua barriga ronque por um tempinho a mais. Perdemos essa flexibilidade. Há muita insistência na noção de que devemos fazer três refeições e dois lanches por dia, ou mesmo comer a cada três horas para "acelerar o metabolismo". Somos bombardeados por imagens de comidas e por comida de verdade — o doce na mesa do colega de trabalho, os lanches bonitos da loja de conveniência, os doces empilhados ao lado do caixa da cafeteria. Será que é alguma surpresa constatar que as pessoas costumam comer sem pensar, mesmo sem fome?

E estamos transmitindo esse estilo de vida aos nossos filhos. Também existe uma noção equivocada de que exercícios físicos exigem combustível constante. Veja bem, se a sua experiência pessoal é que você "pifa" se não comer, não vamos lhe dizer que faça jejum. Caso você apenas pratique o consumo preventivo, deveria tentar pular essa alimentação extra para ver o que acontece. A maioria das pessoas não precisa comer o tempo todo. Até os atletas que mais treinam no mundo pegam leve com a comida em dias de competição, ingerindo um pedaço de laranja ou tomando um gole de suco durante o intervalo de uma partida, por exemplo. (Falaremos mais sobre isso em "Conclusão: reflexões sobre controle de peso, jejum intermitente e petiscos", na página 189.)

O jejum de 24 horas não foi projetado para testar sua força de vontade, mas para avaliar se você tem flexibilidade metabólica e resistência psicológica para passar um dia inteiro sem comer (não tem problema tomar bebidas não calóricas). Não necessariamente estamos lhe dizendo que entre na moda do jejum intermitente (veja a página 191), mas há bons motivos para passar períodos de tempo sem comer. Por exemplo, queremos que o corpo queime a gordura armazenada, mas ele não precisará fazer isso se ficarmos comendo alguma coisa o tempo todo, especialmente quando se trata de petiscos com alto teor de carboidratos.

Ser capaz de aguentar intervalos na alimentação é uma ferramenta que também pode ser útil quando as opções de comida não forem as melhores. Digamos que você esteja no aeroporto, prestes a encarar um voo de cinco horas, e não haja nada nutritivo nas lojas do seu portão de embarque. Você deveria ser capaz de pegar seu voo, evitar os salgados e o sanduíche gorduroso de frango e ficar bem.

Tirar uma folga dos seus rituais habituais de alimentação também permite que você avalie honestamente quando come por estar com fome e quando come apenas para seguir o ritual. Você realmente precisa de um lanchinho ou seu ataque às máquinas de venda automática às três da tarde é apenas uma forma de combater o tédio no trabalho ou a exaustão? Talvez você esteja mesmo com fome, mas dê a si mesmo a oportunidade de descobrir, em vez de comer com a constância de um relógio. Aproveite essas 24 horas para se observar.

PREPARO

Escolha um dia em que você não terá compromissos sociais que envolvam comida ou quaisquer atividades que sejam exigentes em termos físicos ou psicológicos.

O TESTE

Faça uma refeição normal antes de iniciar o jejum, então planeje fazer a próxima mais ou menos no mesmo horário no dia seguinte (por exemplo, às seis da tarde de uma sexta-feira e às seis da tarde de um sábado). Fique à vontade para tomar seu café matinal (sem leite de qualquer tipo nem açúcar) e, ao longo do dia, tome quantas bebidas não calóricas quiser (mas sem adoçantes artificiais). Observe como se sente.

O QUE SIGNIFICA SEU RESULTADO

Mais uma vez, não há sistema de pontuação, mas a sua reação ao dia sem comer oferecerá algumas pistas sobre sua flexibilidade metabólica. Se, na ausência de comida, você desenvolver desejos intensos e seu nível de energia baixar muito, esses são sinais de falta de flexibilidade metabólica. Caso você tenha se sentido levemente desconfortável, talvez um pouco aéreo, mas sem sofrer grandes variações, seu sistema é mais adaptável.

Se o jejum não correu bem, cogite reavaliar a frequência com que você se alimenta e os tipos de comida que ingere. De fato, cada organismo é único – você pode estar fazendo tudo certo e ainda assim ter dificuldade em passar o dia inteiro sem comer. O objetivo aqui é tirar um tempo para se observar, notar o que está funcionando, o que não está e o que talvez seja melhor mudar.

A vantagem de frutas, legumes e verduras

Sem dúvida, você já foi muito incentivado a encher seu prato de legumes e verduras. É algo que faz parte da cultura atual; toda criança aprende sobre isso na escola. Mesmo assim, seríamos omissos se não falássemos sobre os principais motivos pelos quais devemos comer muitas frutas, legumes e verduras. Então vamos recapitular.

No mínimo, esses alimentos contêm vitaminas e minerais que fazem com que o corpo inteiro funcione bem. Eles ajudam a construir o DNA e hormônios, nos permitem transformar alimento e oxigênio em energia, ajudam na manutenção dos ossos e na coagulação do sangue, mantêm o equilíbrio dos líquidos corporais... a lista é grande. Sempre que você dá uma mordida em uma pera ou abocanha uma garfada de espinafre, também ingere propriedades que o impedem de desenvolver doenças associadas a deficiências nutricionais. Quem se esqueceu das aulas sobre as grandes navegações, em que aprendíamos que os navegadores, sem alimentos frescos, sofriam os terríveis efeitos do escorbuto? Isso não teria acontecido se eles tivessem acesso a frutas, legumes e verduras ricos em vitamina C. Porém a proteção dos micronutrientes vai além da manutenção básica e da prevenção de doenças.

EC Synkowski baseou o Desafio dos 800 Gramas em um estudo de 2017 publicado no *International Journal of Epidemiology*. Os pesquisadores analisaram 95 estudos e concluíram que ingerir 800 gramas de frutas, legumes e verduras por dia estava associado a um risco reduzido de doenças cardiovasculares, alguns tipos de câncer e, na verdade, de morte por quaisquer causas. Especificamente, maçãs, peras, frutas cítricas, hortaliças, saladas e vegetais crucíferos (como brócolis e couve-flor) diminuíram a incidência de doenças cardiovasculares e morte; vegetais verdes, amarelos e crucíferos foram associados a um risco diminuído de câncer. Há tempos algumas pesquisas sugerem que produtos agrícolas têm efeitos protetores não apenas contra doenças do coração e câncer mas contra outros males, como diabetes e AVC. Um dos valores desse estudo é que ele oferece um objetivo: 800 gramas. Os profissionais do mundo da nutrição discordam sobre muitos detalhes, mas é seguro afirmar que ninguém se opõe à ideia de uma dieta com 800 gramas diárias de frutas, legumes e verduras.

Acaba que, embora a proteína seja o nutriente mais associado à força e à potência, frutas, legumes e verduras também têm um papel importante na manutenção da musculatura. Por exemplo, um estudo japonês de 2015 descobriu que comer produtos à base de soja e vegetais verdes e amarelos está ligado a menos enfraquecimento muscular associado ao envelhecimento. Outros estudos também mostram que adultos mais velhos que se alimentam de muitas frutas, legumes e verduras correm um risco menor de se tornarem frágeis. E os efeitos benéficos ao corpo não se limitam apenas ao pessoal com mais de 70 anos.

Nos Estados Unidos, o "Estudo da saúde de mulheres em todo o país", conhecido como estudo SWAN, é um projeto patrocinado pelo Instituto Nacional sobre Envelhecimento, pelo Instituto Nacional de Pesquisas sobre Amamentação e pelos Institutos Nacionais de Saúde, entre outros grupos. Especificamente projetado para monitorar a saúde de mulheres durante a meia-idade, a coleção de estudos contínuos começou em 1994 e inclui participantes de muitas etnias, que moram em diferentes partes do país. Em uma investigação específica, pesquisadores do SWAN observaram o impacto da alimentação na funcionalidade, definida como ser capaz de fazer coisas como caminhar, escalar, erguer e carregar objetos. Participaram 2.160 mulheres com idades entre 42 e 52 anos. Os pesquisadores analisaram a dieta delas e voltaram a consultá-las quatro anos depois, para ver como estavam. Os resultados mostraram que quanto menor a ingestão de frutas, legumes, verduras e outras fontes de fibras, menos funcionalidade as mulheres tinham depois de um curto intervalo de tempo. Na verdade, alguém que comesse uma porção diária de legumes tinha 50% mais chances de ter limitações físicas do que alguém que comesse 2,4 porções. A associação era impressionante.

Não queremos passar a ideia de que comer frutas, legumes e verduras subitamente lhe dará superpoderes, mas isso faz parte de um regime geral para construir e manter um corpo capaz de se mover bem. A propósito, ainda não falamos sobre as fibras. Talvez você tenha notado que um dos elementos que previa a funcionalidade no estudo SWAN eram as fibras. Elas correspondem à celulose, à lignina e à pectina presentes em frutas, verduras, legumes e cereais integrais. Essas moléculas são imunes às enzimas digestivas, ajudam a remover detritos do corpo, mantêm a estabilidade da glicose e absorvem o colesterol nocivo ao coração. Por ocuparem muito espaço, também nos mantêm saciados, potencialmente diminuindo nossa ingestão de calorias (por si sós, as fibras são não calóricas).

Este é mais um dos aspectos de que gostamos no Desafio dos 800 Gramas de EC: ao comer mais frutas, legumes, verduras e fibras em geral, você se sentirá mais saciado, comerá menos petiscos entre as refeições (se é que comerá algum – nós raramente sentimos essa necessidade) e vai melhorar a qualidade da sua alimentação. E sentirá que está comendo muito! Podemos comer quase meio quilo de cerejas e consumir apenas 225 calorias. Os pedidos de delivery de comida serão coisa do passado depois disso.

Proteína para todos

Recentemente, alguém fez uma publicação no Instagram falando que um estudo que mostrava que a dieta vegetariana é melhor para o coração era difícil de engolir (sim, a piadinha foi proposital). Digamos apenas que os comentários que se seguiram eram acalorados. Uma das pessoas finalmente perguntou: "Vc postou isso só pra causar, né?"

Se você quiser criar polêmica, basta se aventurar pela arena da nutrição, na qual nenhum assunto é tão delicado como as proteínas: quanto, de quais tipos e quando ingerir. Sobre a tal discussão acerca da superioridade da alimentação não vegetariana, não temos opinião formada. Comer carne ou não é uma decisão pessoal, que muitas pessoas tomam sem levar em conta critérios relativos à saúde. E respeitamos isso. No entanto, queremos deixar claro que é mais difícil alcançar a quantidade necessária de proteínas apenas consumindo fontes vegetais (mas não é impossível), e se nós temos *uma* opinião formada, é que precisamos ingerir uma determinada quantidade diária de proteínas. Você não precisa se obrigar a ingerir sempre o número exato, mas vale a pena tentar manter a consistência.

Pessoalmente, nós incluímos carnes magras entre nossas fontes de proteína, e existem alguns motivos para isso. Apesar de sempre ser possível encontrar estudos contra a inclusão de carne na alimentação saudável, também existem estudos convincentes que defendem o contrário, especialmente à medida que envelhecemos. Na Itália, pesquisadores acompanharam mais de mil adultos, com idade média de 75 anos, por 20 anos, e descobriram que a ingestão de proteína animal estava associada a uma vida mais longa. Na verdade, o estudo, publicado em 2022, indicou que o consumo de proteína animal era *inversamente* relacionado a todas as causas de morte, inclusive doenças cardiovasculares.

Deixando de lado por um instante o tema fontes de proteínas, existe um consenso: a proteína é um macronutriente essencial. Seu poder vem das cadeias de aminoácidos que compõem sua base. Os aminoácidos são 20 tipos de moléculas diferentes que se combinam de várias formas para criar diversos tipos de proteína. Nós conseguimos produzir alguns aminoácidos por conta própria, mas só obtemos outros por meio da alimentação. Estes últimos são chamados de "aminoácidos essenciais". Quando ingerimos alimentos que contêm proteínas, elas são quebradas pelo corpo e liberam os aminoácidos essenciais, que, junto aos aminoácidos que nós mesmos produzimos, fazem sua parte para nos manter vivos e saudáveis. Entre suas funções mais importantes, os aminoácidos:

- são usados para produzir enzimas, que permitem reações químicas no corpo;

- contribuem para a criação de anticorpos;
- são componentes essenciais dos hormônios que fazem o corpo funcionar;
- facilitam a expressão do DNA;
- criam componentes estruturais de células e tecidos, inclusive músculos; e
- ajudam os músculos a se contraírem e relaxarem.

Levando essa lista em consideração, fica evidente que economizar na ingestão de proteínas pode ter diversos efeitos nocivos para o corpo. Mas como estamos focados na mobilidade, vamos falar sobre o papel da proteína no movimento. Nossa sociedade é obcecada com a composição do corpo, isto é, em perder gordura. Seria muito melhor para nossa saúde se, em vez de nos concentrarmos nisso, nosso foco fosse ganhar musculatura. E não é apenas porque os músculos têm fome de calorias – quanto mais músculos você tiver, mais gordura queimará – nem porque ao perdermos peso em uma dieta, perdemos tanto gordura *quanto* musculatura. Na verdade, o principal motivo é que a perda muscular – o termo médico é "sarcopenia" – pode ser debilitante, já que os músculos cumprem um importante papel na proteção do corpo. O processo de desenvolvimento da musculatura começa a perder força quando chegamos aos 30 e poucos anos. Esse declínio é marcado pela perda de massa muscular e força e pela diminuição na qualidade dos músculos. À medida que envelhecemos, a sarcopenia se acelera e passa a estar associada a uma mobilidade reduzida e um maior risco de lesões. No fim das contas, as pessoas que sofrem grandes perdas musculares acabam perdendo a autonomia também.

A melhor forma de evitar a perda muscular é ativamente construir músculos por meio da musculação ou de treinos de carga, como o *rucking*. Correr, nadar, pedalar, caminhar, praticar yoga e outros tipos de exercício podem ajudar a ganhar e a preservar parte da musculatura, mas não são nem de perto tão eficientes quanto a musculação. (É por isso que grandes atletas costumam fazer musculação independentemente do esporte que pratiquem.) Mas quer você esteja disposto a fazer musculação ou não, pelo menos pode se esforçar para manter os músculos que já tem ingerindo proteínas suficientes na sua alimentação. O desenvolvimento da musculatura por meio de exercícios é um bônus; a manutenção dos músculos pela alimentação é a base – algo que todo mundo pode e deve fazer. Você não precisa deixar a perda muscular nas mãos do acaso nem relegá-la ao destino. Você está no controle!

Apesar de falarmos muito sobre músculos, também é preciso levar em consideração que ligamentos, tendões, tecidos conjuntivos e cartilagens – outras partes do corpo que são essenciais para nossa mobilidade – também necessitam de proteínas. Isso significa que a diminuição do processo de síntese proteica pode ter muitos efeitos diferentes. Se, por exemplo, você não quer sentir dor nos pés, precisa se certificar de ter os elementos fundamentais para a construção de mais tecido conjuntivo, que é muito importante para a saúde dos pés. Sua pele e o colágeno que a mantém viçosa também dependem de proteínas – portanto você pode consumir a quantidade necessária desse macronutriente por pura vaidade, se for o caso. Ao comer de forma consciente, seu corpo será resistente *e* terá a melhor aparência possível.

Há mais um aspecto a ser levado em consideração: a saciedade. Entre os três macronutrientes – carboidratos, gordura e proteína –, a proteína é o que melhor aplaca o apetite e com a menor quantidade de calorias. A base científica por trás disso já está bem estabelecida. A proteína estimula a liberação de hormônios que nos dizem para parar de comer, ao mesmo tempo que diminui os hormônios que nos incentivam a atacar a geladeira. Em outras palavras, ela nos permite encerrar as refeições mais rápido e deixa a fome sob controle até a hora da próxima. E também temos boas notícias para vegetarianos e veganos: algumas pesquisas sugerem que fontes de proteína não animal saciam tanto quanto as proteínas animais.

A pergunta que não quer calar: Qual é a quantidade ideal de proteína?

Levando em consideração o que estamos tentando ajudar você a conquistar com este livro – movimentos mais fáceis, menos dores musculoesqueléticas e boa saúde geral –, nossa recomendação de ingestão ideal de proteína fica entre 1,5 e 2,2 gramas para cada quilo de peso corporal, como já mencionamos. Talvez você já tenha recebido recomendações menores: grandes organizações de saúde, como o Departamento de Agricultura dos Estados

Unidos, tendem a ser conservadoras e propor menos gramas (0,9 grama para cada quilo de peso corporal). E você pode ter recebido recomendações maiores: alguns atletas consomem o dobro da quantidade que sugerimos. Ficamos exatamente no meio-termo. Depois de analisarmos pesquisas, pedirmos conselhos a especialistas e levarmos em conta o que rendeu melhores resultados para nossos clientes, acreditamos que essa seja a média ideal – eficiente e segura. O excesso de proteína (e a definição exata do que seria esse excesso não foi bem estabelecida) sobrecarrega os rins, mas a quantidade que sugerimos está dentro dos limites de segurança, com folga.

Então por que oferecer uma faixa de valores em vez de um número definitivo? Apesar de existirem algumas diferenças de opinião sobre a ingestão proteica, é consenso que alguns grupos de pessoas precisam de mais proteína do que outros. Entre esses grupos estão os idosos, que precisam de doses extras para manter a musculatura. Se você tiver mais de 60 anos, recomendamos ingerir o valor máximo do nosso parâmetro (2,2 gramas para cada quilo).

É importante que todos entendam os princípios por trás dessa recomendação, então, se você ainda não é idoso, não pule esta parte – as dicas serão valiosas no futuro e talvez até sejam aplicáveis ao seu caso no momento. Como observamos, o corpo humano começa a perder massa muscular após os 30 anos. A perda pode se tornar especialmente marcante após os 65; no entanto, se você for uma pessoa que não pratica atividades físicas, pode começar a perder muita massa muscular a partir dos 50. Talvez até note algumas mudanças mais cedo. Uma mulher com 40 e poucos anos nos procurou com um problema comum. "Eu costumava ficar forte e musculosa com facilidade", disse ela. "Mas agora, depois de um lapso, voltei a me exercitar de novo, e não está mais dando o mesmo resultado."

Manter a massa, a força e a potência muscular após a meia-idade não é fácil, porém a batalha fica ainda mais difícil se não tivermos os elementos constitutivos certos. Com a idade, o corpo se torna menos sensível aos hormônios que estimulam a síntese muscular. Isso significa que precisamos colocar mais matéria-prima na máquina para conseguirmos o mesmo produto final. Nossa recomendação para a mulher frustrada com a falta de resultados do seu esforço na academia foi que aumentasse sua ingestão de proteínas, que, após uma análise, havia se mostrado abaixo da nossa recomendação básica. Após algumas semanas, tudo mudou. Ela conseguiu os resultados desejados sem ter que se exercitar com mais intensidade ou mais frequência.

Outro momento da vida em que é preciso aumentar o consumo de proteína é antes e depois de passar por uma cirurgia. O corpo usa a proteína para produzir colágeno, que é essencial para a cicatrização. Além disso, os aminoácidos também ajudam na reparação dos tecidos afetados pelo bisturi do médico e, por meio da formação de anticorpos, auxiliam na prevenção de infecções no pós-operatório. É comum médicos recomendarem aos pacientes que aumentem o consumo de proteínas antes e após cirurgias para que tenham uma recuperação melhor. Se você for passar por uma cirurgia no futuro próximo, também deve consumir o valor maior da nossa faixa de recomendação, começando algumas semanas antes do procedimento.

O último grupo que precisa cogitar consumir a maior quantidade de proteínas é formado por atletas e pessoas que praticam exercícios físicos pesados. Caso sua prática seja moderada – por exemplo, se faz caminhadas, pedala meia hora ou tem aula de yoga algumas vezes na semana –, ficará bem com uma quantidade mediana (entre 1,8 e 2 gramas para cada quilo). Mas triatletas e pessoas que treinam pesado por mais de uma hora todos os dias devem cogitar o valor máximo. O corpo constantemente quebra células musculares antigas e as reconstrói com novas proteínas. Exercícios extenuantes, por danificarem o tecido muscular, amplificam esse processo de um jeito positivo – é a quebra muscular que permite a adaptação do corpo, tornando-se mais forte e mais capaz de lidar com o estresse da atividade. Porém os reparos adicionais também aumentam a necessidade de aminoácidos e, portanto, de mais proteínas na alimentação.

Os praticantes de atividades físicas também precisam estar cientes de algo chamado "janela anabólica". Algumas pesquisas sugerem que consumir proteínas até 30 minutos após o término do treino ajuda a acelerar a reparação muscular. Sugerimos ingerir 20 a 30 gramas de proteína imediatamente após o exercício físico, e é melhor ainda se for na forma de alguma bebida proteica ou acompanhada de pelo menos 240 ml de água. A síntese proteica funciona mais rápido e é mais eficiente quando os músculos estão hidratados.

PROTEÍNA EM PÓ — SIM OU NÃO?

Uma das regras que adotamos é "comida de verdade vem em primeiro lugar". Nenhum suplemento jamais será capaz de substituir alimentos reais com todos os nutrientes complexos que possuem, que dirá os prazeres do paladar. Mas quando é preciso escolher entre não alcançar a quantidade mínima de proteínas por limitações de tempo, falta de comida em casa ou por estarmos em um lugar onde ingerir o alimento de verdade não seja uma opção, aí somos entusiastas da proteína em pó. Isso é especialmente válido agora que há muitas opções de boa qualidade no mercado, com ingredientes como colágeno e whey protein.

A suplementação com proteína em pó realmente é a melhor estratégia para uma pessoa ocupada. Nas manhãs em que não há sinal de um ovo na geladeira ou quando nossas filhas adolescentes estão prontas para sair de casa sem comer, shakes turbinados com proteína em pó (ou shakes proteicos industrializados) salvam a nossa vida. Mais tarde, a proteína da alimentação da nossa família virá de carnes magras e algumas fontes vegetarianas, mas, até lá, não precisamos nos preocupar em suprir nossas necessidades de aminoácidos nem ficamos tentados a preencher o buraco com um sonho da padaria mais próxima.

Proteínas em pó são produzidas com ingredientes variados. Algumas usam como base o whey (um derivado do leite), outras, a caseína (outro derivado do leite), outras ainda, a proteína de ovos, e há as que usam fontes vegetarianas. Esse leque de opções faz com que a suplementação seja uma opção para todos, mesmo se você for vegetariano, vegano ou alérgico. Isso é digno de nota, já que pode ser difícil alcançar a recomendação de 1,5 a 2,2 gramas para cada quilo se você não ingerir produtos de origem animal, ou mesmo se comer apenas poucos. É muito debatido e questionado se proteínas em pó de origem vegetal são tão nutritivas quanto as de whey, produzidas a partir da proteína do leite. E é verdade que a maioria dos pós de origem vegetal não oferecem toda a variedade de aminoácidos necessários para criar uma proteína completa (precisamos ingerir nove aminoácidos essenciais por meio da alimentação, enquanto o corpo produz os outros 11 sozinho). Mas o fato é que você não precisa consumir todos os seus aminoácidos essenciais em uma única refeição – a diferença pode ser compensada com a ingestão de outros alimentos ricos em proteína mais tarde.

E as pesquisas indicam que algumas proteínas de origem vegetal – uma alternativa importante para pessoas com intolerância à lactose ou alérgicas a laticínios – podem cumprir muito bem sua função. Houve certa variação nos resultados de estudos que analisaram se, combinadas à musculação, as proteínas em pó produzidas a partir da soja são equivalentes às de whey em termos de aumentar a massa muscular. Porém dois estudos concluíram que a proteína feita a partir de ervilhas tem a mesma eficácia que a de whey no desenvolvimento de força e espessura muscular.

As pesquisas ainda são incipientes, então, se você usa proteína em pó de origem vegetal, talvez seja melhor se precaver e ingerir uma quantidade maior ou misturar diferentes tipos. Pesquisadores da Universidade Maastricht, na Holanda, compararam os aminoácidos presentes em proteínas em pó feitas a partir de whey, caseína, soja e ervilha, e descobriram que elas apresentam, respectivamente, 43%, 34%, 27% e 30% de aminoácidos essenciais. No entanto, os tipos de aminoácidos são diferentes em cada uma, então, se você quiser ser ainda mais preciso (e gostar de ler rótulos), talvez seja interessante misturar diferentes produtos. Mas, falando com franqueza, não vale a pena se preocupar muito com isso, porque você continuará se beneficiando. Nós trabalhamos com um time de hóquei canadense em que muitos dos jogadores eram intolerantes à lactose, então pedíamos que tomassem proteína em pó vegetariana. Eles não tiveram nenhum problema, e foi muito melhor do que ficarem passando mal por causa dos laticínios.

Agora, como consumir a proteína em pó? A resposta mais óbvia é numa vitamina ou num shake. Mas você também pode misturá-la em cereais quentes e sopas, colocar uma colherada na massa de panqueca ou de bolo, ou salpicá-la sobre o iogurte ou uma tigela de cereal gelado. Na verdade, o céu é o limite – você só precisa fazer testes para ver o que acha do gosto (se é que vai sentir alguma coisa). Também é possível comprar shakes de proteína industrializados, solução que sugerimos para um executivo atarefado a quem atendemos. Ele vivia trabalhando, tinha pouco tempo para comer e acabava perdendo peso e massa muscular. Era o melhor alimento do mundo? Não. Mas era melhor do que ficar com fome e recorrer a comidas rápidas de má qualidade. A curto prazo, cumpria seu propósito.

Prática física: Desafio dos 800 Gramas e Aumento de Proteína

Só para lembrar, estas práticas físicas têm o objetivo de *expandir* suas opções alimentares, não restringi-las. Se essa ideia lhe causa medo por você sempre ter sido incentivado a fazer o oposto, especialmente se estiver lutando contra a balança, relaxe. Você acrescentará alimentos que ajudam a saciar melhor a fome. Para muitas pessoas, isso leva à perda de peso. Aqui vão os detalhes.

DESAFIO DOS 800 GRAMAS

Então, afinal, que cara tem um prato composto de 800 gramas de frutas, legumes e verduras? É muita comida (mas não são muitas calorias). No melhor dos casos, será um mosaico lindo – plantas com cores diferentes têm nutrientes diferentes, então você se beneficiará mais de frutas, legumes e verduras se combiná-los. A forma mais fácil de alcançar 800 gramas é incluí-los em todas as refeições e lanches. Lembre que feijões, molho de tomate e coisas como picles e kimchi também contam (refresque a memória vendo o quadro da página 162). Talvez seja meio óbvio dizer isto, mas saladas e sopas de legumes, especialmente aquelas com muita variedade de ingredientes, também são uma ótima forma de acrescentá-los em uma refeição. Na nossa casa, também usamos a regra dos três legumes no jantar: não importa o prato principal da noite, precisamos incluir três legumes. Isso nos ajuda a cumprir a meta.

As sugestões de Stan Efferding também nos ajudaram. Stan, que foi considerado o fisiculturista mais forte do mundo, é especialista em nutrição esportiva e já manteve muitos atletas no caminho da alimentação saudável. Mas você não precisa ser atleta para se beneficiar de dois princípios específicos do programa de Stan.

O primeiro: planeje com antecedência. Certifique-se de ter alimentos nutritivos disponíveis levando-os com você. Isso significa levar uma, talvez até algumas marmitas na bolsa, para não acabar na lanchonete do parque enquanto assiste ao jogo de futebol do seu filho. Se você souber que o único lugar para fazer uma parada na estrada durante uma viagem de cinco horas é um restaurante conhecido por seus salgados gordurosos, prepare uma marmita. Se você treina na academia de manhã cedinho e segue direto para o trabalho, pode passar reto pela padaria, porque *você já levou seu café da manhã*. Preparar várias refeições de uma vez – já que está fazendo uma, por que não fazer três? – e montar algumas marmitas para mais tarde é uma ótima maneira de nunca ficar à mercê de opções de má qualidade.

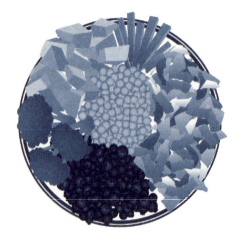

1 xícara de uvas (148 g)
2 cenouras, cortadas em palitos (144 g)
1 xícara de grão-de-bico (160 g)
1½ xícara de brócolis (124 g)
2 xícaras de alface-romana (94 g)
1½ xícara de melão (160 g)

1 maçã média (182 g)
1 xícara de manga em pedaços (165 g)
1 xícara de pimentão vermelho fatiado (92 g)
3 xícaras de espinafre cru (90 g)
1 xícara de pepino fatiado (119 g)
1 batata-doce (130 g)
½ xícara de cogumelos fatiados (35 g)

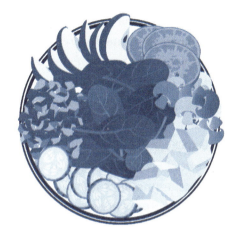

2 mexericas pequenas (76 g)
1 xícara de arroz de couve-flor (200 g)
1 xícara de tomate-cereja (149 g)
1 xícara de macarrão de abobrinha (85 g)
1 xícara de couve cozida (130 g)
1 xícara de feijão-preto (172 g)

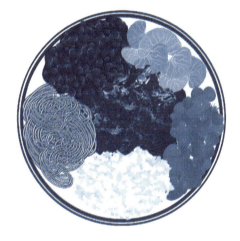

A segunda orientação de Stan que achamos importante é comer alimentos de fácil digestão. Risque da sua lista comidas que causem indigestão, gases e inchaço – não só porque o deixam se sentindo mal (o que já é motivo suficiente) mas porque se você chegar ao ponto de precisar tomar antiácidos, é provável que a medicação interfira na quebra das proteínas e na absorção de certos nutrientes, como cálcio, magnésio e ferro. Quando se trata de legumes e verduras, Stan observa que os mais fáceis de digerir são espinafre, abóbora, cenoura, pepino, batata (que tem o triplo de potássio que uma banana) e pimentão.

No entanto, se você não tiver problemas de digestão, o céu é o limite quando se trata de frutas, legumes e verduras. Seguindo essa linha, veja as imagens da página anterior para saber qual é a aparência de um prato com 800 gramas de alimentos vegetais.

AUMENTO DE PROTEÍNA

Nós falamos muito sobre os motivos para a ingestão de proteína; agora falaremos sobre o que devemos comer. Não defendemos nenhuma fonte específica aqui, mas é óbvio que será mais fácil suprir sua necessidade diária se você escolher alimentos com alto teor proteico natural, colocando a proteína animal no topo da lista. Proteínas animais não apenas têm mais proteína por porção como também são "completas" – elas contêm os nove aminoácidos essenciais de que o corpo precisa para a síntese muscular e outras funções. Se você não come proteína animal, ainda assim tem várias alternativas (veja algumas das mais proteicas nas tabelas adiante). Apenas saiba que fontes vegetarianas/veganas não são completas. No entanto, já que alimentos diferentes contêm aminoácidos diferentes, é provável que você consiga ingerir todos eles ao longo do dia. É aqui que a variedade é o tempero da vida: quanto mais diversificada for sua alimentação, maior a diversidade de nutrientes que ela fornecerá.

Tenha em mente que aumentar a ingestão de proteína é algo positivo para a saúde, então não estrague isso escolhendo fontes tão gordurosas ou ultraprocessadas que acabem anulando os benefícios. (A proteína naquele cheesebúrguer duplo com bacon pode ajudar a manter a massa muscular, mas fala sério! E seu coração?) Também tome cuidado para não neutralizar as vantagens de economia de calorias que a proteína oferece ao exagerar no consumo de fontes saudáveis porém muito calóricas. Castanhas e sementes, por exemplo. Por mais nutritivas que sejam, por causa do seu teor naturalmente elevado de óleo, nós as contamos como gorduras. Isso não quer dizer que não devam ser ingeridas (especialmente se você não come alimentos de origem animal, elas podem ser uma boa fonte vegetariana de proteína). No entanto, seja realista sobre a quantidade. Sabe quantas calorias tem uma colher de chá de manteiga de amendoim? Cerca de 31. Não é tanto assim, *tirando que ninguém nunca come uma colher de chá de manteiga de amendoim.* Em geral, são umas quatro de sopa (376 calorias). Não temos fobia à gordura – ela ajuda o corpo a absorver os nutrientes, então, por favor, coma a pele do seu peito de frango, escolha carnes escuras, e assim por diante. É apenas uma questão de fazer tudo com moderação.

Lembre também que a proteína tem aquele efeito fantástico de saciedade, então aproveite-se disso para manter a ingestão de calorias num limite razoável. Quando nossa filha mais velha era recém-nascida, fomos convidados a uma festa de fim de ano no apartamento dos vizinhos da mãe de Juliet. No elevador a caminho, Juliet se virou para Kelly e tomou um susto com a sua aparência.

– O que houve com as suas bochechas?

Ele estava com a boca cheia de carne de porco. Na pressa de sair de casa na hora certa e carregando um bebê, Kelly havia tentado comer alguma coisa antes do evento. É claro que haveria comida na festa – e era exatamente isso que ele queria evitar. Era bem provável que a temida tábua de frios estivesse esperando (muito deliciosa, talvez, mas basicamente uma explosão de colesterol e calorias). Ao comer um pouco de proteína antes da festa, ele sabia que teria força de vontade para resistir ao banquete de queijos. Essa é uma estratégia que nós dois continuamos usando desde então (apesar de Kelly hoje em dia conseguir terminar de mastigar antes de sair de casa).

Conforme você for recheando sua alimentação com proteínas, tente espalhar as fontes ao longo do dia. Algumas pesquisas sugerem que o corpo desenvolve mais músculos se a proteína for consumida em intervalos. Elas não são conclusivas, mas isso faz sentido na prática. Quanto mais comprometido você estiver em consumir proteínas em todas as refeições, mais fácil será suprir sua necessidade diária.

Aqui vão todas as informações de que você precisa para fazer isso.

CONSUMO DIÁRIO DE PROTEÍNAS	
Caso você seja sedentário	1,5 grama/1 quilo de peso corporal
Caso pratique exercícios físicos moderados	1,8 a 2 gramas/1 quilo de peso corporal
Caso você tenha mais de 65 anos; seja mais jovem e tenha notado perda de massa muscular; seja atleta; ou pratique exercícios físicos intensos	2,2 gramas/1 quilo de peso corporal

MELHORES FONTES DE PROTEÍNA	GRAMAS POR PORÇÃO DE 85 GRAMAS
Peito de frango	26
Chuleta	25
Lombinho de porco	23
Atum enlatado	23
Camarão	19
Linguado	19
Tempeh	17
Cordeiro	15
Tofu	15
Ovos (2 grandes)	13

OUTRAS FONTES DE PROTEÍNA	GRAMAS
Lentilha (1 xícara)	18
Feijão-preto (1 xícara)	15
Grão-de-bico (1 xícara)	15
Ricota (1 xícara)	14
Iogurte grego, desnatado (½ xícara)	11
Edamame (85 gramas)	10
Quinoa (1 xícara)	8
Macarrão integral (1 xícara)	7
Aveia (1 xícara)	6
Ervilha (½ xícara)	4
Aspargo (1 xícara)	4
Goiaba (1 xícara)	4
Batata assada (1)	3

Conclusão: reflexões sobre controle de peso, jejum intermitente e petiscos

Quando começamos a pensar neste Sinal Vital, tínhamos alguns objetivos. Um dos mais importantes era falar sobre o que você *pode* comer, não sobre o que *não* pode. Hoje em dia, as pessoas vivem obcecadas com comida, com medo de ingerir certos alimentos, ficando até ansiosas, sentindo necessidade de avaliar se alguns alimentos básicos, como frutas, verduras, legumes e carnes, são saudáveis *o suficiente*. Em muitos casos, trata-se de um preciosismo desnecessário. Comer não precisa ser tão difícil. Então gostamos de nos concentrar na lista das coisas permitidas, não nas proibidas.

Isso não quer dizer que ignoremos o problema muito real e disseminado da obesidade em nossa sociedade ou que não trabalhemos com pessoas que desejam perder peso. Pelo contrário. O que descobrimos é que, ao usar a prática física deste capítulo para nos concentrarmos em alimentos nutritivos, podemos solucionar muitos dos problemas de comida em excesso que levam a um peso corporal nocivo. Esses alimentos trazem saciedade e, em geral, têm um teor baixo ou moderado de calorias, e como não existem regras rígidas sobre as comidas específicas que devem ser ingeridas nem como prepará-las (a fritura sendo a única proibição), você pode escolher suas preferidas. Se gostar de abacaxi, coma abacaxi. Se preferir o sabor do inhame ao da batata, fique à vontade. Refogue o espinafre no azeite. Coma o que você gosta. Nossas recomendações são flexíveis, e não vai sobrar muito espaço para doces, salgadinhos e outras comidas perigosas. Se os petiscos forem o seu ponto fraco, talvez você consiga até abrir mão deles.

Na nossa opinião, fazer lanches é desnecessário. Algumas culturas não veem necessidade disso, mas a obrigação de lanchar está entranhada na sociedade americana. Parece até que todo mundo tem uma barrinha de cereais no bolso. E há também aquela ideia de que precisamos comer de três em três horas para acelerar o metabolismo. Na verdade, o segredo para a perda de peso é apenas gastar mais calorias do que as que são consumidas na alimentação. Então, mesmo que comer acelere um pouco sua queima de calorias, será que isso é suficiente para digerir as calorias do lanche? Esse é um dilema solucionado ao fazermos lanches apenas quando o intervalo entre refeições for grande demais ou se você fizer um pequeno lanche proteico pós-treino.

Como pais de duas filhas atléticas, vemos muito excesso de petiscos na prática de esportes infantis e chegamos a perder a amizade de alguns pais que ficaram horrorizados com nossa convicção sobre o excesso de comida que as crianças consomem. Elas não precisam comer no intervalo de partidas de futebol ou do polo aquático. E com certeza não precisam dos Doritos, rosquinhas e outros alimentos calóricos que os "pais do lanchinho" levam para os treinos. Perguntamos a Nic Gill, preparador físico do All Blacks, um famoso time de rúgbi da Nova Zelândia, o que ele acha que as crianças devem consumir no intervalo da prática esportiva. Sua resposta foi sucinta: "Só um gole de água." Mais um pouco da nossa conversa:

– Elas precisam comer no pós-treino? – perguntamos.
– Bom, a que horas é o jogo?
– Digamos que às nove da manhã.
– Bom, elas vão almoçar?
– Imaginamos que sim.
– Então não, elas não precisam comer no pós-treino.

Seu argumento era que se as crianças consomem um café da manhã, almoço e jantar saudáveis, então não precisam comer no intervalo nem logo após o jogo. Crianças muito pequenas, porque têm o estômago minúsculo, podem precisar se alimentar com mais frequência do que crianças mais velhas. E, sim, entendemos que você não vai conseguir fazer nada na rua com uma criança pequena se não carregar um biscoitinho no seu arsenal. Mas achamos que até crianças pequenas consomem petiscos em excesso hoje em dia. Não estamos falando apenas de necessidades básicas infantis, mas de desenvolver hábitos saudáveis e de aprender a comer quando se sente fome, não apenas porque há comida disponível. Os adultos também podem aprender algumas lições. A primeira é que se comerem o tempo todo, as crianças se tornam adultos que acham que precisam comer o tempo todo. E adultos, principalmente os que praticam atividades físicas, não precisam comer o tempo todo – nem para ajudar nos seus treinos. Uma coisa é se alimentar enquanto corre uma maratona, e outra muito diferente é o que estamos vendo acontecer: "Vou para minha aula de spinning. Preciso comer primeiro." Não, não precisa. "Preciso de um isotônico para aguentar minha partida de tênis." Não, não precisa. (Até a fabricante do Gatorade sabe disso e criou uma bebida com "zero açúcar".)

Estamos pedindo que você repense a ideia, talvez antiga, de que precisa comer com muita frequência. Realmente não é necessário comer tantas vezes ao dia quanto imaginamos. Nem beber. Uma das nossas estratégias para manter o peso estável é não beber calorias (com a exceção de vitaminas no lugar de refeições). Não somos abstêmios; tomamos bebidas alcoólicas para celebrar algo de vez em quando. Mas, na nossa opinião, é melhor trocar as calorias de bebidas pelos 800 gramas de alimentos vegetais ou pelo suprimento de nossa necessidade diária de proteínas.

Como já dissemos, seguimos um método de alimentação saudável básica para manter um peso moderado. E se você precisar ser mais proativo? Qualquer uma das dietas para perda de peso que existem por aí, se for baseada em alimentos nutritivos e for sustentável a longo prazo, pode dar certo. Se alguma delas se adequar às suas preferências e lhe oferecer energia e uma sensação de que está bem alimentado, vá com tudo. Hoje em dia, muita gente nos pergunta sobre o jejum intermitente, a estratégia de alimentação que gira em torno de fazer jejum por algumas horas todos os dias ou de fazer apenas uma refeição em alguns dias da semana. A teoria por trás do método é que passar uma boa quantidade de tempo sem se alimentar estimula o corpo a queimar gordura e também diminui a pressão arterial e o colesterol. O ciclo de fazer jejum e comer também deveria prevenir uma das adaptações típicas das dietas restritivas, em que o corpo, ao sentir a privação de alimento, diminui o metabolismo em uma tentativa de proteger o peso corporal.

Se isso funcionar para você, ótimo. Mas aqui vão algumas informações que devem ser levadas em consideração. Em 2022, pesquisadores relataram no *The New England Journal of Medicine* que o jejum intermitente não apresenta benefícios (um dos pesquisadores, devoto do jejum intermitente, ficou arrasado com a notícia). Algumas pesquisas também sugerem que o método pode causar mais perda muscular do que outros tipos de dieta. Apesar de a redução dos músculos tender a acompanhar qualquer perda de peso, um estudo feito por pesquisadores da Universidade da Califórnia em São Francisco descobriu que pessoas que seguiam uma dieta de jejum intermitente do tipo 16:8 (comer apenas em um intervalo de 8 horas, sem se alimentar pelas outras 16) apresentaram uma perda muscular excessiva: 65% do peso que perderam era de massa magra – mais que o dobro do que é esperado. A hipótese dos pesquisadores é que os praticantes do jejum intermitente não estavam ingerindo proteínas suficientes.

Como somos grandes fãs de manter o máximo de musculatura possível, essa informação nos deixa ressabiados. O jejum intermitente pode ser um caminho sem volta. Se você quiser experimentar, vale questionar se o método permitirá a ingestão de todos os micro *e* macronutrientes necessários. Também questione a sua motivação. O jejum pode ser uma ferramenta poderosa para trazer consciência aos seus hábitos alimentares ou dar uma folga ao seu sistema digestivo. Mas se você estiver se obrigando a passar fome só para ficar bonito nas fotos na praia, não encontrará benefícios reais a longo prazo.

SEÇÃO ESPECIAL

O QUE FAZER QUANDO VOCÊ SE MACHUCAR

A dor, assim como a morte e os impostos, faz parte da condição humana. A capacidade de superar a dor também faz parte da condição humana – o corpo é uma máquina incrível de cura. Então, por mais desagradável e comum que seja sentir dor musculoesquelética, não se desespere quando ela aparecer. Na maioria dos casos, o incômodo passará sozinho. Se a dor não passar, normalmente é possível mudá--la, modificá-la, atenuá-la ou eliminá-la. Aderir às dez práticas físicas neste livro já ajudará muito a aliviar quaisquer incômodos que você sinta agora e a prevenir dor e desconforto no futuro. Permanecer em movimento, descansado, bem alimentado e menos estressado também pode colaborar muito para tornar o cérebro mais resiliente e tolerante à dor e ao desconforto. Mas se um dia você precisar de uma abordagem de primeiros socorros, aqui vão algumas coisas a serem levadas em consideração.

A dor é um clamor por mudança. O cérebro recebe estímulos da parte do corpo afetada, então interpreta a informação como uma ameaça ou não e por fim transmite a mensagem de que você precisa fazer algo diferente. Esse "diferente" pode variar. A dor nem sempre indica que você está machucado ou que um tecido sofreu uma lesão. Na verdade, na maioria das vezes, não indica. Nós definimos "lesão" como uma condição em que há danos óbvios – um osso quebrado que rasga a pele, um tornozelo inchado do tamanho de um tronco de árvore – ou quando a dor é persistente ou tão forte que você não consegue seguir sua rotina normal. Caso você não consiga cuidar da sua família, não seja capaz de realizar seu trabalho ou esteja sofrendo com sintomas que consideramos sinais de alerta, como suores noturnos, febre, tontura, enjoo ou perda ou ganho de peso sem motivo aparente, deve consultar um médico. Lesões nítidas, patologias ou dores que alteram a rotina se encaixam na categoria de emergências médicas.

Porém a maioria das dores musculoesqueléticas que as pessoas sentem hoje em dia — joelhos doloridos, dores na lombar, ombros latejando — não resulta de lesões e é apenas um reflexo do estilo de vida moderno. Apesar disso, é raro as pessoas ligarem os pontos entre dormir mal, passar o dia inteiro sem se mexer, ter uma amplitude de movimento limitada ou tecidos congestionados e o fato de seus joelhos (ou outras partes do corpo) doerem. Vivemos em um mundo em que vamos para todo canto de carro, ficamos estacionados na frente de computadores, pagamos outras pessoas para passearem com nossos cachorros — muita gente nem anda mais pelo mercado, agora que é fácil pedir entregas em domicílio. A resultante falta de uso de vários músculos e articulações afeta nossa capacidade de movimento, mas raramente é incluída nas conversas sobre dores.

Quando Kelly dá palestras, ele costuma dizer: "Levante a mão se você está sentindo dor", e surpreendentes 95% das pessoas — mesmo quando a plateia inclui jovens de 15 anos — erguem as mãos. Então não é surpresa nenhuma que muitos estejam correndo para o médico. De acordo com um estudo de 2013 da Mayo Clinic, entre os principais motivos para adultos buscarem ajuda médica estão dores de artrite, disfunções articulares e problemas nas costas. O único motivo que leva mais pessoas ao médico são problemas de pele.

Não ficamos surpresos por tantas pessoas recorrerem a médicos e outros profissionais da saúde para solucionar dores que não vêm de lesões óbvias. Ninguém oferece uma orientação diferente. Se você vai a uma aula de spinning e sente uma dor insistente no joelho, é provável que o instrutor sugira que consulte um médico ou um fisioterapeuta. A quem mais você poderia recorrer? A questão é que as pessoas não buscam ajuda rápido o suficiente. Elas convivem com o desconforto até a dor ficar tão forte que são obrigadas a consultar um médico. Ou simplesmente a camuflam com analgésicos, bebida, THC ou qualquer outra coisa que possa interrompê-la e permitir que sigam com a vida. Gostaríamos de sugerir outra solução.

Não temos nada contra médicos (Kelly é filho e neto de médicos), mas, em geral, eles não são treinados para ver além de lesões óbvias. Na verdade, os médicos com quem costumamos trabalhar sempre reclamam que lhes falta tempo para conversar com os pacientes sobre todos os assuntos que tratamos neste livro. É como se o sistema só estivesse preparado para lidar com patologias e catástrofes, não com problemas causados pelo estilo de vida ou por questões de saúde dos tecidos e de qualidade e de amplitude de movimento. Assim, quando não conseguem encontrar um diagnóstico específico, eles oferecem formas de medicar a dor com anti-inflamatórios não esteroides (AINEs), opioides e outros medicamentos. Caso você pratique atividades físicas, eles também oferecem conselhos: pare de correr, de nadar, de pedalar, de fazer musculação – seja lá o que você fizer, porque isso está causando tanta dor que você procurou um médico (o que faz sentido). Para a pessoa que sente prazer real ou alivia o estresse por meio de exercícios físicos, isso pode ser desolador. Os médicos, apesar de poderem nos ajudar de muitas formas, têm uma caixa de ferramentas limitada quando se trata de tornozelos doloridos e dor lombar. Mas você pode encher a sua caixa de ferramentas com maneiras de lidar com incômodos e dores no corpo. Na verdade, na maioria das vezes, você mesmo pode ficar encarregado de fazer a manutenção básica do próprio corpo. Você tem o poder de fazer coisas simples para se sentir melhor. Vejamos como.

Kit de primeiros socorros

É preciso entender que o seu corpo não é tão frágil quanto você imagina. Ele é um organismo muito resistente, projetado para durar facilmente cem anos. Isso não significa que o corpo deva doer. Na verdade, é normal não sentir dor nos tecidos ao pressioná-los; a pressão deve causar uma sensação boa, como uma massagem ou um simples aperto.

Por que às vezes eles doem? Pode ser por uma série de motivos. Excesso de sensibilidade, esforço demais, falta de hidratação, falta de sono, muita pizza – não sabemos. Pode ser qualquer coisa. Siga as pistas para tentar entender.

Raciocínio acima-abaixo

Uma das nossas frases favoritas foi dita por Ida Rolf, que desenvolveu a prática de manipulação corporal chamada Rolfing. Rolf, em sua sabedoria infinita, certa vez disse: "Seja lá o que você imaginar que seja, não é." Menos agradável, porém igualmente notável, é outra frase que escutamos por aí: "O rato não rói no buraco onde ele entra."

O que queremos dizer é que a dor em uma parte específica do corpo nem sempre significa que há algo de errado com ela. Talvez o problema esteja acima ou abaixo daquele ponto. A dor no joelho, por exemplo, pode ser sintoma de músculos e tecidos conjuntivos enrijecidos no quadríceps, nos isquiotibiais ou nas panturrilhas. Dores nas costas também podem ser causadas por quadríceps ou isquiotibiais enrijecidos, ou talvez por tensão nos glúteos. O corpo não é apenas a soma de todas as suas partes; ele é um sistema interconectado, no qual cada elemento pode afetar os outros. Não podemos oferecer um diagnóstico por meio de um livro, mas podemos ajudar você a mudar de perspectiva. Em vez de simplesmente interpretar a dor pelo que ela parece à primeira vista, investigue o que está acontecendo. Olhe acima, depois olhe abaixo. Analise.

Não existe uma forma certa de fazer isso. Um jeito é ver o que acontece ao fazer uma leve pressão terapêutica em uma parte superior ou inferior do corpo. Tente executar uma série de ciclos de contração e relaxamento no lugar associado, na posição em que você sente dor; melhor ainda, faça isso com uma bola ou um rolo. Aqui vão dois exemplos de como receber um estímulo relaxante em uma região para amenizar a dor refletida, que é a dor que sentimos em uma parte do corpo mas que, na verdade, vem de outro lugar. Um detalhe: ao usar um rolo de massagem, não o mova apenas para cima e para baixo. Movê-lo de um lado para o outro estimula mais a "vizinhança", isto é, os tecidos próximos. É como cortar um filé no sentido contrário ao das fibras.

Alívio da dor após passar muito tempo sentado

Lembra quando falamos sobre como transformamos o bumbum em um pão na chapa após passarmos muito tempo sentados (página 44)? Entre outras coisas, o peso todo que colocamos nesses tecidos prejudica o fluxo sanguíneo e a hidratação dos sistemas de tecidos que usamos como cadeira. Consequentemente, podemos sentir dores e enrijecimento nas costas. Então aqui vai um modo de fazer com que as coisas voltem a fluir do jeito certo. Você vai precisar de um rolo de massagem.

Sente-se em uma cadeira sem apoio para os braços ou em um banco, posicione a porção final do rolo de massagem sob uma das nádegas, deixando o ísquio apoiado sobre ele com firmeza. Movendo-se com cuidado para não perder o equilíbrio, role os glúteos e os isquiotibiais de um lado para o outro. Lembre-se: não estamos lidando apenas com o sistema muscular. Você pode estar estimulando a fáscia dos glúteos e da lombar também. Continue rolando até chegar à Suíça — isto é, até parecer neutro, como se mais nada estivesse acontecendo. Troque de lado. Tente dedicar 3 a 5 minutos a cada perna. Isso é um exemplo de mobilização dos tecidos *abaixo* da lombar e de seu enquadramento num contexto posicional (posição sentada).

Alívio autônomo de tecido dolorido

Se uma parte do corpo dói quando pressionamos os tecidos, a técnica de contrair/relaxar pode ajudar a dessensibilizar a região. O ato de contrair os tecidos sob uma bola ou um rolo pode ser mais facilmente lido pelo cérebro como um estímulo não ameaçador. Isso envolve contrair os músculos na região afetada — ou os músculos acima ou abaixo dela — por alguns segundos, depois relaxá-los por alguns segundos, de acordo com o ritmo da respiração. É possível fazer isso em qualquer parte do corpo, mas aqui vai como aplicar essa técnica a um joelho dolorido com uma bola ou rolo:

Deite de bruços com uma bola ou um rolo sob o quadríceps (parte superior da coxa) de uma das pernas. Inspire contraindo o quadríceps por 4 segundos, depois expire relaxando-o por 8 segundos. Repita a sequência até a sensação na região começar a ficar diferente. Na clínica, gostamos de dizer: mobilize até mudar ou até parar de mudar.

Colocar gelo ou não colocar gelo? Eis uma não questão

Em 2012, publicamos um vídeo no YouTube chamado "Icing Muscles Information" [Informações sobre colocar gelo nos músculos]. Aqui vai o resumo: não coloque gelo em músculos doloridos ou lesionados. Nunca. As críticas vieram rápidas e ferozes (coisas do tipo "Nem por cima do meu cadáver vocês tiram meu gelo de mim!"). As pessoas não queriam abrir mão do gelo, e entendemos por quê. O gelo anestesia a dor. Passamos a vida inteira sendo orientados a colocar gelo. Era isso que nossa mãe fazia, é isso que fazemos por nossos filhos quando eles aparecem com um galo na cabeça. Sempre esteve arraigado na sabedoria popular. Ocorre que, embora o gelo realmente (mas de forma temporária) alivie a dor, ele também faz outras coisas − e nenhuma delas é boa.

Só para deixar claro, não estamos falando dos banhos de gelo que descrevemos na página 213. Colocar gelo em uma parte dolorida específica do corpo é diferente. Quando o músculo sofre um trauma, o objetivo deve ser curá-lo rapidamente, e o corpo tem um sistema muito eficiente para isso. A primeira providência é se livrar dos tecidos e células danificados ao redor do lugar do "acidente", algo que fisiologistas chamam de "detritos". A segunda é a regeneração de novas fibras musculares e tecidos conjuntivos. O corpo cuida das duas tarefas enviando uma equipe de manutenção e limpeza − só que o gelo praticamente interrompe esse processo, atrasando os sinais químicos que a mandariam correndo até o lugar afetado. Se não forem rapidamente removidos, os detritos acabam ficando presos, e a região fica congestionada. Há até evidências de que, quando nossos tecidos ficam anestesiados sob uma bolsa de gelo, o sistema linfático se torna mais poroso. Isso significa que todos os detritos que já foram isolados acabam voltando para o local da lesão. Então, ao aplicarmos o gelo para sentir um alívio rápido, criamos uma condição que atrasa ou limita a cura. Outro aspecto a ser levado em consideração é que a inflamação que ocorre após um ferimento não é ruim. A reação inflamatória é o veículo da cura. Não é um erro. Existe um motivo para o tratamento de lesões com anti-inflamatórios também ser colocado em questão; ao bloquear a dor, a resposta de cura também é atenuada. Pesquisas continuam a ser feitas sobre o assunto; enquanto isso, ainda não se sabe se anti-inflamatórios como ibuprofeno realmente ajudam.

Desde a época em que cometemos a heresia de sugerir acabar com o gelo em 2012, NÃO colocar gelo passou a ser, na verdade, encarado como a melhor prática. Mesmo o médico esportivo Gabe Mirkin, que possivelmente começou essa história toda com um livro de 1978, no qual recomendava um tratamento de lesões com RICE (descanso, gelo, compressão, elevação, na sigla em inglês), não oferece mais essa orientação. Novas pesquisas também apoiam essa mudança. Em um estudo com animais de 2021, um grupo de pesquisadores da Universidade Kobe e outras instituições descobriu que ratos (que têm tecidos musculares semelhantes aos dos seres humanos) que recebiam gelo em seus músculos fatigados levavam mais tempo para se recuperar do que aqueles que não recebiam gelo. Ao observar esses músculos microscopicamente, os pesquisadores notaram que as células reparadoras levavam *quatro dias* a mais para alcançar os níveis desejados nos ratos que recebiam gelo. Algumas pesquisas também mostraram que o gelo pode interferir na força, na resistência e na velocidade, então sobretudo os atletas devem ficar longe dele.

Se o frio está fora, isso quer dizer que o calor é a resposta? O calor alivia e pode, de fato, ajudar a lidar com a dor, especialmente quando um músculo sofre espasmos. Ao contrário do frio, o calor também aumenta a circulação, e isso pode acelerar a recuperação. Há várias formas de aplicar calor. Um banho quente. Jacuzzis e saunas. Bolsas e garrafas de água quente. Você pode até esbanjar e comprar algo como um aquecedor vibratório para o alívio da dor. As soluções tecnológicas e não tecnológicas são igualmente eficientes. Se o objetivo for aliviar a dor e não limitar a recuperação, o calor é superior ao gelo.

Como o mundo dos esportes adora acrônimos, aqui vai outro protocolo popular que agora é recomendado em vez do RICE. Ele se chama PEACE & LOVE [*Protect, Elevate, Avoid anti-inflammatories, Compress, Educate, Load, Optimism, Vascularization, Exercise*] e foi apresentado no *British Journal of Sports Medicine* por pesquisadores do Canadá. Vamos explicar.

P Proteger (evitar atividades que aumentam a dor nos dias seguintes à lesão)

E Elevar (elevar o membro lesionado acima da linha do coração, se possível)

A Abster-se de anti-inflamatórios (anti-inflamatórios e gelo deixam a recuperação mais lenta)

C Comprimir (use atadura elástica ou fita para reduzir o inchaço)

E Estudar sobre a lesão (evite tratamentos passivos desnecessários)

&

L Liberar o uso de carga aos poucos (deixe seu corpo mostrar quando é seguro voltar a aplicar cargas)

O Olhar o lado bom (seja confiante e positivo)

V Vascularizar (escolha atividades de cárdio para acelerar a frequência cardíaca sem causar dor)

E Exercitar-se (seja proativo na sua recuperação)

SINAL VITAL **7**

AGACHAMENTO!

AVALIAÇÃO
Teste de Cócoras

PRÁTICA FÍSICA
Variações de agachamentos

Quando foi a última vez que você organizou seu corpo em uma posição de cócoras, dobrando totalmente os joelhos e baixando a bunda até quase tocar o chão? Talvez tenha sido hoje de manhã na academia. Talvez tenha sido quando precisou se abaixar para olhar uma criança de 3 anos nos olhos. Na cultura ocidental, o agachamento é considerado um exercício de fortalecimento ou uma necessidade na rara ocasião em que precisamos nos abaixar. Mesmo assim, agachar-se é se organizar em uma posição naturalmente humana. Nosso corpo foi feito para isso e, em muitas culturas, ficar de cócoras é tão comum quanto sentar em uma cadeira.

Em 2018, a revista *The Atlantic* publicou uma matéria sobre o que chamou de "agachamento asiático", repleta de fotos de pessoas de cócoras enquanto tiravam fotos, comiam, fumavam (não recomendamos!), esperavam clientes, apreciavam obras de arte – já deu para entender. É muito conhecido o fato de muitos asiáticos ainda usarem sanitários no estilo turco. Algumas mulheres também dão à luz nessa posição. Nós ficamos fascinados com a facilidade com que as pessoas retratadas na reportagem conseguiam permanecer de cócoras – uma delas era o primeiro-ministro de Singapura, e mesmo de terno ele não parecia ter dificuldade com a posição.

Apesar de não fazermos parte da cultura asiática, todos nós praticamos algum tipo de agachamento muitas vezes por dia sem perceber. Sempre que nos sentamos e levantamos de uma cadeira, sempre que usamos o vaso sanitário, estamos fazendo um agachamento parcial. Tudo que pedimos aqui é que você vá um pouco além e fique de cócoras, como o primeiro-ministro de Singapura fazia de forma tão elegante ao ser fotografado. Estamos falando de descer até uma posição em que você consiga permanecer de forma relaxada. Se você costuma se sentar em uma cadeira várias vezes por dia ou pratica agachamentos na academia, já tem meio caminho andado.

Várias posições levam diferentes articulações ao limite de sua amplitude de movimento normal. Por isso recomendamos que você faça mobilizações para a extensão do quadril (Sinal Vital 3) e para a rotação dos ombros (Sinal Vital 5). A postura de cócoras é uma das raras posições que lhe permitem experimentar várias amplitudes normais: flexão e rotação externa do quadril, flexão dos joelhos e dorsiflexão dos tornozelos. Ela é a imagem real do que todas essas articulações deveriam ser capazes de fazer, só que de uma vez só. Para algumas pessoas, pode parecer difícil, porém, mais uma vez, nosso corpo foi naturalmente projetado para fazer isso.

Existem algumas vantagens práticas em melhorar sua capacidade de agachamento. Uma é ajudar a evitar a dor lombar. Quando falta flexão ao quadril, as vértebras lombares acabam sendo usadas para solucionar problemas de movimento que deveriam ser responsabilidade do quadril. Digamos que você se incline para tirar ervas daninhas do jardim de casa ou esteja no aeroporto e precise se abaixar para pegar sua bagagem. Esses são movimentos que você pode ter que fazer diversas vezes seguidas ao passar de uma área do jardim para outra ou enquanto vai do balcão de check-in para a inspeção de segurança do aeroporto e depois para uma lanchonete. Se você não for capaz de agachar de forma eficiente para realizar essas transições, vai precisar curvar as costas para se abaixar, introduzindo ineficiência ao seu sistema de movimento (o quadril é bem mais forte do que a coluna e melhor para realizar movimentos de grande amplitude com carga).

Então essa é uma das vantagens de ser capaz de ficar de cócoras. O agachamento também lhe permite praticar uma boa amplitude de movimento dos tornozelos. Isso ajuda no seu equilíbrio e também faz com que essa região consiga lidar melhor com qualquer instabilidade. Quando o cérebro entende que essa articulação pode alcançar o limite de sua amplitude, o corpo consegue fazer ajustes rápidos para permanecer firme em um terreno instável ou quando você aterrissa de uma tentativa de enterrar uma bola na cesta de basquete. E se você virar o tornozelo? A possibilidade de escapar ileso aumenta muito, porque seu tornozelo será capaz de se mover como deveria.

Ficar de cócoras é algo que fazíamos com naturalidade na infância; já na vida adulta, essa posição pode parecer desafiadora caso você tenha passado muito tempo sem acessá-la. A avaliação a seguir oferecerá um bom ponto de partida para aqueles que precisam trabalhar nisso. Para aqueles que acham moleza descer seu centro de gravidade e levar o bumbum aos tornozelos, ela será um bom lembrete de que precisamos fazer isso com regularidade, para não perder mobilidade nestas quatro amplitudes principais – flexão e rotação do quadril, flexão dos joelhos e dorsiflexão dos tornozelos.

Avalição: Teste de Cócoras

Nós acreditamos que todo mundo deveria ser capaz de ficar de cócoras com os pés paralelos e na posição de referência (dedos para a frente, peso equilibrado entre as bolas dos pés e os calcanhares), e o quadril abaixo da linha dos joelhos. Não somos exigentes a ponto de insistir que você mantenha o tronco na vertical (esse é um movimento diferente, adequado para exercícios de agachamento). Seu peito pode até se projetar para a frente, o que, na verdade, ajudará a manter o equilíbrio na postura. Acredite ou não, depois que você se acostumar, essa será uma posição bem confortável para permanecer de forma relaxada.

Isso tudo pode parecer impossível, mas garantimos que a maioria das pessoas consegue chegar lá. Vamos ver como você está agora; então lhe ensinaremos a conquistar a posição de cócoras.

PREPARO
Você precisará de um espaço livre no chão. Use roupas confortáveis e pode ficar descalço se preferir.

O TESTE

Antes de fazer o teste, uma observação sobre o posicionamento das costas. Ao segurar algo pesado (como um peso) em um agachamento, o ideal é manter as costas eretas e o tronco na vertical. Caso você não esteja segurando nada, isso não é necessário. Na verdade, permitir que as costas se curvem ao ficar de cócoras é muito restaurativo para a coluna, ajudando-a a hidratar os discos intervertebrais. Então não se preocupe com suas costas durante o teste; concentre-se no quadril e nos pés.

Fique de pé com os pés afastados na largura do quadril ou um pouco mais. Não importa a distância entre eles, e uma distância maior pode facilitar o agachamento, então posicione-se do jeito que lhe parecer melhor. Em seguida dobre os joelhos e baixe o bumbum na direção do chão, mantendo os pés alinhados com os joelhos e o peso equilibrado entre os calcanhares e as bolas dos pés. Estique os braços para a frente e incline o tronco caso isso o ajude a manter o equilíbrio. Não se preocupe com a sua coluna ao fazer isso. Agora tente alcançar uma das seguintes posições e permaneça nela por 5 respirações:

1 A posição ideal é descer as nádegas até poucos centímetros do chão, com o quadril bem abaixo da linha dos joelhos, os dedos dos pés apontados para a frente e os calcanhares firmes no chão.

2 Se você não conseguir ficar na primeira posição sem cair, tente apontar os dedos dos pés para fora e separar mais as pernas ou manter os pés alinhados e elevar os calcanhares do chão (se você conseguir fazer esta última, é melhor do que a posição com os dedos virados para fora).

3 Caso isso ainda seja difícil demais, tente baixar o quadril até a altura do assento de uma cadeira, formando um ângulo de 90 graus com as pernas.

4 Como última opção, baixe o quadril o máximo que conseguir.

O QUE SIGNIFICA SEU RESULTADO

Se você alcançou a posição 1: Você é ninja! Essa é uma boa notícia para a amplitude de movimento de quadril, joelhos e tornozelos. Mas como em todas as nossas recomendações, não fique achando que sua habilidade de ficar de cócoras já está garantida. Você pode pular a prática

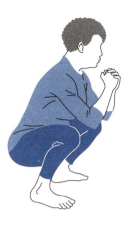 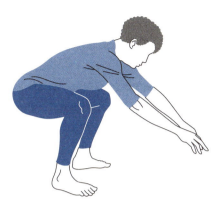

Toda criança passa muito tempo brincando nessa posição. Nosso objetivo: recuperar nosso movimento infantil. SIM, é possível.

Virar os pés para fora é uma ótima forma de alcançar profundidade na postura de cócoras, mas pode limitar suas opções de movimento e sua potência.

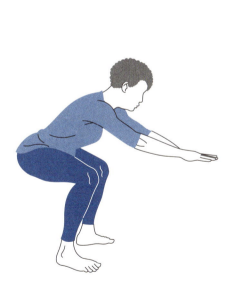 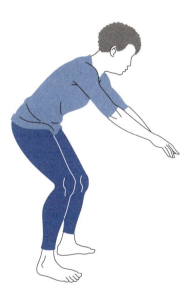

Observe que a altura desse agachamento corresponde à de uma cadeira. Coincidência?

O importante não é o ponto em que começamos, mas no qual terminamos! Continue firme!

física de abaixar-levantar (página 211), mas treine permanecer algum tempo relaxando de cócoras pelo menos três vezes por semana.

Se você alcançou a posição 2: Você está quase lá. Manter os pés alinhados com os joelhos é um dos aspectos mais difíceis da postura de cócoras. Muitas pessoas só conseguem ficar nessa posição com os pés virados para fora, e não tem problema. No entanto, com os pés assim, a postura permite que você esconda deficiências na amplitude de movimento dos tornozelos e do quadril, e não mantém os arcos dos pés estáveis. Por isso é importante melhorar a posição dos pés. Porém, o mais importante é que você, assim como as pessoas que alcançam a posição 1, fique de cócoras regularmente como parte da sua rotina de saúde, seja com os pés retos ou virados para fora.

Se você alcançou a posição 3: Conseguir alcançar a altura de uma cadeira e permanecer nessa posição já é uma conquista. Conforme você for treinando a prática física do Sinal Vital 7, conseguirá descer cada vez mais.

Se você alcançou a posição 4: Dá para perceber que essa é uma postura difícil para você, mas todo mundo é capaz de dominar a postura de cócoras. A prática física que apresentaremos lhe ajudará a melhorar num ritmo razoável.

QUANDO REFAZER O TESTE?

Caso você consiga ficar de cócoras, pode fazer o teste diariamente, porque recomendamos ficar nessa posição todos os dias. Caso não consiga e esteja seguindo o protocolo de abaixar-levantar (página 211), faça o teste uma vez por semana até dominar a postura. Depois refaça-o todos os dias durante o seu Relaxamento de Cócoras.

Lá embaixo

O primeiro vídeo que publicamos no YouTube se chamava "The 10-Minute Squat Test" [O teste de cócoras de 10 minutos] e foi gravado em 2010, no nosso antigo quintal. Simplesmente apontamos a câmera para Kelly enquanto ele permanecia de cócoras, falando ao longo de 10 minutos sobre as vantagens da posição e sobre como ela aumenta a amplitude de movimento do quadril, dos tornozelos e dos joelhos. Como atletas profissionais, já tínhamos viajado bastante àquela altura, víramos pessoas de cócoras no mundo todo e havíamos usado alguns sanitários turcos. Mas sabíamos que pouquíssimas pessoas no nosso país posicionavam o corpo daquele jeito tão importante – muitas não conseguiriam nem se tentassem. Nós queríamos mudar isso, e por um bom motivo.

Apostamos que não existe um médico nos Estados Unidos que recomende que seus pacientes fiquem de cócoras para manter uma boa saúde. Ainda assim, existem evidências de que essa posição pode fazer muita diferença no nosso bem-estar. Pesquisadores de universidades chinesas e americanas colaboraram em 2002 na publicação do resultado de um estudo que comparava o predomínio de artrite do quadril em idosos na China e nos Estados Unidos. O estudo descobriu que a prevalência de dor no quadril causada pela artrite em homens e mulheres chineses era *80% a 90%* menor do que nos seus contemporâneos americanos. É provável que parte dessa diferença seja atribuída a fatores genéticos, mas, de acordo com os pesquisadores, boa parte se deve à forma como os chineses usam o corpo diariamente. Eles escreveram o seguinte: "Ficar de cócoras usa uma amplitude de movimento extrema que pode ativar áreas da cartilagem do quadril que não recebem carga na posição de pé, possivelmente estimulando a troca e a regeneração da cartilagem que, caso contrário, estaria sujeita a ficar cada vez mais fina devido ao desuso e mais vulnerável ao estresse."

Quando ficamos de cócoras, duas outras articulações também entram em jogo: os tornozelos e os joelhos. Os tornozelos principalmente são muito subestimados. Esse presente evolutivo da natureza é essencial para o equilíbrio, algo que veremos em detalhes no Sinal Vital 8. Além disso, eles também nos ajudam a levantar do chão. Se você tem uma boa amplitude de movimento nos tornozelos, é provável que tenha conseguido gabaritar o Teste de Sentar-Levantar do Sinal Vital 1, o que também significa que seria capaz de levantar se caísse. A mobilidade adequada nos tornozelos também beneficia atletas. Ter amplitude total de movimento nos tornozelos nos oferece mais potência ao realizar movimentos dinâmicos como correr, pular, dar passos para o lado e dar impulso na parede da piscina. (Atletas também devem observar que a flexão do quadril na postura de cócoras aumenta a potência da pedalada.) E, só para reforçar, tornozelos com boa mobilidade também nos protegem de lesões.

A outra articulação importante neste caso é a dos joelhos. Existe uma noção antiga de que se agachar para além do ângulo de 90 graus faz mal aos joelhos. No entanto, você não hesitaria em dobrar seu cotovelo mais de 90 graus. As articulações foram projetadas para se dobrarem profundamente, e isso vale para a dos joelhos. Longe de ser prejudicial, ficar de cócoras ajuda a fortalecer os músculos que dão apoio aos joelhos e, na verdade, um dos processos mais humanos de todos depende da nossa capacidade de agachar – ou pelo menos dependia. Estamos falando sobre defecar. Isso é pouco divulgado – o que é compreensível, já que ninguém gosta de falar sobre cocô –, mas, nas culturas em que as pessoas se agacham para ir ao banheiro, há uma incidência menor de doenças digestivas, como as síndromes do intestino irritável e inflamado. A posição de cócoras é a mais natural para essa que é a função corporal mais natural de todas. O vaso sanitário, assim como a cadeira, o smartphone, o computador, o carro... e assim por diante, é mais uma conveniência moderna que não é adequada ao design do corpo humano. Estamos pedindo que você abra mão dele? Claro que não – isso seria impossível –, mas achamos que esse é mais um sinal de que ficar de cócoras é uma posição normal que deveríamos adotar com regularidade.

Então, tudo bem, a menos que você esteja viajando ou acampando, é bem provável que não precise se agachar para ir ao banheiro, mas sem dúvida, em algum momento, precisará abaixar para pegar algo no chão. É aqui que o agachamento se torna muito útil. Se necessário, você é capaz de se inclinar em um ângulo de 90 graus, dobrando o quadril, deixando as costas e as pernas retas. E se precisar descer mais? Você consegue chegar ao chão? Há basicamente duas opções. Você pode dobrar os quadris e os joelhos para pegar aquele brinquedo ou saco de roupa suja, mas para isso precisará usar os músculos menores das costas em vez dos músculos maiores das pernas. A outra opção é ficar de cócoras, o que não apenas faz você se abaixar até o chão como lhe permite se levantar com ajuda das pernas e do bumbum (os maiores músculos do corpo), que dão força para levantar seu corpo e aquela caixa de equipamentos velhos de cozinha que precisa sair da garagem. Essa é a opção mais segura e eficiente, que ainda por cima oferece a oportunidade de praticar várias amplitudes de movimento.

AQUECIMENTO PRÉ-TREINO

Com frequência, nos perguntam se as mobilizações, inclusive os exercícios com o rolo, são um bom aquecimento pré-treino. A resposta curta é sim, mas com ressalvas. Se você pratica um esporte ou faz um treino que exige amplitude total de movimento de uma articulação (como a maioria exige), uma amplitude limitada pode prejudicar seu desempenho. Então se você vai correr, por exemplo, pode acrescentar ao seu aquecimento o alongamento no sofá (página 100), porque ele coloca o corpo em uma posição – extensão de quadril – usada na corrida. Pelo mesmo motivo, nadadores devem se aquecer com exercícios para a mobilidade dos ombros. O problema é que frequentemente vemos pessoas usando mobilizações, sobretudo usando rolos em tecidos moles, que não são adequadas ao esporte para o qual estão se preparando. Passar o rolo nas suas panturrilhas não vai ajudar nas remadas do caiaque. Além disso, você faria uma massagem antes de subir na bicicleta ou em um ringue de boxe? As mobilizações devem ser usadas em aquecimentos, sem dúvida, mas escolha as que melhoram as posições que você usará na atividade em questão.

Outra parte do aquecimento é, bem, se aquecer. Você precisa esquentar o corpo para suar pelo menos um pouquinho, preparando os músculos para o movimento. Para nós, a ferramenta ideal para isso é uma corda. Pular corda ou até usar a versão modificada – apenas dar pulinhos – por 2 a 5 minutos é um ótimo preparo para qualquer tipo de treino, além de ser uma excelente forma de melhorar o equilíbrio (falaremos mais sobre isso no Sinal Vital 8). Dois pelo esforço de um. Se você detesta pular, faça uma caminhada acelerada. Isso será o suficiente para aquecer seu corpo para sua atividade principal.

Durante o processo de aquecimento, aproveite para avaliar como está se sentindo nesse dia. Kelly teve a oportunidade de voar em um avião com os Blue Angels, o esquadrão de demonstração de voo da Marinha americana famoso por suas acrobacias aéreas. Uma das coisas que ele observou foi como os pilotos se preparam para as manobras. Quando os aviões estão no ar, eles fazem algumas curvas em alta velocidade para ver como o avião reage cheio de carga e como o corpo deles lida com a força G naquele dia específico. Sua sensibilidade às forças geradas pela aeronave é influenciada por muitos fatores, inclusive pela hidratação, pelo sono e pela tolerância pessoal; eles verificam os sistemas.

Assim como os Blue Angels, todos nós estamos sujeitos a variações na nossa capacidade de lidar com uma empreitada específica. Um aquecimento pré-treino é como a verificação de sistemas do piloto: uma avaliação de como você se sente nesse dia. Qual o seu nível de cansaço? Seu corpo está enrijecido ou maleável? Alguma dor? Use o tempo do aquecimento para responder a essas perguntas, então prossiga da forma apropriada.

Prática física: Variações de agachamentos

Mesmo que você não consiga se lembrar de já ter agachado na vida, é bem provável que fizesse isso na infância. E seu corpo lembra, ainda que não pareça gostar no começo. O encanamento já está todo montado; você só precisa ligar a torneira. Essa é uma habilidade surpreendentemente fácil de recuperar.

Durante a prática física, tenha em mente que você não está apenas melhorando sua técnica de agachamento por si só. Nós usamos movimentos do agachamento o tempo todo. Por exemplo, quando perdemos o equilíbrio, nosso comportamento padrão é agachar uma perna para tentarmos nos manter de pé. Ao subir e descer escadas, fazemos o agachamento de uma perna só. Portanto ao agachar, além de levar várias articulações até o limite da sua amplitude, você está colocando em prática tudo que é necessário para subir e descer.

Abaixar-levantar

Este movimento oferece uma forma de retreinar o corpo aos poucos para se sentir confortável na posição de cócoras. Ele começa usando o apoio de uma cadeira e progride até você conseguir se abaixar totalmente sem ajuda.

Posicione-se diante de uma cadeira. Esticando os braços na altura dos ombros, dobre lentamente os joelhos e vá descendo o bumbum devagar até encostar na cadeira, como se fosse sentar, depois suba devagar. Leve 2 a 3 segundos para descer e não apoie seu peso sobre a cadeira. No primeiro dia, faça isso uma vez. No segundo dia, duas vezes seguidas. No terceiro, três vezes seguidas. Continue acrescentando um agachamento por dia até alcançar 20. Quando chegar a esse ponto, desça mais o agachamento. Repita a mesma sequência, mas em vez de se apoiar na cadeira use algo mais baixo, como um pufe ou uma mesa de centro. Ao alcançar 20, repita a sequência, baixando cada vez mais até chegar à posição de cócoras.

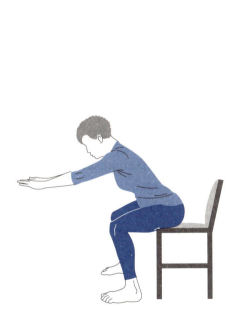

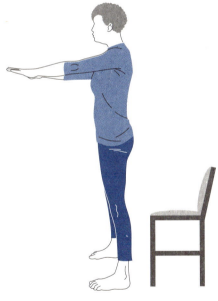

Mantenha a pressão sobre os pés distribuída entre as bolas dos pés e os calcanhares. Deixe o corpo se mover conforme for necessário para manter a pressão equilibrada durante todo o processo.

Não precisa parar no agachamento. Apenas desça devagar, depois levante no mesmo ritmo.

Relaxamento de cócoras

A melhor forma de mostrar ao cérebro que você valoriza uma posição é passando tempo nela. Se você já domina a posição de cócoras, só precisa passar algum tempo – mesmo que sejam 3 minutos por dia – relaxando na posição para garantir que não perderá essa habilidade. Você pode fazer isso nos intervalos durante o expediente de trabalho ou incluir esse movimento no tempo que passa sentado no chão (Sinal Vital 1) à noite, vendo televisão.

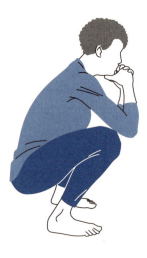

Esforce-se para passar algum tempo nessa posição todos os dias.

TRABALHO EXTRA: AGACHAMENTO TABATA

Lá na década de 1990, um médico e pesquisador japonês popularizou uma técnica de treino intervalado que se tornou conhecida como Tabata. O protocolo funciona assim: repetições de ciclos de 20 segundos de exercício e 10 segundos de descanso por 4 minutos. Esse tipo de treino melhora o sistema cardiovascular, assim como a força e a resistência. Se você estiver arrasando no relaxamento de cócoras, experimente fazê-lo.

Posicione-se com os pés afastados na largura dos ombros, na posição de referência dos pés (dedos apontados para a frente, peso equilibrado entre as bolas dos pés e os calcanhares). Dobre os joelhos e agache até ficar de cócoras, o quadril descendo bem abaixo da linha dos joelhos. Levante e repita quantas vezes conseguir durante 20 segundos. Descanse 10 segundos. Faça 8 ciclos, ou quantos conseguir em 4 minutos. Conte suas repetições a cada ciclo de 20 segundos. Sua "pontuação" é o menor número de agachamentos em um ciclo. Tente fazer seu maior número de agachamentos em todos os ciclos.

UM ESTUDO DE CONTRASTE: TERAPIA DE CALOR E FRIO

Um dos melhores investimentos que já fizemos foi instalar uma pequena sauna no nosso quintal. O segundo melhor investimento foi instalar uma banheira externa para tomar banhos frios ao lado da sauna. Assim, podemos nos aquecer, depois esfriar, e repetir tudo de novo, um processo chamado "terapia de contraste". Obviamente, esse nome se deve às temperaturas opostas a que nos expomos ao alternar entre fontes de calor e frio. A parte da "terapia" vem do estresse benéfico que ela produz no corpo: é como uma malhação para o sistema vascular, comprimindo e expandindo os vasos sanguíneos para aumentar o fluxo de sangue, distribuindo mais oxigênio e nutrientes para os músculos. O mesmo vale para os canais linfáticos; eles também são estimulados. Usamos a terapia de contraste para ajudar a acelerar a recuperação da quebra natural do tecido muscular causada pelos exercícios físicos, amenizando dores e acelerando a adaptação ao esforço feito pelo corpo durante o dia.

Não é preciso ter uma sauna para fazer a terapia de contraste – nem uma banheira específica –, mas gostamos da sauna por ela oferecer outras vantagens, entre elas diminuir o risco de pressão alta, doenças cardiovasculares, derrames e Alzheimer, e por tratar artrite, dores de cabeça e gripes. Fazer sauna com regularidade também melhora a função imunológica, diminuindo suas chances de ficar doente. Passe entre 5 e 20 minutos diários em uma sauna para colher esses benefícios. Existe um motivo para os finlandeses serem tão saudáveis.

A imersão na água fria também tem suas vantagens. Não estamos falando sobre colocar gelo em uma lesão. Isso é algo diferente, que não recomendamos (veja a página 198). Colocar gelo em lesões impede as células inflamatórias de ajudar na recuperação do tecido que precisa ser reparado. Já a imersão na água fria reduz a inflamação leve associada ao esforço muscular. Essa prática é usada há muito tempo, mas foi recentemente popularizada por Wim Hof (veja a página 74), conhecido por suas lendárias façanhas de resistência ao frio e por defender banhos gelados. Como Hof observou, a exposição à água fria está associada à melhoria das funções imunológica e cardiovascular, assim como a um sono de maior qualidade. Em 2016, pesquisadores brasileiros compararam os resultados de cinco estudos sobre imersão em água fria e descobriram que sessões de 11 a 15 minutos em uma temperatura de 10°C a 15°C melhoram a recuperação muscular.

Talvez seja preferível experimentar a terapia de contraste aos poucos. Você verá que a variação de temperatura pode aumentar o ritmo cardíaco e acelerar a respiração, o que é normal, mas também pode causar ansiedade no início. Comece devagar, sobretudo quando se tratar da parte fria do contraste, colocando apenas um ou dois membros na água no começo. Então vá progredindo para sessões mais demoradas, com o corpo inteiro (a maioria das pessoas se acostuma mais rápido com o calor). Há métodos diferentes para essa prática, e você pode fazê-la inclusive no chuveiro.

O nosso protocolo pessoal de terapia de contraste é o seguinte: passamos cerca de 15 minutos na sauna, depois ficamos 3 minutos na banheira fria, e repetimos o ciclo várias vezes. Além de nos sentirmos ótimos depois, uma das coisas de que mais gostamos é que esse se tornou um momento de socialização na nossa casa. Convidamos amigos para jantar, depois encerramos a noite com um ciclo de sauna e banho frio. É bem mais saudável do que tomar uma saideira, e deixa todo mundo sonolento (encerramos a sessão com o banho frio, já que ele ajuda a baixar a temperatura do corpo de forma a prepará-lo para o sono). Todos nós dormimos muito bem quando fazemos isso.

SINAL VITAL **8**

ENCONTRE SEU PONTO DE EQUILÍBRIO

AVALIAÇÃO
PARTE 1: Teste de Equilíbrio AUOF (Apoio unipodal, com os olhos fechados)
PARTE 2: Teste de Equilíbrio do Idoso

PRÁTICA FÍSICA
Exercícios e mobilizações para o equilíbrio

Depois de se formar na faculdade, Juliet guardou muitas das suas coisas em um depósito. Um dos pertences guardados era uma suculenta que antes recebia muito sol da Califórnia além de todo o amor e cuidado de Juliet. Quando foi buscar suas coisas, ela encontrou a planta, antes tão bonita, aparentemente morta depois de passar mais de um ano sem receber água nem luz. "Caramba", pensou Juliet, "acho que não custa tentar colocar água nela" – e viu a suculenta murcha voltar à vida. Ela se recuperou.

É isso que vamos tentar fazer neste capítulo: recuperar seu equilíbrio. Mesmo que tenha diminuído, ele está prontinho para voltar à vida. Talvez você ache que isso não se aplica ao seu caso. Pode ser que caminhe muito bem por aí sem nunca tropeçar nem cair. Tudo bem – as avaliações deste capítulo vão revelar a verdade. Mas todo mundo, por mais firme que seus pés pareçam agora, precisa treinar o equilíbrio. Por uma questão de segurança, para saber que somos capazes de fazer o que queremos e precisamos sem medo, para nos movimentarmos com mais facilidade, para sentir menos dores e incômodos e para ter um desempenho atlético melhor. Os motivos são inúmeros.

De todas as muitas competências físicas que temos, o equilíbrio acaba passando despercebido, sendo um atributo no qual poucas pessoas prestam atenção, mas que afeta praticamente todos os aspectos da mobilidade. Talvez não devêssemos dizer que *ninguém* presta atenção nele. À medida que passam dos 60 anos, as pessoas começam a ouvir alertas sobre os perigos da perda de equilíbrio. Esse é um problema que realmente afeta o mundo todo, e as estatísticas nos Estados Unidos são preocupantes. De acordo com o CDC, a cada segundo um idoso cai – são cerca de 36 milhões de quedas por ano, sendo essa a principal causa de lesões ou morte causada por lesões na terceira idade. As consequências da queda também fazem com que as pessoas tenham uma vida mais limitada, evitando atividades e interações sociais e, por fim, se movendo menos – o que as deixa mais fracas e deteriora ainda mais seu equilíbrio, em um verdadeiro círculo vicioso.

De certa forma, a sociedade aceita isso como o preço do envelhecimento, mas nós rejeitamos essa visão passiva. Sabemos que quedas podem ser evitadas e que o equilíbrio pode ser mantido – e recuperado. Não por acaso, a noção de que cair é um problema que afeta apenas pessoas mais velhas é equivocada. Muitos pesquisadores já estudaram quedas em pessoas mais jovens, inclusive um grupo da Universidade Purdue, que descobriu que metade dos universitários analisados caiu em um intervalo de quatro meses. *Todos* os estudantes relataram tropeçar ou escorregar pelo menos uma vez por semana, apesar de conseguirem se equilibrar antes da queda na maior parte dos casos. Uma pequena porcentagem das quedas foi atribuída ao uso abusivo de substâncias (estamos falando de universitários, afinal), e algumas quedas aconteceram enquanto as pessoas digitavam no celular. Entretanto, o maior fator das quedas era conversar com alguém ao mesmo tempo que caminhava. Caso você esteja achando que isso é algo que só acontece com universitários distraídos, aqui vão algumas estatísticas estarrecedoras: quedas são a terceira maior causa de lesões não intencionais em pessoas com idades entre 18 e 35 anos.

Sabemos que tudo isso parece um pouco desanimador, mas é o oposto.

Permanecer ereto é uma característica tão humana que não existe motivo para o equilíbrio diminuir. Se todo mundo atentasse nisso neste momento, acreditamos que essa quantidade enorme de quedas diminuiria vertiginosamente. E prestar atenção no equilíbrio não significa um treinamento formal que tomará uma hora do seu dia. Melhorar o equilíbrio não é difícil – você pode fazer isso ao escovar os dentes ou lavar a louça – e parece uma brincadeira, algo que, considerando que todos já fomos crianças um dia, sabemos fazer bem. Esta é uma habilidade que conseguimos aprimorar rapidamente com pouquíssimo esforço. De repente, a pessoa que era incapaz de ficar de pé em uma perna só por 20 segundos está se equilibrando em um *slackline*, depois se equilibrando no *slackline* de olhos fechados e em seguida fazendo malabarismos em cima do *slackline*... Tudo bem, estamos exagerando, mas só um pouco. Você pode mesmo fazer muito progresso!

Avaliação – Parte 1: Teste de Equilíbrio AUOF (Apoio unipodal, com os olhos fechados); Parte 2: Teste de Equilíbrio do Idoso

Há várias formas de avaliar o equilíbrio. Escolhemos esses dois testes específicos porque eles examinam elementos diferentes: o Teste de Equilíbrio AUOF tira as informações visuais da jogada, e o Teste de Equilíbrio do Idoso analisa o equilíbrio dinâmico – você consegue se equilibrar em movimento? Ambos serão muito elucidativos sobre a situação dos seus pés, que estão intimamente associados ao equilíbrio. Caso estejam bem organizados e sejam sensíveis o suficiente para transmitir informações ao cérebro, é provável que você tenha uma boa pontuação nos testes.

PARTE 1: TESTE DE EQUILÍBRIO AUOF (APOIO UNIPODAL, COM OS OLHOS FECHADOS)

A estabilidade dos pés depende – para além dos pés em si – de três fatores principais: o ouvido interno; receptores sensoriais da musculatura, dos tendões, da fáscia e das articulações; e visão. Os olhos ajudam o corpo a permanecer estável porque informam onde ele está em relação aos arredores. Sem a capacidade de enxergar, dependemos de outras ferramentas corporais para o equilíbrio; este teste avalia seu funcionamento. Ele também mostra quanto a visão é uma parte importante da manutenção do equilíbrio – não é fácil ficar de pé em uma perna só, com os olhos fechados. Ainda assim, basta praticar um pouco para dominar essa tarefa difícil.

PREPARO

Já que você fará o teste de olhos fechados, é melhor pedir a alguém que o ajude com a cronometragem do tempo. Você precisará de um relógio, um espaço livre e pés descalços.

O TESTE

Fique descalço e se posicione em um espaço aberto. Feche os olhos, dobre uma perna e eleve o pé até uma altura confortável (não precisa ser muito alto). Permaneça nessa posição por 20 segundos, contando a quantidade de vezes que seu pé precisar tocar o chão. Troque de lado. Caso esteja apreensivo, fique ao lado de uma parede ou diante de uma pia.

O QUE SIGNIFICA SEU RESULTADO

A sua pontuação é a quantidade de vezes que seu pé precisou tocar o chão para recuperar o equilíbrio. Avalie cada lado separadamente.

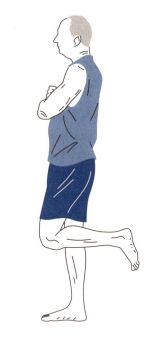

Os braços não precisam ficar cruzados. Não usar os braços para se equilibrar é mais difícil.

Você não tocou o chão: Isso é sinal de que você tem um bom equilíbrio. Repetir o teste todos os dias pode ser a única prática física de que você precisa para manter essa habilidade.

Você tocou o chão uma ou duas vezes: Muito bom. O teste provavelmente passará a ser moleza se você praticar um pouco.

Você tocou o chão três vezes ou mais: Você veio ao lugar certo. Seu equilíbrio precisa de treino, então preste bastante atenção em tudo que aprender neste capítulo.

QUANDO REFAZER O TESTE?

Você pode refazer o teste todo dia – essa já é uma forma de treinar o equilíbrio.

PARTE 2: TESTE DE EQUILÍBRIO DO IDOSO

Aprendemos essa avaliação simples mas informativa com Chris Hinshaw, um renomado treinador de resistência e fundador do site aerobiccapacity.com. Não se iluda com o nome do teste: ele é complicado para todos, jovens ou idosos. Mesmo assim, não o incluiríamos no livro se não fosse possível executá-lo bem depois de alguma prática. E como a mobilidade interage com o equilíbrio para nos ajudar a dominá-lo, todas as outras práticas que você está fazendo o ajudarão a gabaritar o teste com o tempo.

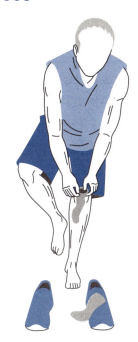

A brincadeira do sapato é só uma forma de incluir suas habilidades na rotina diária. Você vai calçar sapatos e meias pelo resto da vida. É muita repetição!

PREPARO

Você precisará de um espaço livre, sem quaisquer objetos, e pés descalços. Deixe um par de sapatos com cadarços e meias à sua frente.

O TESTE

Equilibrando-se na perna direita, deixe a perna esquerda se estender para trás ao se abaixar para pegar uma das meias. Volte para a posição ereta. Tentando não se segurar em nada, levante o pé esquerdo e coloque a meia, depois se abaixe de novo, pegue o sapato e calce-o. Amarre o sapato, depois devolva o pé esquerdo ao chão. Repita do outro lado. Lembre-se de respirar enquanto se equilibra.

O QUE SIGNIFICA SEU RESULTADO

A sua pontuação é a quantidade de vezes que seu pé precisou tocar o chão para recuperar o equilíbrio. Avalie cada lado separadamente.

> **Você não tocou o chão:** Isso é sinal de que você tem um bom equilíbrio. Repetir o teste todos os dias pode ser a única prática física de que você precisa para manter essa habilidade.
>
> **Você tocou o chão uma ou duas vezes:** Muito bom. O teste provavelmente passará a ser moleza se você praticar um pouco.
>
> **Você tocou o chão três vezes ou mais:** Você veio ao lugar certo. Seu equilíbrio precisa de treino, então preste bastante atenção em tudo que aprender neste capítulo.

QUANDO REFAZER O TESTE?

Você pode refazer o teste todo dia – essa já é uma forma de treinar o equilíbrio.

Equilíbrio da cabeça aos pés

Se você observar um bebê se desenvolvendo ao longo de vários meses, o verá explorando e depois dominando o equilíbrio. Tudo começa com ele tentando se sentar ereto, então avança quando começa a ficar de pé e caminhar. Mesmo depois de conseguir, demora um tempo até ele ficar craque. Talvez você se lembre do estudo que mencionamos na página 42: pesquisadores observaram que crianças de 12 a 19 meses caem cerca de 17 vezes por hora. Mas cair quando você pesa 10 quilos e cair quando pesa 60 ou 100 quilos são coisas bem diferentes em termos de impacto. (É por isso que tentamos *muito* não cair.) A julgar pela frequência com que as crianças levantam e tentam de novo, as quedas mal chegam a lhes causar algum incômodo.

Tudo isso é para dizer que o equilíbrio é algo que, no começo da vida, precisamos nos esforçar para dominar. No entanto, depois que o dominamos, nossa tendência é ignorá-lo, embora essa seja uma habilidade que deveríamos treinar – mesmo que só um pouquinho – ao longo da vida. Talvez um dos motivos para não fazermos isso é o fato de o equilíbrio ser um sistema complexo, que envolve muitas "ferramentas" diferentes em muitos pontos diferentes do corpo. A maioria das pessoas nem sabe o que nos permite manter a estabilidade ao ficarmos de pé. Então vamos fazer uma revisão.

O equilíbrio depende da troca de informações entre elementos sensoriais e mecânicos do corpo. O cérebro integra dados de fontes que vão desde os pés até os olhos para nos ajudar a ter estabilidade mesmo sem pensarmos nisso. É um poder de processamento de dados em seu mais alto nível, projetado para manter nossa cabeça erguida e o corpo seguro de modo a sermos capazes de comer, nos reproduzir e fazer todas as coisas que os seres humanos devem fazer.

Três sistemas principais participam da interação entre sensações e reações. Um é o aparelho vestibular, também conhecido como ouvido interno, um labirinto de canais semicirculares e pequenos órgãos cheios de líquido, cada qual sensível a diferentes tipos de movimento. Quando a cabeça se move, o líquido nessas estruturas se move também, agitando células ciliadas minúsculas que transmitem impulsos ao cérebro – que, por sua vez, instrui o corpo a reagir para manter o equilíbrio.

Também dependemos muito de outro sistema chamado "propriocepção". Nossos músculos, articulações, ligamentos e tendões possuem receptores que enviam informações sobre a posição e os movimentos do corpo ao sistema nervoso central. Este, por sua vez, envia sinais aos músculos ordenando que respondam de forma apropriada. Na verdade, o propósito do sistema nervoso central (o centro de processamento do cérebro e da medula espinhal) é nos permitir perceber mudanças no ambiente, nos orientar e nos mover com competência para manter nosso centro de gravidade estável. E rápido. O intervalo entre o estímulo sensorial e o movimento muscular protetor é de milissegundos. Assim, a propriocepção nos ajuda a fazer ajustes que nos permitem recuperar o equilíbrio quando tropeçamos no tapete ou quando a nossa bicicleta começa a oscilar. Ela também ajuda jogadores de basquete a driblar a bola sem olhar para baixo e jogadores de futebol a chutar sem cair no chão. Em um piscar de olhos, a propriocepção nos dá uma consciência corporal incisiva. Feche os olhos e toque o topo da sua cabeça: isso também é obra da propriocepção em ação.

Só que tudo funciona melhor com os olhos abertos, porque a visão é o terceiro membro da tríade do equilíbrio. Quando a cabeça se move, o ouvido interno envia aos olhos sinais para se moverem de modo a estabilizar o olhar. Sem essa estabilidade da visão, seria difícil evitar os obstáculos que podem nos levar a perder o equilíbrio. Mas o papel do olhar é ainda mais sutil. Como você percebeu ao fazer o Teste de Equilíbrio AUOF, é difícil manter o equilíbrio sem o auxílio da visão. Mesmo que você não esteja se movendo, os olhos oferecem ao cérebro informações que ajudam seu corpo a permanecer de pé.

Observe a palavra "informações", porque essa é a chave para o equilíbrio. O cérebro depende de dados que vêm de vários locais do corpo; sem eles, a situação fica literalmente estremecida. Este é um bom momento para falar sobre os pés. Já mencionamos como eles são importantes para caminharmos (Sinal Vital 4); quando se trata de equilíbrio, os pés também merecem atenção. Leonardo da Vinci disse: "O pé humano é uma obra-prima da engenharia e uma obra de arte." Ele tinha razão. Além de serem a base de apoio para o corpo inteiro, os pés nos dizem muitas coisas. Os proprioceptores ficam especialmente concentrados nas solas dos pés, e uma boa parte do cérebro é dedicada a analisar as informações enviadas por eles – mais ou menos do tamanho da parte que interpreta os estímulos vindos das mãos.

Como a maioria das pessoas raramente anda descalça e passa a maior parte do tempo caminhando em superfícies lisas, com os pés aconchegados em sapatos muito macios, isso faz com que deixem de receber uma grande parcela dos estímulos que ajudam a estabelecer o equilíbrio. Phillip Beach, especialista em movimento humano, chama os sapatos de "câmaras de privação sensorial", enquanto Kelly se refere a eles como "caixões". Talvez existam ainda outras consequências. Uma das hipóteses é que algumas pessoas podem chegar a ter dores nas costas por falta de informações sobre a posição delas no espaço. Sem dados suficientes, o cérebro começa a tomar decisões ruins sobre como o corpo deve se organizar e se mover, potencialmente levando a desconforto e perda de funcionalidade.

Para ajudar no equilíbrio do jeito que devem, os pés precisam ser fortes e supersensíveis a estímulos – por isso alguns times de futebol americano obrigam seus jogadores a correr descalços de vez em quando. Se você gosta de cinema, talvez lembre que no filme *Duro de matar* (1988) o personagem de Bruce Willis, John McClane, ouve do seu vizinho de assento no avião que o segredo para se recuperar bem de uma viagem é tirar os sapatos e as meias ao chegar ao destino, caminhar descalço e dobrar bem os dedos dos pés. Na verdade, esse é um bom conselho, apesar de não dar muito certo para McClane, que acaba precisando passar o filme inteiro descalço.

Os tornozelos também têm um papel importante no equilíbrio. Assim como os pés, eles possuem uma alta concentração de sensores que atualizam o cérebro sobre a nossa posição no espaço. Os tornozelos também devem ter uma boa amplitude de movimento (veja a página 206) para reagir habilmente a todas as coisas em que pisamos e que podem nos desequilibrar, como pedras no caminho ou a areia na praia. Nós gostamos de dizer que o que torna alguém um bom esquiador não é nunca perder o equilíbrio, mas sua capacidade de se recuperar. É comum encontrar situações que desafiam o nosso equilíbrio; o que importa é a forma como lidamos com elas. Quando os tornozelos têm uma boa amplitude de movimento, o cérebro sabe disso e funciona de acordo, enviando sinais que permitem que nos recuperemos rápido.

UM COMENTÁRIO SOBRE O ARCO

O arco plantar é fantástico. Essa pequena estrutura feita de ossos, fáscia, ligamentos e tendões, que ajuda a equilibrar o peso do corpo entre o calcanhar e a bola do pé, é uma estrutura flexível e dinâmica, capaz de desencadear um zilhão de movimentos diferentes. A medicina institucional considera o arco tão essencial que desenvolveu apoios plantares artificiais (órteses) para serem usados dentro dos sapatos.

Todo mundo concorda que o arco é importante. Mas, parafraseando o grande treinador de corrida Nicholas Romanov, se você olhar para uma ponte com um arco – procure no Google a ponte New River Gorge, na Virgínia Ocidental –, verá o que a mantém de pé: nada. Bom, não exatamente nada. O peso de uma estrutura em arco é distribuído para as laterais, chamadas de "contrafortes", que, no caso do pé, são o calcanhar e a bola. O que nós queremos dizer é que o arco deve se manter mais ou menos por conta própria. Há situações em que um apoio artificial é necessário, como lesões ou dores fortes no pé, mas usar apoios plantares ao longo da vida toda é como torcer o braço e continuar usando a tipoia depois que ele melhora. Esse apoio não apenas é desnecessário como inibe o fortalecimento da estrutura, que permanece fraca. Nossa opinião é que se você quiser acabar de vez com o seu pé, use um apoio plantar – e ele não precisará mais fazer esforço nenhum.

Até pessoas com supostos "pés chatos" ou "arcos colapsados" têm arcos funcionais, apesar de muitos acharem que não. Se pedirmos às pessoas em um salão cheio que adotem a posição de referência dos pés (página 124), de repente elas descobrirão que os arcos que sempre acreditaram ser inexistentes estavam bem debaixo do seu nariz. Realmente, algumas pessoas têm arcos muito baixos, porém nunca analisamos um pé cujo arco não aparecesse na posição de referência dos pés. Isso significa que basta organizar melhor o corpo para melhorar a funcionalidade dos arcos, gerando mais flexibilidade na pisada e mais equilíbrio.

Isso também ajuda a evitar a pisada pronada, que ocorre quando o peso não é igualmente distribuído entre as partes da frente e de trás dos pés e os tornozelos se inclinam em direção um ao outro. A amplitude de movimento limitada dos tornozelos pode ser uma das causas dos pés pronados, e essa condição costuma ser um prenúncio de lesões nas pernas.

Algum tempo atrás, trabalhamos com uma equipe universitária de ponta de natação feminina, e uma das coisas que tentamos fazer foi ajudar as atletas a fortalecer tornozelos e pés. A maioria delas, ao sair da água, usava chinelos ou sapatos extramacios com apoio plantar, que enfraqueciam e dessensibilizavam seus pés. Na nossa opinião, fortalecer a região as ajudaria a se impulsionar com mais força na parede da piscina e a saltar mais rápido dos blocos na hora da largada. Durante as duas primeiras semanas de condicionamento focado nos pés – que envolvia reorganizar a posição deles de pé, caminhando e treinando em blocos de equilíbrio –, algumas atletas reclamavam de câimbras nos pés aos caminhar pelo campus. O fato de elas serem atletas bem-sucedidas não importava – seus pés estavam fracos! Porém, após as duas primeiras semanas, as câimbras desapareceram e elas começaram a ver diferença na piscina. Até a pernada delas melhorou, porque o sistema inteiro passou a funcionar melhor.

Malabarismo

Aos 60 e poucos anos, a mãe de Juliet, Janet, parou de andar de bicicleta porque ficou com medo de não conseguir mais se equilibrar sobre duas rodas. Durante viagens de férias, quando cogitávamos alugar bicicletas, ela sempre se recusava. Hoje Janet tem 77 anos e, apesar de ter feito atividades físicas durante a vida toda e estar em plena forma, esbelta e cheia de energia, fazendo aulas de dança e tai chi – que são ótimos exercícios para melhorar o equilíbrio –, ela nunca mais subiu em uma bicicleta. Assim como a maioria das pessoas, Janet não sabia que precisava prestar atenção no equilíbrio quando era mais jovem, e suas atividades do dia a dia não ofereciam oportunidades para melhorar sua estabilidade.

Existe uma associação direta entre o medo de Janet de andar de bicicleta e nossas pedaladas ávidas – nós queremos fazer todo o possível para garantir que a mesma coisa não aconteça com a gente. Também mantemos em mente o exemplo de alguém que tem mais ou menos a idade da mãe de Juliet, Bob Licht, fundador de uma empresa chamada Sea Trek, que promove aventuras marítimas em caiaques. Bob ainda pratica stand-up paddle, anda de caiaque em corredeiras e pedala. Ele continua firme porque faz isso há anos. Não existe ninguém melhor nem pior nas histórias de Bob e Janet; eles são apenas bons exemplos do que pode acontecer com o nosso equilíbrio. Assim como muitas coisas na vida, o equilíbrio precisa ser praticado para não atrofiar.

É fato que o corpo está sujeito a mudanças causadas pelo tempo. Quando se trata de equilíbrio, algumas coisas acontecem mesmo. À medida que envelhecemos, o sistema nervoso central deixa de integrar tão bem e com tanta rapidez os sinais que recebe do nosso sistema de equilíbrio. O funcionamento dos receptores da propriocepção se deteriora. Ocorrem mudanças no ouvido interno, especialmente nas células ciliadas que transmitem impulsos, cuja quantidade diminui. Além disso, a maioria das pessoas deixa de enxergar tão bem com o passar dos anos (e, paradoxalmente, e talvez devido ao declínio da propriocepção, passamos a depender mais da visão para termos equilíbrio conforme envelhecemos). Todas essas coisas – até mesmo na ausência de condições complicadoras, como artrite e diabetes, que podem afetar os pés e os tornozelos – se unem para dificultar o equilíbrio diante de atividades que o desafiem.

Há um pouco de inevitabilidade aqui, só *um pouco*. Evidências convincentes (não apenas exemplos como o de Bob Licht) sugerem que exercícios e treinamentos de equilíbrio podem desacelerar a deterioração natural dos sistemas responsáveis por ele. Por exemplo, a propriocepção, que provavelmente é o que mais contribui para o equilíbrio em todas as idades, comprovadamente melhora em pessoas que praticam tai chi com regularidade. Em 1997, um estudo da Universidade Western de Ontário descobriu que, apesar de pessoas mais jovens (com idades entre 19 e 27 anos) com certeza terem uma propriocepção mais bem ajustada do que pessoas mais velhas (com idades entre 60 e 86 anos), as mais velhas que se exercitavam tinham uma propriocepção melhor do que as sedentárias.

Os participantes do estudo canadense não treinavam especificamente o equilíbrio. Então o que acontece se treinarmos? Em 2020, um grupo de pesquisadores australianos que tentava estabelecer parâmetros para a Organização Mundial da Saúde fez uma análise abrangente de 116 estudos anteriores, totalizando mais de 25 mil participantes. Eles verificaram que pessoas com 65 anos ou mais que praticavam exercícios de equilíbrio ou funcionais tinham 24% menos chance de cair do que os grupos de controle. Aquelas que faziam exercícios tanto de equilíbrio quanto funcionais junto de outros tipos de exercício por mais de 3 horas por semana tinham 42% menos chances de cair. É uma diferença expressiva. E as pessoas que fazem exercícios de equilíbrio não apenas têm menos chances de cair como também têm menos chances de se machucar ou de precisar de cuidados médicos caso caiam.

Se a possibilidade de cair não abala você – quando somos jovens (e até nem tão jovens assim), é difícil imaginar as dificuldades que podem vir com a idade –, pense que treinar seu equilíbrio vai melhorar sua capacidade geral de se mover. Quando o assunto é equilíbrio, imaginamos logo que ele é importante para evitar obstáculos e para não cairmos ao tropeçar ou perder nosso centro de gravidade. Mas também usamos o equilíbrio o tempo todo para nos mover com facilidade pelo espaço, algo que é ainda mais valioso para esportes e atividades físicas. Alguns exercícios melhoram o equilíbrio – em especial aqueles que dependem dele, como ciclismo, futebol, basquete, esqui, patinação no gelo, surfe, ginástica olímpica, yoga, tai chi, chi kung. Mas treinar um pouco mais o equilíbrio pode melhorar o desempenho nessas atividades, além de nos ajudar a ficar mais ágeis e rápidos em outras. Mas o mais importante é que os treinos de equilíbrio comprovadamente ajudam a reduzir lesões em atletas profissionais e amadores.

DE BRINCADEIRA

Quando era bebê, nossa filha mais velha tinha um caso de amor com sua chupeta. Durante o sono, a chupeta sempre acabava caindo, então ela chorava quando não conseguia encontrá-la ao acordar. O que significava que nós precisávamos acordar também. Nosso pediatra ofereceu então uma ótima solução: "Encha o berço com umas 20 chupetas", disse ele. "Assim, sempre haverá alguma à mão." Deu certo.

Então seguimos a mesma recomendação médica e a adaptamos ao treinamento de equilíbrio. Espalhados por nossa casa e pelo escritório há vários tipos de equipamentos de equilíbrio. Eles simplesmente ficam lá para usarmos (e para nossos visitantes usarem também). Enquanto esperamos algo esquentar no micro--ondas ou falamos ao telefone, ficamos em um Slack Block, um bloco retangular que funciona como um *slackline* (aquela fita sobre a qual caminhamos, como uma corda bamba) em miniatura. No quintal, temos um *slackline* de verdade. Um dos passatempos favoritos de Kelly é fazer churrasco e brincar nele.

Manter equipamentos para o equilíbrio espalhados pela casa nos permite brincar de um jeito muito saudável. A parte mais legal de treinar o equilíbrio é que não precisa ser um treino formal na sua agenda. Há vários equipamentos para isso por aí, desde bolas BOSU e tábuas de equilíbrio até trampolins em miniatura. Simplesmente brinque com eles por alguns minutos. Você pode andar de skate no quintal. Jogue amarelinha com (ou sem) seus filhos. Um amigo intrépido até montou uma trave olímpica com um cano de PVC.

Você nem precisa de equipamentos. Encontre algo divertido. Fique de pé em uma perna só enquanto escova os dentes ou lava a louça. Pratique a postura da árvore do yoga ou pule de um lado para o outro de uma linha imaginária enquanto vê televisão. Há um muro baixo no seu quintal? Veja se consegue caminhar por cima dele. Caminhe descalço por superfícies texturizadas para estimular seus pés. Na infância, é bem provável que você fizesse isso tudo. Agora é hora de redescobrir por que você se divertia tanto com essas coisas. (Porque são muito divertidas!)

Prática física: Exercícios e mobilizações para o equilíbrio

A menos que façam parte de uma equipe esportiva, o único momento em que as pessoas parecem exercitar o equilíbrio é quando algo acontece – uma lesão, talvez uma cirurgia – e elas precisam treinar com um personal trainer ou fazer tratamento com um fisioterapeuta. Do ponto de vista profissional, podemos afirmar que você não precisa procurar um profissional para treinar o equilíbrio. Boa parte desse trabalho pode ser feita diante da pia da cozinha.

Nossa prática física para o equilíbrio inclui algumas coisas simples. A primeira é a mobilização do equilíbrio em Y, que é baseada em um teste frequentemente aplicado a atletas para analisar seu equilíbrio e seu risco de sofrer lesões. Ela o ajudará a treinar o equilíbrio dinâmico – a se equilibrar em movimento. A segunda é pular, de preferência usando uma corda, embora ela não seja necessária. Subir e descer rápido na ponta dos pés *como* se estivesse pulando é uma forma de fazê-la, e oferece muitas das vantagens de pular corda. Quando você para de pular, começa a morrer. Talvez isso seja um pouco extremo, mas leve em consideração que pular não apenas mantém seus sistemas de equilíbrio em forma como também faz os órgãos se moverem, algo que faz bem para a saúde de praticamente todos os sistemas importantes que nos mantêm vivos. E existem outras vantagens, em especial para as mulheres, segundo Stacy Sims, Ph.D., autora de *Next Level: Your Guide to Kicking Ass, Feeling Great, and Crushing Goals Through Menopause and Beyond* [Melhor ainda: Seu guia para arrasar, se sentir ótima e cumprir objetivos durante a menopausa e depois]: o fortalecimento dos ossos. Sims, que é fisiologista do exercício e cientista nutricional, nos apresentou a um estudo muito convincente que mostra que, para mulheres na menopausa, 16 semanas de treino de saltos com alto impacto – pular 10 ou 20 vezes, duas vezes por dia, com 30 segundos de intervalo entre cada salto – melhora a densidade do osso do quadril. Se você não quiser melhorar seu equilíbrio, siga nossa prática para melhorar seus ossos!

A parte final do seu dever de casa envolve formas de sensibilizar os tecidos nas partes inferiores da perna e nos pés. É basicamente uma automassagem. Talvez você se surpreenda com a rigidez das suas extremidades inferiores.

Mobilização do equilíbrio em Y

Para fazer este movimento, você precisa imaginar que está parado no meio de um Y gigante no chão. Você esticará seu pé em direções diferentes e analisará até onde vai seu alcance. Pode dobrar o joelho ou se inclinar se isso ajudar. O objetivo é se esticar, fazer três respirações e permanecer equilibrado.

Posicione-se descalço no chão, em um espaço aberto. Imagine que está parado no meio de um Y virado para trás. A linha única do Y fica diante de você, e as duas "bifurcações" do topo do Y ficam atrás, à esquerda e à direita. Equilibrando-se em uma perna só, estique a outra o máximo possível para a frente sem perder o equilíbrio, na direção do fim do Y, e encoste os dedos no chão. Mantenha por três respirações. A seguir, estique o mesmo pé para trás, no mesmo lado, para tocar o topo do Y. Novamente, vá o mais longe que conseguir sem perder o equilíbrio e mantenha por três respirações. Depois estique o mesmo pé para trás da outra perna, o mais longe que conseguir, sem perder o equilíbrio, para tocar o outro topo do Y. Mantenha por três respirações. Repita do outro lado.

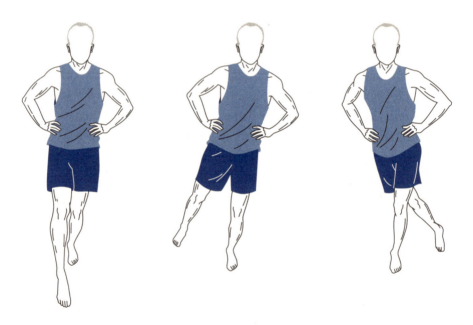

Apesar de a mobilização do equilíbrio em Y ter instruções específicas, fique à vontade para brincar e descobrir posições difíceis por conta própria!

PULAR E QUICAR PARA AUMENTAR O EQUILÍBRIO

Nós gostamos muito de pular. Demais! Além de desenvolver a capacidade de equilíbrio, o exercício acelera a frequência cardíaca, o fluxo sanguíneo e a queima de calorias. Por todos esses motivos, essa é uma forma excelente de aquecimento para qualquer treino e, ao usá-la para nos prepararmos para os exercícios, matamos dois coelhos com uma cajadada só – aquecimento e treinamento de equilíbrio.

Pular corda

Segurando uma corda com as duas mãos e mantendo o tronco ereto, pule 100 a 200 vezes com os dois pés. Fique na ponta dos pés enquanto salta. Os pulos não precisam ser altos, só 2 a 4 centímetros acima do chão. Depois dobre e levante de leve a perna esquerda e pule 50 a 100 vezes com o pé direito. Troque de lado.

Quicar

Com as mãos apoiadas de leve em uma bancada ou com uma das mãos apoiada na parede, fique na ponta dos pés e quique para cima e para baixo rapidamente, 50 vezes. Não é preciso baixar os calcanhares até o chão todas as vezes; apenas abaixe-os um pouco ao quicar. Depois dobre e levante de leve a perna esquerda e quique 25 vezes com o pé direito. Troque de lado.

Serra de osso

Este movimento estimula os tecidos da panturrilha e o tendão de aquiles. É o tipo de automassagem que pode ser um pouco desconfortável, mas diminuir a tensão na região é uma recompensa que vale a pena.

Coloque uma almofada no chão e fique de quatro, apoiando as canelas sobre a almofada. Posicione o tornozelo da perna direita sobre a parte inferior da panturrilha esquerda. Com um movimento de serra, aplicando pressão, passe o tornozelo sobre a parte inferior da panturrilha, indo na direção do calcanhar. Serre de volta. Repita por 3 a 5 minutos. Troque de lado.

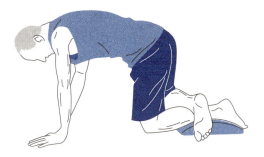 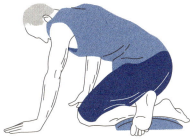

Sem equipamento? Sem problema! Por que este exercício se chama serra de osso? Você vai entender.

A pressão demorada e persistente pode melhorar a sensação nas suas pernas.

Alongamento cruzado da panturrilha

Este pode parecer um alongamento clássico da panturrilha, mas com apenas um ajuste simples – cruzar o pé oposto – toda a dinâmica muda. Cruzar o pé coloca o quadril em extensão e também proporciona um alongamento mais profundo dos tecidos da panturrilha.

Posicione-se sobre um meio-fio ou um bloco. Apoie o calcanhar direito no chão, deixando o pé inclinado para cima. Depois cruze a perna esquerda passando pela frente da direita e mantenha a posição por 5 a 10 respirações. Veja se consegue contrair os glúteos do lado ativado. Troque de lado.

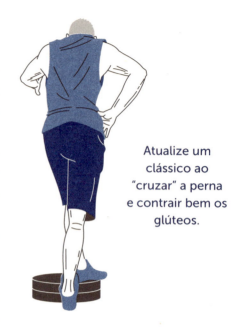

Atualize um clássico ao "cruzar" a perna e contrair bem os glúteos.

Estímulo do pé

Este exercício é exatamente o que parece.

Sentado no chão ou no sofá, puxe um pé para cima e massageie calcanhar, arco, bola e dorso do pé. Use os dedos da mão para separar os dedos do pé e torça-os para a frente e para trás. (Você já deve ter visto pessoas usando sapatos que separam os dedos. Acaba que os seus separadores já vêm de fábrica – eles se chamam dedos das mãos.) Tente retorcer o pé para fora, dobre e estique os dedos dos pés. Faça isso por vários minutos, mas não se limite. Dedique o tempo que quiser a um pé e depois troque de lado.

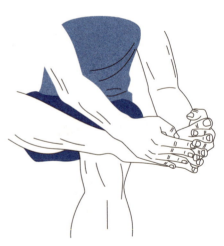

Entrelaçar os dedos das mãos e dos pés é uma ótima forma de entrar em contato com seu pé.

SINAL VITAL **9**

CRIE UM AMBIENTE RICO EM MOVIMENTOS

AVALIAÇÃO
Análise do Tempo que Você Passa Sentado

PRÁTICA FÍSICA
Como organizar uma mesa para trabalhar em pé; Sentar de forma dinâmica

Alguns anos atrás, ficamos sabendo que uma grande empresa com sede em São Francisco teve uma ideia genial. Ela instalou um software no computador dos funcionários que bloqueava a tela por cinco minutos a cada hora, uma iniciativa para promover a saúde pensada para obrigar os funcionários a levantar da cadeira e andar um pouco. Deu certo. Como não podiam trabalhar, muitos davam uma volta pelo escritório ou iam pegar uma xícara de café. No mínimo, eles levantavam para se alongar. A política de bloqueio de tela ofereceu ao corpo deles uma folga da posição em L exigida pelo trabalho no escritório e também trouxe a consequência inesperada de incentivar a camaradagem entre os colegas. As pessoas ficaram mais felizes no trabalho.

O bloqueio do computador é o que chamamos de *criar um ambiente rico em movimentos*. É uma forma de limitar ou até tirar opções para forçar as pessoas a se moverem mais. Mas NÃO é uma estratégia para forçar as pessoas a não se sentarem mais no trabalho. Não vamos apontar o dedo para você e proibi-lo de ficar sentado ou de olhar para o computador, nem vamos obrigá-lo a abrir mão do smartphone ou se tornar avesso à tecnologia. As pessoas modernas – e nossas filhas – jamais vão abrir mão da tecnologia. O Zoom veio para ficar. Quase todo mundo no planeta hoje em dia tem um telefone pessoal. Nada disso vai desaparecer, pelo menos até a próxima revolução tecnológica. Então precisamos de uma abordagem diferente, de um jeito de trabalhar com as circunstâncias atuais e continuar respeitando corpos que foram feitos para se mover como se ainda vivêssemos em tempos pré-históricos.

Nascemos para permanecer em movimento o tempo todo, não necessariamente com atos grandiosos, como passar uma hora na piscina ou correndo numa trilha, mas mudando de posição com frequência, ajustando a carga do corpo, se remexendo. Pessoas que "não conseguem parar quietas" em geral são vistas com um pouco de zombaria, mas achamos que elas é que estão certas. A movimentação frequente é essencial, quer você esteja sentado ou não.

Quando falamos sobre o Sinal Vital 4, debatemos as consequências do sedentarismo para a saúde, especialmente de passarmos muitas horas por dia sentados. Você já deve ter entendido: ficar sentado, ainda mais por longos períodos, não é o ideal, e fazer atividades físicas não anula o tempo passado no aconchego de uma cadeira. Só que queremos passar outra mensagem além dessa. Não é que ficar sentado seja ruim; é que se mover é melhor. Nós adoramos ficar sentados. Sentar (especialmente no chão) é ótimo. Mas a verdade é que tendemos a nos mover menos quando estamos sentados. E permanecer sentado não devia ser sua escolha para o dia todo – mas acaba sendo para muitas pessoas. Estimativas sobre a média de tempo que americanos passam sentados diariamente variam entre 6 e 10 horas por dia – ou, explicado de outra forma, entre 50% e 70% do tempo que passam acordados. No entanto, achamos que isso parece pouco se pensarmos em como é a rotina de uma pessoa sedentária. Tomar café da manhã e ler notícias (meia hora), dirigir para o trabalho (meia hora), trabalhar sentado até a hora do almoço (quatro horas), almoçar (uma hora), retornar à mesa (três horas), dirigir de volta para casa (meia hora), jantar (meia hora), assistir à televisão (duas horas). O total são 12 horas, ou 11 se subtrairmos o tempo mínimo andando de um ponto a outro. Existem pessoas que vivem assim por anos a fio. Sabemos que essa rotina faz mal em vários sentidos, prejudicando inclusive a musculatura do corpo e outras partes móveis.

Se você integrou caminhadas à sua rotina como sugerimos no Sinal Vital 4, já está com meio caminho andado para se mover mais e passar menos horas sentado. Na nossa opinião, a melhor forma de continuar acrescentando movimento à sua vida é passar uma proporção maior do dia em pé. Ficar de pé gera movimento – pessoas que passam mais tempo em pé também tendem a se mexer mais. Apesar de isso já gerar benefícios por si só, nossa parte favorita sobre essa postura é que ela é a porta de entrada para o movimento. Boa parte desses movimentos pode ser discreta, mas há um efeito cumulativo impressionante que vale buscar.

Depois dessa constatação, talvez você ache que vamos lhe pedir que conte quantas horas por dia passa de pé. Mas não faremos isso. Ficar de pé não é solução para tudo. É só mais um jeito – junto de caminhadas e outras atividades físicas – de passar *menos tempo* sentado. Nós reconhecemos que algumas pessoas não conseguem passar muito tempo de pé (se é que conseguem) durante um dia normal e que também há muitas formas de se mover dentro das restrições de uma cadeira e/ou fazendo intervalos rápidos. Porém, para a maioria de nós, reduzir o tempo que passamos sentados é a melhor estratégia para priorizar o movimento. Então vejamos qual é o seu ponto de partida e depois discutiremos formas de fazê-lo se levantar e se mover por mais tempo ao longo do dia.

Avaliação: Análise do Tempo que Você Passa Sentado

Foi apenas nos últimos anos, depois de inúmeros estudos mostrando seus perigos para a saúde, que o excesso de tempo sentado passou a chamar a atenção das pessoas. E além da recomendação geral de "limitar" o comportamento sedentário, ainda não temos orientações oficiais sobre o tempo máximo que podemos passar sentados. No entanto, podemos analisar as pesquisas para entender o que algumas das mais importantes falam sobre o assunto (repetindo as observações que fizemos nas páginas 106-107): mulheres e homens que passam mais de seis horas por dia sentados apresentam, respectivamente, 37% e 18% mais chances de morrer antes das pessoas que passam menos de três horas por dia sentadas.

Levando em consideração esses dados e pensando no que seria prático para a maioria das pessoas (responsáveis), acreditamos que limitar o tempo sentado a seis horas por dia seja uma regra razoável.

Além disso, apesar de não sermos especialistas em mortalidade, somos especialistas em movimento, e acreditamos que esse número seja equivalente ao tempo que o corpo aguenta ficar sentado antes de a mobilidade começar a sofrer. Você também é especialista em movimento, embora não saiba disso. Como fica sua mobilidade após passar 10 a 12 horas jogado numa cadeira? Apostamos que você se sente enrijecido e desajeitado, talvez até desconfortável. Ninguém precisa de um estudo para saber que passar horas seguidas sentado faz mal ao corpo.

Mesmo assim, sentar é algo tão essencial para a vida moderna que muitas pessoas ignoram seus malefícios e praticamente não refletem sobre o tempo que passam na mesma posição dia após dia. Se você for uma delas, este é o momento de descobrir. Esta avaliação vai acompanhá-lo ao longo de 24 horas, durante as quais você tomará nota do tempo que passa sentado numa cadeira, num banco, numa cama (sentado, não deitado) ou num sofá. Sugerimos que faça a avaliação em um dia comum, já que é em dias assim que a maioria das pessoas passa mais tempo sentada.

Há alguns jeitos de sentar que estão liberados: sentar no chão, ficar de cócoras ou se exercitar sentado. Ciclistas, remadores, praticantes de caiaque ou de outros esportes que são realizados nessa posição não precisam acrescentar esse tempo à conta.

PREPARO

O teste é muito simples. Você precisará apenas de papel e lápis para registrar o número de horas que passa sentado, e depois fazer uma continha para somar as horas e os minutos. Se quiser ajuda, encontrará calculadoras para isso na internet (pesquise "sitting calculator" para encontrar alguns sites em inglês) que permitem acrescentar as horas por categoria (tomando café, trabalhando pela manhã, etc.). Então elas farão a conta por você.

O TESTE

Começando no momento em que acordar pela manhã e indo até a hora que se deitar à noite, registre o tempo que você passa sentado. Exceções: sentar no chão, ficar de cócoras e se exercitar sentado.

O QUE SIGNIFICA SEU RESULTADO

A sua pontuação equivale ao número de horas que você passa sentado. Arredonde os minutos abaixo e acima de 30 (isto é, 7 horas e 26 minutos são 7 horas; 7 horas e 45 minutos são 8 horas).

Caso você se surpreenda com a quantidade de tempo que passa sentado, não será o primeiro. Alguns dos atletas mais bem treinados que conhecemos ficaram chocados ao calcular seu total. O importante agora é que você fique ciente do tempo e dê alguns passos (literalmente) para evitar períodos prolongados nessa posição. Aqui vai o que sua pontuação diz sobre sua situação atual e o que precisa acontecer.

6 horas ou menos: Estamos impressionados! A menos que seu emprego exija ficar em pé (talvez exija mesmo), não é fácil alcançar esse valor. Continue assim.

7 a 9 horas: Dependendo do seu total dentro desse intervalo, vamos lhe dar nota 9 ou 8. Caso o seu total sejam nove horas, pode parecer difícil diminuir para seis, mas nossa experiência mostra que, quando você começar a passar mais tempo fora de uma cadeira, a mudança acontecerá rápido. Você não vai mais querer permanecer tanto tempo sentado.

10 a 12 horas: Nota 7. Você precisa reformatar bastante seus dias, mas já vimos centenas de pessoas fazerem isso. Você também consegue.

13 horas ou mais: Lamentamos informar que você está fracassando nessa área. O mais importante a ter em mente, e reforçaremos isto ao longo do capítulo, é que a mudança não precisa acontecer da noite para o dia. É melhor mesmo ir aumentando aos poucos o tempo que passa de pé.

QUANDO REFAZER O TESTE?

Diariamente.

Levantando-se

De certa forma, a prática física desta seção poderia se chamar Sinal Vital 4, Parte II. Enquanto algumas das outras práticas físicas neste livro têm o objetivo de fazer você se mover de formas específicas para aumentar sua amplitude de movimento – as mobilizações para extensão do quadril e rotação dos ombros são ótimos exemplos –, tanto o Sinal Vital 4 quanto o Sinal Vital 9 simplesmente esperam que você se mexa e seja menos sedentário. A contagem de passos diários é uma parte importante disso, mas, a menos que faça parte do seu trabalho, é provável que você não passe o dia inteiro caminhando. É aqui que entra a parte de ficar de pé. Quando ficamos em pé, acabamos nos movendo mais. É bem simples.

De fato, em teoria, ficar de pé *não é se mover*, e pode ser uma posição bem estática caso você queira. Mas é provável que isso não aconteça. Pela nossa experiência, ficar de pé dá *vontade* de se mexer. Na verdade, por uma questão de conforto, torna-se necessário se mexer. Se você observar alguém de pé por alguns minutos – ou se lembrar de alguma ocasião em que você mesmo passou muito tempo assim –, logo verá como é difícil ficar imóvel. Você pode mexer o quadril, alternar o peso entre os pés, dobrar um joelho, depois o outro, mexer as pernas, encontrar algo em que se apoiar, cruzar e descruzar os braços. Já vimos pessoas em shows ficarem na postura da árvore do yoga só para amenizar o desconforto de ficar de pé. Poucas pessoas – como os guardas do palácio de Buckingham – conseguem ficar imóveis por um bom tempo. O corpo se move para gerar estabilidade e equilíbrio.

Alguns pesquisadores usam o termo "atividade física espontânea" (SPA, na sigla em inglês) para descrever essa compulsão inconsciente por se mexer sem receber qualquer recompensa (em outras palavras, mexer o quadril ou cruzar os braços não ajuda você a tirar um livro de uma prateleira ou chegar mais perto de um saco de batata frita). A atividade física espontânea também se enquadra na categoria NEAT – termogênese da atividade sem exercício, na sigla em inglês ("termogênese" é outro termo para queima de calorias). Além desses movimentos que são fruto da inquietação, a NEAT inclui movimentos como empurrar um carrinho de compras pelo mercado, levantar da mesa no trabalho para ir ao banheiro, digitar e se abaixar para amarrar os sapatos. E a NEAT pode ser parcialmente responsável por diferenciar pessoas com sobrepeso daquelas que conseguem manter um peso saudável. Pessoas que se remexem, levantam e se movem mais tendem a ser bem mais magras.

Um dos pesquisadores de maior destaque na área de estudos sobre o sedentarismo é o Dr. James Levine, que já foi codiretor da Iniciativa para

Soluções contra a Obesidade da Mayo Clinic/Universidade Estadual do Arizona. Levine ajudou a chamar atenção para os malefícios de ficar sentado. ("Permanecer sentado por um tempo excessivo", declarou o Dr. Levine para o *The New York Times*, "é uma atividade letal.") Entre os muitos estudos feitos por seu laboratório havia um que comparava o custo calórico de várias atividades. Os resultados impressionam:

GASTO DE ENERGIA EM COMPARAÇÃO COM DEITAR-SE IMÓVEL:

Sentar sem se mover: 6% ↑

Sentar se remexendo: 54% ↑

Ficar de pé sem se mover: 13% ↑

Ficar de pé se remexendo: 94% ↑

Caminhar a 1,5 km/h: 154% ↑

Caminhar a 3 km/h: 202% ↑

Caminhar a 5 km/h: 292% ↑

No nosso próprio "laboratório", Juliet fez umas contas e concluiu que, ao passar oito horas por dia de pé (ela trabalha em uma mesa regulável para ficar de pé), ela queima 275 calorias a mais do que se ficasse aboletada em um sofá ou uma cadeira pelo mesmo tempo. Em 365 dias, são 100 mil calorias a mais por ano, ou o equivalente a correr 38 maratonas (o maratonista médio queima 100 calorias por 1,5 quilômetro). E isso sem contar o tempo que ela passa se remexendo – esses são apenas os gastos calóricos de ficar de pé. Mesmo que ela reduzisse o número de dias em pé para 260 (a média de dias úteis por ano), continuam sendo 71 mil calorias queimadas – ou o equivalente a correr 27 maratonas. Quando você queima tantas calorias assim, passa a ter muito mais flexibilidade em relação ao que pode comer.

Se você se importa com calorias, isso deve ser um bom incentivo para passar menos tempo sentado e mais tempo de pé. Mas existem outros motivos interessantes para fazer isso. Pesquisadores no Japão descobriram que trabalhadores que reduziram o tempo que passam sentados também começaram a sentir menos dores nos ombros e no pescoço. Outros estudos mostram que usar estações de trabalho ajustáveis para trabalhar tanto de pé quanto sentado causam menos dores nas costas. Por outro lado, sabemos que permanecer estagnado em uma cadeira é um convite para dores nas costas e que a dor faz as pessoas se moverem ainda menos na cadeira – um círculo vicioso dos piores.

Quando você passa muito tempo sentado e sente dor, não é difícil ligar os pontos. Mas há muitas outras consequências que talvez você nem perceba até ser tarde demais. Entre elas estão função vascular prejudicada, pressão alta, metabolismo insuficiente da glicose, inflamação, redução do fluxo sanguíneo para o cérebro e até a diminuição dos efeitos benéficos de atividades físicas, como baixar os triglicerídeos e os níveis de insulina. Tudo isso acontece porque, quando sentamos em uma cadeira, a musculatura da perna se torna muito passiva e, consequentemente, não exige muita energia. Em resposta, o ritmo de muitas funções, inclusive o fluxo sanguíneo e o metabolismo da glicose, diminui. Se, por outro lado, ficamos de pé, as pernas recebem carga e precisam se esforçar para sustentar o peso do corpo. Isso obriga todo o sistema a se esforçar de um jeito positivo.

Pesquisadores da Escola de Nutrição e Promoção da Saúde da Universidade Estadual do Arizona demonstraram isso em um estudo que envolvia medir a glicose após as refeições em nove estudantes acima do peso em várias condições diferentes. No primeiro dia do estudo, os participantes simplesmente passavam oito horas sentados. Uma semana depois, passavam parte do dia em pé. Uma semana depois, andavam de bicicleta por algum tempo, e na semana seguinte caminhavam. Todas as intervenções aconteciam em um intervalo de tempo determinado – a primeira durava 10 minutos, depois aumentava para intervalos de 15, 20 e 30 minutos – até chegar a 2,5 horas de tempo passado fora da cadeira a cada 8 horas por dia. Não é surpresa que os intervalos de caminhada e bicicleta tenham apresentado os melhores resultados para a glicose (andar de bicicleta foi superior), mas ficar apenas de pé já foi suficiente para melhorar o metabolismo da glicose.

Assim como tudo na vida, ficar de pé pode ser levado a extremos. Ninguém está sugerindo que você não deve se sentar nunca, especialmente conforme for acrescentando essas mobilizações à sua rotina. Se você não estiver acostumado e de repente, em vez de ficar apenas uma hora por dia em pé, começar a passar 12 horas, talvez se sinta como se tivesse acabado de completar um triatlo: todo dolorido. (Existe um antídoto: veja as páginas 213-214.) Dito isso, como cofundadores de uma organização que instalou mesas de altura regulável em escolas de ensino fundamental, para as crianças poderem estudar de pé (contamos essa história em "Nunca é cedo demais para começar: StandUp Kids", na página 243) e autores de um livro sobre como acabar com o hábito de ficar sentado, *Deskbound: Standing Up to a Sitting World* [Preso à mesa: Como levantar em um mundo feito para ficarmos sentados], já ouvimos todos os argumentos possíveis *contra* ficar de pé e temos resposta para cada um deles. Como acabamos de contar, Juliet descobriu que passar o dia em pé aumentava muito sua queima calórica anual. Críticos gostam de observar que, quando comparamos passar uma hora sentado a permanecer uma hora de pé, a diferença entre o gasto energético não é tão grande assim. Tudo bem, pode ser. Mas nós seguimos a Teoria da Agregação dos Ganhos Marginais.

A Agregação dos Ganhos Marginais é uma mistura de princípios de negócios usados com grande sucesso por Dave Brailsford, que se tornou presidente da Federação de Ciclismo Britânico em 2002. Brailsford, que tem um MBA e participava de campeonatos de ciclismo, recebeu uma equipe que não vencia uma medalha olímpica de ouro havia 76 anos. Intimidado pelo desafio, ele decidiu pensar pequeno e usar um princípio que havia aprendido na faculdade de Administração: que melhorias incrementais poderiam resultar em ganhos significativos. Quando ele aplicou essa teoria ao esporte, isso significou separar todos os componentes do ciclismo competitivo e tentar melhorar cada aspecto em 1%. Então a equipe trabalhava para melhorar pequenos detalhes, como manter os pneus limpos, levar os próprios travesseiros e colchões para as competições para conseguirem dormir bem e lavar sempre as mãos e usar outras táticas para evitar doenças. Em 2008, a equipe levou 7 das 10 medalhas de ouro no velódromo nos Jogos Olímpicos de Pequim. E repetiu sua performance vitoriosa quatro anos depois, em Londres.

Então, se você nos disser que a quantidade de calorias que você queima ao pular da cadeira não é tão grande assim, nossa resposta é: E daí? Porque, com *consistência*, vemos não apenas esses números pequenos se acumularem como também outras vantagens que vão crescendo com o tempo. Para reforçar, quando você fica de pé, provavelmente vai se remexer, então qualquer quadro de informações calóricas que diga que ficar de pé só queima umas 10 calorias a mais do que ficar sentado não está contando a história completa: ficar se remexendo aumenta o gasto calórico. Além disso, ficar de pé também ameniza o enrijecimento do corpo e nos permite sair da temida postura em C, mencionada no Sinal Vital 5. E naturalmente nos leva a dar mais passos. Se recebemos um telefonema, é mais provável começarmos a andar enquanto falamos se já estivermos de pé do que se precisarmos levantar da cadeira. É mais fácil andar até a mesa de um colega do que mandar um e-mail se já estivermos de pé – sem precisar se arrastar para sair da cadeira. Sentar é anestesiante; ficar de pé é revigorante, e também nos torna menos propensos àquela moleza que dá depois do almoço.

Os praticantes de exercícios físicos também se beneficiam de um jeito específico. Com frequência, pessoas que se exercitam pela manhã ou durante o horário de almoço logo ao terminar a atividade, ainda com os batimentos cardíacos acelerados, se jogam na cadeira e ficam lá. Sabemos que essa não é a melhor forma de facilitar sua adaptação ao exercício nem permite que o coração e a temperatura voltem lentamente ao normal. Além disso, preso em uma cadeira (ou no banco do carro), você não estimula a circulação, que pode levar ao enrijecimento dos músculos e tecidos conjuntivos. É por isso que nadadores como Michael Phelps passam para outra piscina para esfriar o corpo depois de uma competição e que cavalos são guiados pela pista após a corrida do Kentucky Derby. Uma das maiores vantagens de estar em um ambiente rico em movimento é que você não precisa fazer algo especificamente para esfriar o corpo. Digamos que você trabalhe de casa e tenha acabado de sair da bicicleta ergométrica. Você pode ir direto para sua mesa regulável e trabalhar de pé, e seu corpo vai esfriar aos poucos conforme você se remexer e mudar de posição.

Por outro lado, qual você acha que é a diferença entre correr depois de passar três horas trabalhando de pé e depois de passar três horas sentado? A experiência será diferente. Você pode testar. Passe uma hora sentado e vá correr; então fique de pé se remexendo por uma hora e vá correr. Seu tempo após ficar de pé será melhor do que depois de ficar sentado.

NUNCA É CEDO DEMAIS PARA COMEÇAR: STANDUP KIDS

Tudo começou, quem diria, com uma corrida do saco. Em 2013, nos voluntariamos para trabalhar em um evento na escola de ensino fundamental das nossas filhas, ajudando as crianças a entrarem nos sacos para a corrida. Ficamos surpresos com a quantidade de meninos e meninas, alguns de apenas 6 anos, que não tinham amplitude de movimento suficiente para entrar no saco com facilidade, que dirá capacidade atlética para pular ao longo de toda a corrida. Muitos também estavam com sobrepeso.

A maioria dos pais provavelmente não ficaria pensando nisso, mas você sabe como nós somos com o movimento: ficamos indignados. Sentar – porque claramente era isso que a maioria das crianças estava fazendo por uma quantidade absurda de horas durante o dia – estava fazendo mal a elas, e queríamos ajudar. Um ano após a fatídica corrida do saco, Juliet fundou a StandUp Kids e começou a organizar um grupo educacional sem fins lucrativos para diminuir o tempo que as crianças passavam sentadas.

O passo seguinte foi tomar uma atitude. Juntos, entramos na sala de aula de quarto ano da nossa filha mais velha e a convertemos na primeira sala de aula de pé/em movimento da Califórnia. Alguns meses depois, compramos carteiras de altura regulável para as demais crianças do quarto ano e para uma turma do primeiro ano, totalizando 100 alunos que poderiam ficar de pé durante a aula. Angariamos doações (110 mil dólares!) para convertermos todas as 450 carteiras da escola até 2015. No ano seguinte, descobrimos que mais de 27 mil crianças por todo o país já tinham acesso a carteiras de altura regulável. Em 2017, a StandUp Kids conseguiu oferecer uma bolsa de 50 mil dólares para custear a implementação de mesas desse tipo em escolas públicas.

As crianças se adaptaram imediatamente às mesas. As únicas que reclamaram um pouco foram as do quinto ano, o que é compreensível – elas haviam passado mais tempo sentadas durante seu período escolar. Mas, após duas semanas, até elas já estavam adaptadas. De vez em quando, recebíamos críticas de algum pai. "Meu filho chega em casa muito cansado." E isso é ruim? Queremos que as crianças se cansem. Assim elas dormem bem e conseguem descansar pelo tempo necessário para crescerem da forma adequada. E a recompensa de passarem quatro horas por dia de pé e se movendo em vez de sentadas é inestimável.

Mark Benden, Ph.D., professor na Escola de Saúde Pública do Centro de Ciências da Saúde da Texas A&M, estuda os efeitos de mesas de altura regulável nas crianças há anos. A pesquisa de Benden mostra que, além da queima extra de calorias (17% mais do que alunos que ficam sentados e quase o dobro para crianças com sobrepeso), os estudantes que ficam de pé são mais concentrados e fazem menos bagunça.

Muitos pais e avós perguntam por que as crianças têm que ficar de pé na escola; afinal, eles nunca precisaram disso. Porém, em muitos casos, isso não era uma necessidade porque 1) não existia o mesmo nível de tecnologia naquela época, e 2) eles não iam de carro para a escola. Em 1969, 48% dos jovens de 5 a 14 anos caminhavam ou iam de bicicleta para a escola. Em 2009, 13% faziam isso. Em 2014, eram 10%. Com tantas crianças agora estudando em casa, os números atuais podem ser ainda menores.

Obviamente, converter as carteiras é apenas uma forma de promover a saúde das crianças, mas é fácil deixá-las entusiasmadas com a ideia. A maioria delas gosta muito mais de ficar em pé do que de comer brócolis!

Mudança em alta

Nosso maior objetivo é fazer com que você passe menos tempo sentado na mesma posição. Há muitas formas de conseguir isso: pode ser usando uma mesa de altura regulável, alternando entre trabalhar de pé e sentado, fazendo intervalos regulares para levantar da cadeira, realizando parte do trabalho na bancada da cozinha ou criando uma regra pessoal de não sentar em transportes públicos e salas de espera. Você pode fazer qualquer uma ou todas essas coisas, mudando de estratégia conforme seu dia permitir. É até possível permanecer sentado e usar algumas táticas de movimento que recomendamos (página 250). Queremos que você comece pelo seu ponto de partida, mas também que seja ambicioso: que tenha o objetivo de permanecer sentado apenas seis horas ou menos por dia.

Por mais sedentários que sejamos enquanto sociedade, não há dúvida de que as tendências atuais nos dizem para levantar da cadeira. Como você talvez tenha notado, agora temos aplicativos de celular, alertas de computador, smartwatches, fitness trackers e outros aparelhos que nos incentivam a levantar a intervalos regulares. Empregadores também estão pensando de forma criativa para obrigar seus funcionários a levantar e andar. Nosso amigo Jim implementou uma regra bem inteligente na sua empresa (e não era uma sugestão – era uma regra) chamada Ande/Fale/Clique. O acordo era que se a pessoa precisasse se comunicar com um colega, a primeira coisa a fazer seria ir à mesa dele ou dela para ver se poderiam conversar ao vivo. Se o colega estivesse em uma ligação ou ocupado com algo, ele ligaria a luzinha que Jim instalou em todos os cubículos. Se a tentativa de comunicação cara a cara fracassasse, então o próximo passo seria tentar telefonar. Se isso também não desse certo, o último recurso seria mandar um e-mail (*clique*). Jim pretendia incentivar a comunicação ao vivo, mas também queria que seus funcionários se mexessem – e eles precisariam fazer isso mesmo, porque o escritório era imenso, tinha vários andares.

De vez em quando, escutamos alguma reclamação sobre como a produtividade e o raciocínio são prejudicados por táticas como a regra de Jim ou os sinais sonoros que avisam às pessoas que está na hora de levantarem. Mas, como algumas pesquisas sugerem, levantar ajuda a aumentar a produtividade. Em 2016, pesquisadores da Escola de Saúde Pública do Centro de Ciências da Saúde da Texas A&M publicaram um estudo que passou seis meses observando a produtividade de funcionários de um call center que oferecia mesas de altura regulável. Metade dos 167 participantes receberam mesas assim, para trabalharem de pé, enquanto a outra metade seguiu com mesas e cadeiras normais. Os trabalhadores que ficavam de pé – que diariamente acabaram passando 1,6 hora a menos sentados do que seus colegas – se mostraram cada vez mais produtivos do que as pessoas que ficavam sentadas (com base no sucesso de suas ligações). No primeiro mês, tiveram uma produtividade 23% maior e, no sexto, 53% maior. Os trabalhadores de pé também relataram menos desconforto no corpo. O desempenho desses funcionários do call center se encaixa naquilo que sabemos sobre as crianças que usam mesas de altura regulável: ficar de pé está associado com melhoras significativas na função executiva e na memória operacional dos estudantes.

Programas de empresas, aparelhos que diminuem o tempo que passamos sentados – tudo isso é positivo. Mas, na prática, você é o responsável por sair da cadeira. Sempre haverá cadeiras de escritório, assentos no metrô, sofás na sala de espera e poltronas na sala de estar chamando seu nome, e faz parte da natureza humana buscar conforto. Mas o que vimos é que, quando você muda sua mentalidade, a perspectiva de se sentar vai ficando cada vez mais sem graça. "Não, prefiro ficar em pé" deixa de ser um comentário educado quando alguém lhe oferece um lugar no ônibus e se torna um desejo real, porque faz com que você se sinta bem. Você também descobrirá alternativas em que nunca tinha reparado antes. Por exemplo, quando vamos a conferências grandes, em vez de encontrar um lugar na frente ou no meio da plateia, ficamos de pé atrás da última fileira. Normalmente ninguém quer sentar na última fileira, então, se for uma apresentação demorada, podemos ficar de pé pelo tempo que quisermos e depois sentar. Na mesma linha, nenhuma lei nos obriga a sentar para organizar as doações quando fazemos algum trabalho voluntário ou a sentar no consultório enquanto o veterinário examina nosso bichinho de estimação. Não há motivo para esperar sua comida para viagem sentado. E você pode levantar e dar uma volta em vez de permanecer sentado enquanto toma seu cafezinho para espantar a moleza de depois do almoço. Quando você tem a mentalidade de "sentar menos", uma série de oportunidades começa a aparecer.

Para muitas pessoas, o maior obstáculo a ficar de pé é a mesa de trabalho. Somos grandes defensores de mesas que nos permitam trabalhar em pé, mas há alguns equívocos sobre elas que nos deixam loucos. O primeiro é que você precisa gastar muito dinheiro para ter uma mesa de altura regulável. Você *pode* gastar muito dinheiro – se quiser investir uma grana na

Ferrari das mesas altas, a decisão é sua. Se você estiver realmente comprometido em se mexer, pode até comprar uma mesa com uma esteira. Mas não deixe a tecnologia perfeita e reluzente ser inimiga de boas soluções. Há muitas opções eficientes e baratas por aí, inclusive plataformas que você pode colocar em cima de uma mesa normal e que também podem ser usadas no chão se você quiser trabalhar, jogar, assistir a um programa ou qualquer outra coisa sentado de pernas cruzadas no chão (uma ideia que você já sabe que apreciamos). Também há opções grátis, como juntar algumas caixas de papelão, colocá-las em cima da mesa que você já tem e colocar seu computador em cima de tudo. *Voilà.* Você tem uma mesa alta. A bancada da sua cozinha é alta? Se você puder usar alguns livros para levantar o laptop, então também passou a ser dono da sua própria mesa alta. Seja criativo. Quando começamos a recomendar esse tipo de mesa a atletas profissionais e amadores, recebemos fotos de mesas adaptadas pelo mundo todo. Uma das nossas favoritas era feita com uma pilha de tijolos, com uma torre de um lado para apoiar o monitor, e uma tábua sobre uma pilha mais baixa para colocar o teclado. Genial!

Outro problema que encontramos na questão das mesas de altura regulável é uma reclamação comum: "Meu chefe não fornece mesas desse tipo." Mas você é o maior responsável pela sua saúde. Se quiser uma mesa para trabalhar de pé, faça uma ou arrume uma plataforma para colocar sobre a mesa que já tem. Não espere um atestado médico ou a generosidade do chefe – apesar de sabermos uma forma de incentivá-los. A empresa em que um amigo nosso trabalhava havia prometido que compraria uma mesa de altura ajustável para ele, mas estava enrolando. Então ele pegou a caixa de papelão mais feia e suja que conseguiu encontrar, levou-a para o escritório, grudou-a na sua mesa e começou a trabalhar com o computador elevado. No fim da semana seguinte, havia uma mesa novinha em folha esperando por ele.

Prática física: Como organizar uma mesa para trabalhar em pé; Sentar de forma dinâmica

Criamos a análise do tempo que você passa sentado para destacar quais são as recomendações das últimas pesquisas científicas para promover a saúde musculoesquelética em geral. O ideal é passar apenas seis horas diárias ou menos sentado, mas você também pode pensar em outro jeito de fazer isso: *alternar* entre sentar e ficar de pé. Não precisa ser uma coisa ou outra. Vá por partes: sente-se 20 minutos, fique de pé 10. Remexa-se, mude de posição. Em outras palavras, *mexa-se*! Quando estiver de pé, tente manter os pés na posição de referência (página 124), mas não se preocupe muito com isso, porque seu corpo passará boa parte do tempo se mexendo de um jeito ou de outro.

O mais importante é ter opções. Você não vai trabalhar em pé se não tiver um espaço apropriado para isso, então encontre uma forma de obter uma mesa de altura regulável ou de instalar uma plataforma móvel sobre a estação de trabalho que já usa. Quando o equipamento estiver disponível, temos orientações para usá-lo de forma segura e eficiente. Quando não estiver de pé (e se não puder ficar de pé hora nenhuma), ainda assim queremos que você se mexa. Parte dessa prática física é aprender a ser menos sedentário na sua cadeira.

Uma observação final antes de começarmos. Se você estiver caminhando e colocando em prática as mobilizações ensinadas neste livro, seu corpo se tornará mais resistente e será capaz de lidar melhor com o tempo que você passar na cadeira. Se praticar atividades físicas, melhor ainda. Em outras palavras, isso lhe trará mais flexibilidade. Talvez você não precise passar apenas seis horas ou menos sentado; talvez possa sentar por mais tempo sem efeitos colaterais. Como sempre, escute seu corpo. Na mesma linha, se não for trabalhar de pé de jeito nenhum, talvez precise dobrar seus esforços para se mexer o máximo que puder. Portanto, leve a sério a seção "Sente de forma dinâmica".

COMO ORGANIZAR UMA MESA PARA TRABALHAR EM PÉ

Seja lá qual for o tipo de mesa adaptável que você escolher, a de última geração ou uma geringonça improvisada, existem alguns elementos básicos para facilitar a movimentação, a eficiência e o conforto. Aqui vão cinco aspectos que você precisa levar em conta para organizar uma mesa que lhe permita trabalhar de pé, do menos ao mais importante.

1 CONTROLE DO SOLO: Se a superfície sob sua estação de trabalho for muito dura, você acabará se mexendo mais para encontrar conforto. Isso pode parecer bom, mas também pode ser um sinal de que seus pés sofrerão com a rigidez do chão. Veja como você se sente. Caso esteja sentindo dor após alguns dias, experimente usar um sapato mais acolchoado ou acrescentar certa maciez usando um tapete de pano ou de yoga. Também há muitos tapetes antifadiga no mercado, criados especialmente para pessoas que passam longos períodos em pé. Ficar sem opções de movimento em uma superfície dura demais é um caminho certeiro para o desconforto.

2 ALTURA DA MESA: Muitas mesas para trabalhar de pé com altura fixa têm entre 100 e 105 centímetros. Também existem plataformas ajustáveis que ficam em cima da mesa que você já tem e soluções improvisadas que lhe proporcionarão mais liberdade em termos de altura. É meio óbvio dizer isto, mas o corpo de cada um é diferente, então não siga uma medida específica. Prefira seguir esta regra: posicione-se de acordo com a postura apropriada de pé (veja o número 4). Dobre os braços, deixando os antebraços paralelos ao chão. A mesa deveria ficar na altura do cotovelo, mais uns 2,5 centímetros (para dar a altura do teclado). Dizemos *deveria*, não *precisa*, porque você tem que fazer um teste e ver como se sente. Se ficar desconfortável, aumente (livros são muito úteis para isso) ou diminua a altura. Caso você esteja cogitando uma mesa de altura fixa, tome cuidado antes de comprá-la. É possível aumentar a altura ao colocar livros embaixo do teclado, mas não diminuí-la.

3 POSIÇÃO DOS EQUIPAMENTOS: Sabemos que uma estação de trabalho não é nada sem os acessórios que oferecem opções de posicionamento. Bartenders entenderam há muito tempo que se você quiser que as pessoas fiquem por perto e gastem mais dinheiro, é preciso ter um balcão de uma altura que lhes permita se apoiar e um lugar para colocar os pés, tirando um pouco de peso da lombar. É por isso que todo pub tem um estribo na base do balcão. Inspirar-se nos bartenders pode aumentar o conforto de ficar em pé, ajudando você a assumir posturas diferentes e a permanecer mais tempo sem se sentar. Deixar um banco às suas costas vai lhe dar uma superfície em que se escorar de vez em quando ou apoiar o pé – de preferência quadrado, com assento reto e da altura da parte interna das suas pernas. Apoiar-se é melhor do que se sentar, já que você ainda precisará se esforçar um pouco para manter o equilíbrio. Ao se escorar ou se apoiar, você deve ficar mais de pé do que sentado. O outro elemento essencial que recomendamos é um apoio de pés que permita que você fique ereto de forma mais confortável ao erguer um pouco o pé, como o estribo do balcão de bar. Você pode usar os apoios do banco ou o apoio de uma cadeira para deixar um pé erguido (ou, no caso da cadeira, pode até apoiar um dos joelhos). Outra opção é colocar uma caixa, uma tábua inclinada ou um apoio móvel, do tipo *fidget bar*, sob a mesa. Você verá que, com os acessórios certos, o corpo naturalmente entenderá como usá-los para aliviar a carga e manter o equilíbrio.

4 POSTURA APROPRIADA DE PÉ: O objetivo de usar uma mesa para trabalhar de pé é se mexer mais, então você automaticamente assumirá muitas posições diferentes ao longo do expediente. Mas a melhor posição dos pés é a de referência (veja a página 124). Para refrescar sua memória: confortavelmente de pé, com os pés apontados para a frente na linha do quadril, mantendo 50% do peso nas bolas dos pés e 50% nos calcanhares. E, ao olhar para baixo, seus tornozelos devem estar centralizados, não caindo para dentro, para fora, para a frente ou para trás. Caso seus tornozelos se inclinem de alguma forma e seus joelhos se encostem, sua postura não está boa.

5 AGORA É SÓ CORRER PARA O ABRAÇO — PEGANDO LEVE: Quando dizemos que agora é só correr, mas pegando leve, estamos falando sério: você precisa treinar para trabalhar de pé do mesmo jeito que treinaria para uma maratona. Você não sairia do sedentarismo total para correr 40 quilômetros da noite para o dia. Da mesma forma, não vai deixar para trás os 20 anos que passou sentado e começar de repente a ficar oito horas por dia em pé. Se fizer isso, será doloroso. Muitas pessoas empolgadas que acham que encontraram o segredo para a boa saúde acabam desistindo de trabalhar em pé e nunca mais tentam de novo. Então vá com calma. Comece com meia hora por dia e vá aumentando o tempo aos poucos.

SENTE DE FORMA DINÂMICA

Nós entendemos que algumas pessoas não querem ou não podem trabalhar de pé. Também reconhecemos que a maioria, tirando os leves movimentos dos dedos das mãos, permanece praticamente imóvel ao se sentar. Não deixe que esse seja o seu padrão. É possível sentar e se mover ao mesmo tempo!

Mas você não precisa acreditar em nós. O laboratório de James Levine, em um estudo de 2016, mostrou que usar uma cadeira ou um apoio para os pés projetado para incentivar movimentos aumenta o gasto de energia em 20%. Assim, não importa se você passa o tempo todo sentado ou se alterna entre sentar e levantar, aqui vão algumas formas de se mexer.

RESPIRE

Não se trata tanto de respirar quanto de evitar a tendência a se enroscar feito um camarão ao permanecer sentado à mesa, forçando o pescoço, os ombros, as costas e tudo o mais. Sente-se com o corpo organizado, em uma postura que lhe permita respirar fundo. Se você não conseguir respirar bem, é sinal de que sua posição não é favorável ao movimento. Depois que sentir que consegue respirar bem, você poderá pensar em começar a se mover mais.

EQUIPE-SE

Alguns anos atrás, nos pediram conselhos sobre como organizar um ambiente de trabalho para um escritor que já havia publicado dois livros de memórias que viraram best-sellers e estava prestes a começar o terceiro. Uma mesa para trabalhar de pé estava fora de cogitação; ele precisava se sentar para se concentrar. Mas também sabia que passar horas sentado escrevendo o livro faria mal ao seu corpo. Na verdade, ele já passava muito tempo sentado, e isso estava afetando seu desempenho no golfe. Recomendamos duas coisas para ajudá-lo a se mover enquanto estava sentado. Uma foi um apoio móvel para os pés, do tipo *fidget bar*. Existem vários no mercado que oferecem pouca resistência ao serem empurrados ou balançados (como já comentamos, também é possível usá-los com mesas altas). O outro equipamento que recomendamos foi uma cadeira que permitisse mais movimento do tronco. Existe uma nova categoria de "assentos ativos" que inclui cadeiras, bancos e bolas que permitem a mobilidade enquanto estamos sentados. Não temos um favorito, apenas uma regra geral: sua cadeira não pode ser um recanto aconchegante no qual você consiga se encolher confortavelmente.

LEVANTE-SE

Alongue-se a cada meia hora. Faça o que for preciso para se lembrar de levantar da cadeira de 30 em 30 minutos – coloque um alerta no computador ou no celular e OBEDEÇA. Levante por um minuto ou mais e se mexa, se alongue, vá ao banheiro ou à sala de descanso, dê uma volta pelo escritório. Se não puder se levantar, aproveite essa meia hora para se mover dentro dos limites da cadeira.

FAÇA INTERVALOS PARA MOBILIZAÇÕES

Alguns exercícios de mobilidade fáceis podem ser feitos ao lado da sua mesa para ajudar a contrabalançar os efeitos de ficar sentado. A isometria de joelhos (página 103) ajuda a aliviar a compressão da coluna e promove uma boa extensão do quadril. Você também pode fazer uma variação da postura do pombo (página 54), só que sentado: na cadeira, mantendo um pé no chão, dobre a outra perna e posicione o tornozelo em cima do joelho, formando um 4 com as pernas. Coloque as mãos sobre a perna dobrada, incline-se de leve para a frente e gire para o lado esquerdo, depois para o direito. Continue alternando entre as duas posições por 2 minutos, ou pelo máximo de tempo possível. Troque de lado.

SINAL VITAL **10**

USE SEU SUPERPODER: O SONO

AVALIAÇÃO
Contagem de Horas

PRÁTICA FÍSICA
Um plano para melhorar o sono

Você chegou ao último Sinal Vital, que não é nem de longe o menos importante. Não chegaríamos ao ponto de dizer que, sem um sono adequado, todas as outras práticas físicas deste livro são inúteis. No entanto, dormir bem de fato é o principal, o eixo ao redor do qual tudo gira. Além das inúmeras formas pelas quais a quantidade adequada de sono sustenta o corpo, sendo benéfica para a saúde cardiovascular e a função cognitiva e chegando a influenciar como sentimos dor, ela também nos dá a energia necessária para seguir as recomendações que demos até aqui. Se você dorme bem, não apenas estará mais apto a executar as outras práticas físicas dos outros nove Sinais Vitais como será capaz de tirar maior proveito delas.

O sono é o momento em que o corpo se recupera do estresse e consolida novas informações no cérebro. Ele também é essencial para o bem-estar em geral: sete das quinze principais causas de morte foram associadas à falta de sono. É por todos esses motivos que o corpo se esforça tanto para alertar você de que está precisando passar mais tempo embaixo das cobertas. Pense em como é a sensação de estar cansado. Ficamos lentos, desmotivados, irritadiços. É algo que tem o poder de influenciar tudo que fazemos, inclusive nossas decisões sobre o bem-estar do corpo e a mobilidade. Quando estamos exaustos, ficamos mais propensos a fazer escolhas alimentares ruins e a sentar curvados.

De fato, talvez isso não aconteça sempre que você força a barra. O corpo humano é extremamente tolerante. Nós conseguimos nos encolher em posições esquisitas, comer mal, quase não dormir e continuar funcionando. Ainda bem que é assim, porque se você ficar doente, tiver um bebê recém-nascido ou estiver mergulhado em um projeto de trabalho muito exigente, haverá momentos em que essa generosidade toda do corpo humano virá a calhar. Mas tolerar um estilo de vida ruim e prosperar são duas coisas bem diferentes. Da mesma forma, ignorar coisas importantes a curto prazo não tem nem comparação com fazer isso por semanas, meses ou anos. Talvez você só sinta as consequências do que faz hoje em algum momento do futuro.

De acordo com a Sleep Foundation, 35% das pessoas dormem menos de sete horas por noite. É provável que a maioria delas quisesse dormir mais, embora – infelizmente – dormir pouco seja motivo de orgulho para uma parte da população. Publicações sobre negócios adoram elogiar os CEOs e políticos brilhantes que supostamente dão tudo de si com apenas quatro horas de sono por noite. Bill Clinton, famoso por não dormir, ouviu de um professor da faculdade que todos os homens extraordinários precisam de menos descanso do que as pessoas normais. Mas acabou precisando fazer uma operação para colocar quatro pontes de safena. Coincidência ou apenas muito estresse e um DNA azarado? Provavelmente tudo isso. Talvez exista um pequeno grupo de homens e mulheres – pesquisadores os chamam de a "elite sem sono" – que, por sua composição genética, consiga viver bem dormindo menos de cinco horas por noite. Mas especialistas do sono afirmam que a elite sem sono corresponde a menos de 1% da população. Sem querer ofender, é bem provável que você não seja uma dessas pessoas. Nós sabemos que *não* somos. Praticamente ninguém *fica bem* com menos de sete horas de sono. Antes de você chegar ao trabalho se vangloriando, dizendo que só dormiu quatro horas na noite passada, reflita sobre o pensamento que provavelmente estará passando pela cabeça dos seus colegas e até da sua chefe: "Nossa, você vai ser o funcionário menos eficiente hoje, não vai ajudar em nada e ainda pode afetar o desempenho do negócio!"

Apesar de ninguém achar que a pandemia de covid-19 foi legal, uma das consequências da mudança na rotina de trabalho foi que muitas pessoas passaram a dormir mais. Ainda não sabemos o que isso causará no futuro, mas, no mundo pré-pandemia, a falta de sono era uma questão mundial. Os Centros de Prevenção e Controle de Doenças dos Estados Unidos consideravam a falta de sono um problema de saúde pública.

Como você já deve ter entendido, somos defensores apaixonados do sono, e esperamos transmitir essa mentalidade a você. Para isso, vamos compartilhar todos os motivos pelos quais o sono deveria ser uma prioridade, assim como algumas ideias sobre como diminuir o ritmo até parar e conseguir cair no soninho de que você tanto precisa. Todos nós sabemos como é viver na correria; mas poucos sabem como encerrar o dia de forma saudável. Falta equilíbrio. É melhor nos inspirarmos na filosofia das corridas de moto: corra com o acelerador no máximo, depois aperte o freio com tudo. Algumas estratégias simples para dormir podem ajudar.

Então vejamos como você está. Nossa avalição o ajudará a verificar de verdade quantas horas de sono está acumulando em uma noite normal.

Avaliação: Contagem de Horas

Sempre que trabalhamos com indivíduos ou com grupos, não importa em que situação – atletas profissionais, militares de elite, atletas amadores, pessoas que não se exercitam de forma alguma –, perguntamos quanto eles dormem. Então, já que as pessoas têm o hábito de exagerar ou subestimar o tempo que passam dormindo, pedimos que contem as horas. É isso que queremos que você faça agora. Veja quanto você está dormindo de verdade. Não o tempo que passa na cama, mas o tempo que de fato passa dormindo. Igualmente importante é observar como você se sente no dia seguinte. Dormir uma média de oito horas por dia é ótimo, mas a qualidade do sono também é essencial.

Nossa avaliação é limitada. Um estudo médico feito em uma clínica ou um hospital seria capaz de informar não apenas se você está dormindo o suficiente como também se está passando pelos diferentes estágios do sono (falaremos mais sobre isso), e ajudaria a determinar se você tem algum distúrbio. Da mesma forma, é possível ter uma noção dos estágios e interrupções do sono com dispositivos que medem sua atividade noturna. Há muitas opções no mercado – Garmin, Apple, Polar e Fitbit são apenas algumas empresas fabricantes. Existem também dispositivos que ficam na cama, monitorando todos os fatores que oferecem uma boa noite de sono e ajustando a temperatura do colchão para promover a duração do sono REM profundo. Toda essa tecnologia costuma medir movimentações e/ou frequência cardíaca para oferecer dados sobre a duração e a qualidade do seu sono. E pode ser muito útil. Somos a favor de conseguir mais informações; monitores de sono são ótimos. Mas também acreditamos que calcular suas horas de sono e observar como você se sente no dia seguinte podem ser estratégias muito reveladoras. Veja como você dorme, e vamos partir daí.

PREPARO

Você fará a média das suas horas de sono ao longo de três noites. Recomendamos incluir uma sexta-feira ou um sábado, para que você também observe se existe uma grande variação entre o tempo de sono nos dias úteis e no fim de semana. Não é necessário nenhum equipamento além da cama e de um pedaço de papel ou outro recurso para tomar nota e fazer a conta. Talvez seja bom deixar um bloco na mesa de cabeceira, para você anotar o tempo que teria passado acordado caso não consiga dormir. É melhor do que deixar para fazer isso no dia seguinte e acabar esquecendo.

O TESTE

É simples: apague a luz e deite na cama. Na manhã seguinte, calcule seu tempo de sono, subtraindo qualquer tempo que tenha passado acordado durante a noite, seja para ir ao banheiro ou apenas sem conseguir dormir. Também tente fazer uma estimativa de quanto tempo demorou para pegar no sono, e subtraia esse número. O resultado pode não ser exato, mas oferecerá uma boa estimativa. (É claro, se você tiver um monitor de sono, pode usá-lo.) Complete o processo em três noites de sono, uma delas no fim de semana ou em qualquer noite em que não precise trabalhar no dia seguinte. Não acrescente sonecas aos cálculos – falaremos sobre elas mais tarde.

Após cada noite, avalie também seu nível de energia ao longo do dia. Você sentiu sono antes de meio-dia? Precisou de cafeína para acordar pela manhã?

O QUE SIGNIFICA SEU RESULTADO

Some as horas de sono de cada noite e divida por três. O total é a sua pontuação.

Se você estiver dormindo menos de sete horas por noite, isso não é suficiente. Adoraríamos poder lhe dar um incentivo e dizer "Bom, pelo menos você está dormindo *alguma* coisa", mas essa não é nossa proposta aqui. Acreditamos que o mundo seria um lugar mais saudável e bondoso se todos dormissem o suficiente. Não se contente com menos! Se estiver dormindo sete horas por noite e mesmo assim sentir sono às 10 ou 11 da manhã – uma condição que é aliviada apenas com cafeína –, então cogite a possibilidade de você ser uma das pessoas que precisam de oito ou nove horas de sono. Caso alcance essas faixas de tempo maiores e continue cansado, seria bom consultar um médico.

QUANDO REFAZER O TESTE?

Toda noite! Você (supostamente) vai dormir toda noite mesmo, então mantenha um registro do seu tempo de sono.

Vitamina sono

Quando ficamos cansados, seguramos as pontas. Mas, ao observarmos o comportamento das crianças quando elas não dormem o suficiente, entendemos um pouco o que o corpo realmente acha de não descansar o bastante. Quando nossas filhas eram pequenas, nós dávamos prioridade ao sono de qualidade, nos certificando de que elas tivessem hora certa para dormir e tirar sonecas. Nós éramos *esse* tipo de pais, e valeu a pena. As meninas sempre eram alvo de comentários como: "Suas filhas são muito comportadas. Elas são muito boazinhas." Nós sempre olhávamos um para o outro e ríamos, porque provavelmente seríamos reprovados em praticamente todos os outros aspectos, mas como dormiam bem, elas também mostravam uma tendência menor a ter variações de humor.

Crianças com menos de 2 anos são imprevisíveis. Mas, depois que elas crescem um pouquinho e começam a se jogar no chão e fazer pirraça, chorar e brigar, isso costuma ser um sinal de cansaço. Na vida adulta, não podemos nos dar ao luxo de fazer o mesmo, apesar de muitas pessoas terem vontade de esmurrar o chão quando bate a exaustão. Caso você se sinta assim todos os dias, isso é um sinal do seu cérebro de que seu corpo está sendo maltratado.

O sono – sono suficiente, sono de qualidade – é tão vital que poderíamos escrever um livro inteiro sobre ele. (Como muitos já fizeram – em especial Matthew Walker, professor de Neurociência e Psicologia na UC Berkeley e diretor do Laboratório do Sono e Neuroimagem dessa universidade, cujo livro *Por que nós dormimos* formou muitas de nossas opiniões.) Mas seremos sucintos, e você terá uma ideia do motivo pelo qual consideramos o sono nosso Sinal Vital 10.

O cérebro é, sem dúvida, a parte mais importante do corpo – sem ele, nada acontece. Então o fato de o cérebro depender do sono para fazer seu trabalho é o motivo mais decisivo para torná-lo uma prioridade. Enquanto você estiver dormindo hoje à noite, seu cérebro estará organizando as coisas para dar espaço para as novas informações que serão aprendidas amanhã. O sono também permite que o cérebro crie memórias e melhore o aprendizado, seja ajudando a digerir combustível intelectual ou a aprimorar habilidades motoras.

Um dos mais interessantes estudos sobre o sono conduzidos por Matthew Walker envolvia pedir a participantes destros que aprendessem a digitar uma sequência com a mão esquerda. Eles treinavam essa habilidade motora por algum tempo, então passavam por um teste 12 horas depois. Metade dos participantes praticava à noite e dormia oito horas antes do teste. A outra metade praticava pela manhã e era testada à noite, sem dormir nesse meio-tempo. Adivinhe quem se saiu melhor no teste? As pessoas que dormiram a noite inteira, é claro. Quando o outro grupo refez o teste após dormir, seus membros apresentaram melhorias semelhantes. Esta é a conclusão de Walker: a prática – e o sono – levam à perfeição.

Esse é um dos motivos pelos quais existe quase um consenso de que atletas têm um desempenho melhor quando satisfazem a necessidade de sono do corpo. E seu tempo de reação é menor também. Além disso, atletas bem descansados apresentam menor incidência de lesões. Essas informações são pertinentes para todo mundo. Se você quer jogar bola com seu filho ou andar de bicicleta, é melhor que tudo esteja funcionando direitinho. Mesmo que seu esporte se resuma a limpar a casa ou talvez fazer um pouco de jardinagem, você tem um corpo que precisa de movimento, e ele se mexerá melhor depois de uma boa noite de sono.

O papel do cérebro no movimento não é o único fator a ser levado em consideração. No sono, o corpo também renova as células dos tecidos relacionados ao movimento, reparando músculos e estimulando seu crescimento. Menos sono significa uma musculatura menos robusta. A falta de sono também pode nos tornar menos sensíveis à insulina, o que, por sua vez, pode causar inflamação nos tecidos e, portanto, diminuir nossa tolerância ao esforço.

A dor que sentimos por questões musculoesqueléticas também pode ser influenciada por nossos hábitos noturnos. A falta de sono pode ter dois efeitos. O primeiro é o aumento na sensibilidade da parte do cérebro que transmite sinais de dor à nossa consciência. Ao mesmo tempo, as regiões que entorpecem a percepção de dor – que funcionam quase como uma aspirina natural do corpo – se tornam menos ativas. Por outro lado, caso você sinta dor nas costas na segunda-feira, uma boa noite de sono pode diminuir a dor na terça. Quando as pessoas nos procuram com dor, a primeira coisa que perguntamos é quanto estão dormindo, pois o sono é a primeira linha de defesa contra a dor.

Se observarmos o quadro mais geral, veremos que o sono também é fundamental para o bem-estar geral. No dia a dia, ele ajuda a fortalecer o sistema imunológico, nos protegendo de vírus como o da gripe. Em 2015, uma equipe liderada por um pesquisador da Universidade da Califórnia, em São Francisco, descobriu que dormir menos de seis horas por noite aumenta em quatro vezes as chances de pegar um resfriado, independentemente da sua idade. Entre os estudos sobre a pandemia de covid-19 há um feito em Pequim que descobriu que quanto menos as pessoas dormiram na semana antes de contrair o vírus, mais graves foram seus sintomas. (O estudo também determinou que os dois extremos do espectro da atividade – tanto o sedentarismo quanto exercícios físicos em excesso – aumentavam a suscetibilidade à doença.)

Ainda mais revelador é o fato de diversas pesquisas também terem associado a falta de sono a uma expectativa de vida menor, assim como a várias condições de saúde, inclusive diabetes, obesidade, depressão, ataques cardíacos e AVC. Em laboratórios do sono, alguns pesquisadores conseguiram observar por que a falta de sono pode ser um gatilho para essas doenças.

Por exemplo, sujeitas ao equivalente a metade de uma boa noite de sono (quatro horas), as pessoas apresentam um aumento no cortisol (o hormônio que ativa o modo de luta ou fuga), menos sensibilidade à insulina e mais inflamação, aspectos que contribuem para níveis elevados de glicose associados ao diabetes. O coração também é colocado em risco com a falta de sono. O sono oferece um tempo de descanso para o órgão, como podemos ver pela diminuição da frequência cardíaca enquanto dormimos. A pressão sanguínea também diminui. Quando não conseguimos as horas necessárias de repouso, o sistema cardiovascular continua trabalhando na velocidade máxima, sem o tempo de que precisa para se recuperar.

Uma das formas como o sono se conjuga com o Sinal Vital 6 – Alimente-se como se você fosse viver para sempre – é afetando o apetite. Já foi comprovado que a falta de sono está associada ao ganho de peso e a escolhas alimentares ruins, e pesquisadores começaram a entender por quê. Para começo de conversa, vale lembrar que quanto mais horas passamos acordados, mais chances temos de ficar com fome e comer. Nos estudos, participantes que dormiram pouco frequentemente comeram mais à noite do que seus colegas descansados. Eles também consumiram mais calorias em geral: cerca de 204 calorias a mais por dia, de acordo com uma metanálise de 54 estudos sobre o sono feita em 2021. Pode parecer pouco, mas multiplique isso por semanas e meses: são muitas calorias extras.

Há uma bioquímica em ação nesse caso. Como parte de um estudo sobre o sono com 15 anos de duração feito em Wisconsin, pesquisadores descobriram que pessoas que dormiam pouco (cinco horas por noite) tinham níveis diferentes de hormônios associados ao apetite em comparação com as que dormiam mais (oito horas por noite). Os participantes que dormiam pouco apresentavam taxas menores de leptina, que diminui o apetite, e taxas maiores de grelina, que estimula o apetite. Outro estudo analisou o efeito do sono nos endocanabinoides (eCBs) do corpo, que são exatamente o que parecem – neurotransmissores que têm propriedades semelhantes às da *Cannabis*, inclusive a influência no apetite. Pesquisadores da Universidade de Chicago mediram os níveis de eCBs e a ingestão de comida em homens e mulheres após dormirem por 8,5 e 4,5 horas. Cada "dose" de sono foi seguida ao longo de quatro dias consecutivos. As doses menores mudaram o ritmo natural de aumento e diminuição dos eCBs, o que pode explicar por que, ao se sujeitarem ao tempo mais reduzido de sono, os participantes comeram mais petiscos hiperpalatáveis (o termo científico para *junk food*). Os pesquisadores relataram que as pessoas tinham mais dificuldade em resistir a petiscos quando estavam com sono.

"JÁ TENTEI DE TUDO": QUANDO VOCÊ NÃO CONSEGUE DORMIR MESMO ASSIM

A insônia é um problema cada vez maior. Entre 10% e 30% dos adultos lutam contra a insônia crônica, e o número chega a 48% entre os mais velhos. Isso equivale a uma crise de saúde. A insônia não é uma especialidade nossa, portanto, se você realmente não consegue dormir, pode ser uma boa ideia analisar seu sono para entender o que está acontecendo. Mas temos alguns conselhos que podem ajudá-lo antes de chegar ao ponto de precisar procurar um especialista.

Primeiro, dê uma olhada na prática física do Sinal Vital 10, leia a lista e aplique *todas* as estratégias. Conversamos com muitas pessoas com insônia que achavam que já tinham tentado de tudo e acabaram descobrindo que isso não era verdade. Então cogite todas as possibilidades: movimento, luz, som, tecnologia, rotina. Uma prática de mobilidade rápida antes de ir para a cama pode ajudar muito a acalmar o corpo e prepará-lo para dormir.

Observe também o que você está ingerindo. O álcool piora distúrbios do sono (como observamos na página 268). E a prática de tomar cafeína para acordar e zolpidem para dormir pode render um bom tempo de sono e passar a impressão de estar alerta durante o dia, mas o sono induzido por medicamentos não tem a qualidade necessária para consolidar o aprendizado e as memórias no cérebro. Com o tempo, esse ciclo de automedicação se mostrará inútil e provavelmente não resolverá a questão da insônia.

"Insônia" é uma palavra que usamos sempre que temos dificuldade para dormir, mas, na verdade, é um transtorno médico. Às vezes, você pode estar passando apenas por uma fase ruim. Se este for um momento especialmente estressante, como acontece na vida de todo mundo, seu sono pode ser afetado. As pessoas enfrentam doenças, mortes, divórcios, pressões no trabalho e estresse familiar. Paciência. Há coisas que precisamos esperar passar, para então retomarmos os bons hábitos de sono quando pudermos.

Também vale refletir que a forma como lidamos com problemas de sono faz diferença. Por 20 anos, um dos médicos com quem Kelly trabalhou no começo da carreira teve dificuldade para dormir. Ele acordava após quatro horas e passava mais duas horas se revirando na cama, lamentando seu azar e se preocupando com as horas de sono que estava perdendo. Por fim, ele decidiu aceitar a situação. Ele levantava, saía do quarto e ficava lendo com uma luz baixa até recuperar o sono, então voltava para o quarto e dormia por mais umas duas horas. Isso foi transformador. Ficar deitado na cama, ruminando o sono perdido, não ajudava; mas se distrair da ansiedade com um livro, sim. Era a solução perfeita? Não. Mas qualquer coisa que ajude a afastar seu foco da insônia – seja um audiolivro, uma música lenta, um aplicativo de meditação, contar carneirinhos (sério!) – pode ajudar. Nós também gostamos do Brain.fm, um aplicativo que oferece músicas selecionadas para induzir vários humores e sensações, inclusive a vontade de dormir.

O sistema de freio do corpo

Quando você fica exausto, tão cansado que mal consegue permanecer de olhos abertos, e finalmente se joga na cama, desmaiando de sono, dormir parece a coisa mais simples do mundo. Mas o sistema do corpo que diminui o ritmo até praticamente pararmos não é simples; muita coisa acontece antes e durante as horas em que você tira uma pestana. (Ou não – sobre a insônia, veja "'Já tentei de tudo': quando você não consegue dormir mesmo assim", na página 261.)

A necessidade de dormir é gerada por uma confluência de fatores biológicos. Um é o ritmo circadiano, o relógio interno do corpo, de aproximadamente 24 horas, que segue as deixas do ambiente, como a luz. Esse alarme interior aciona outros mecanismos fisiológicos que nos ajudam a acordar pela manhã e nos deixar com sono no fim do dia. Seres humanos têm ritmos circadianos semelhantes, mas não exatamente iguais, o que explica por que você pode gostar de dormir depois da meia-noite enquanto seu melhor amigo dorme cedo e acorda cedo. Nenhuma predisposição é necessariamente melhor do que outra. O mais importante é dormir pelo tempo necessário, não o horário em que isso acontece.

Outro catalisador importante do sono é chamado de "impulso homeostático para dormir e acordar". Trabalhando junto ao ritmo circadiano (e como seu nome sugere), é o impulso que nos leva a dormir e a acordar horas depois. O lado dorminhoco do sono – a pressão do sono – é acionado pela adenosina, um neurotransmissor que acalma áreas despertas do sistema nervoso ao mesmo tempo que estimula áreas do sono. Isso é interessante caso você goste de fisiologia, porém é ainda mais se você for viciado em café: a cafeína age ao se ligar aos receptores que costumam abrigar a adenosina, impedindo que essa substância lhe dê sono.

Enquanto a cafeína é amada por nos manter despertos, a melatonina é um suplemento valorizado, às vezes de forma equivocada, por nos ajudar a seguir na direção contrária. A melatonina, quando produzida pelo corpo, é um hormônio que começa a aumentar na corrente sanguínea à medida que o dia vai escurecendo e diminui conforme o céu vai clareando. Assim, ela ajuda a regular o ritmo circadiano, embora seu efeito não seja calmante – e o da melatonina comprada em farmácias também não é, apesar de muitas pessoas esperarem isso. Não estamos dizendo que a melatonina seja inútil: estudos mostram que ela ajuda com o *jet lag* e distúrbios do sono causados por mudanças no ciclo dormir-despertar.

Quando as coisas estão indo bem e você consegue dormir por umas boas oito horas (ou quase isso), o corpo passa por quatro estágios do sono sequenciais, cada um cumprindo seu papel para tornar você um ser humano extremamente funcional. Os primeiros três estágios são chamados de sono "sem movimento rápido dos olhos" (NREM). Durante os dois primeiros, temos um sono leve enquanto o corpo e o cérebro começam a relaxar. Músculos liberam a tensão, a respiração e a frequência cardíaca diminuem. Ao chegarmos ao terceiro estágio, no sono profundo, já estamos nos recuperando das exigências do dia. Os músculos se reparam e se desenvolvem, e o cérebro cria espaço para novas memórias e informações. Mas o trabalho de verdade começa no sono com movimento rápido dos olhos (REM), o quarto estágio. É então que o cérebro fica ativo, produzindo os sonhos mais vívidos, criando memórias e consolidando as informações que absorvemos ao longo do dia.

Durante a noite, o corpo alterna entre o sono NREM e REM. Ambos são essenciais, e por isso é tão importante conseguir ter sete a nove horas de sono. Pessoas que dormem pouco podem perder boa parte dos dois tipos de sono e seus benefícios. Além disso, a falta de sono REM está associada com taxas de mortalidade mais elevadas em pessoas idosas e de meia-idade. Apesar de os motivos serem desconhecidos, pesquisas mostram que a redução de 5% no sono REM aumenta a mortalidade em 13% a 17%.

São dados assim que nos tornaram muito protetores, talvez até um pouco obcecados, com nosso sono. Não é que tenhamos alcançado a perfeição. Nós dois temos tendência a ter distúrbios do sono – Kelly porque, mesmo usando uma máscara para dormir e com o quarto completamente escuro, ainda consegue perceber se uma das meninas deixou uma luz acesa em algum canto da casa, e Juliet porque acorda por ansiedade em algumas noites. Mas é bem normal acordar durante a noite, e isso se torna ainda mais frequente à medida que envelhecemos, devido a mudanças relacionadas à idade no ritmo circadiano e na produção de hormônios (A parte difícil é voltar a dormir – veja a página 261).

Talvez você nem tenha consciência de quantas vezes acorda durante a noite, e isso pode fazê-lo questionar por que não está se sentindo descansado pela manhã. Alguns anos atrás, Kyle Kingsbury, um conhecido lutador de MMA, artista e apresentador do *Kyle Kingsbury Podcast*, veio nos visitar. Ele tinha um bebê na época. "Sabe, eu não conseguia entender", disse ele. "Eu passava nove horas e meia deitado na cama e continuava acordando exausto todo dia."

Mas então Kyle comprou um relógio que monitorava seu sono e percebeu que, por ter um filho pequeno, acordava 35 vezes por noite – não porque o bebê o despertasse todas essas vezes, mas apenas por aquele nervosismo de pai de primeira viagem que fica pensando "Será que meu filho está respirando?".

"Na verdade, isso permitiu que eu me sentisse melhor, porque finalmente fez sentido", nos contou ele, aliviado.

Levando em consideração que dormir feito um bebê só é possível se você realmente *for* um bebê (e, às vezes, nem assim), usamos todas as estratégias ao nosso alcance para garantir que teremos a maior quantidade e a maior qualidade de sono possíveis. Essas estratégias são chamadas de "higiene do sono" – um conjunto de comportamentos baseados em pesquisas científicas que ajudam o corpo e o cérebro a ter uma noite completa e revigorante de sono. A maioria dos médicos prescreve essas práticas no lugar de comprimidos para insônia. Nós as seguimos fielmente, as defendemos com unhas e dentes e acreditamos que esse também será o seu caso após adotá-las em sua rotina e ver a diferença que uma noite completa de sono pode fazer. Esses comportamentos são as práticas físicas para o Sinal Vital 10.

Prática física: Um plano para melhorar o sono

Se você ler qualquer livro sobre o sono ou conversar com qualquer especialista sobre o assunto, descobrirá a mesma informação importante: criar uma rotina para a hora de dormir é essencial para um sono adequado. Podemos garantir que isso não é conversa fiada dos médicos: por experiência em primeira mão, sabemos que praticar a higiene do sono toda noite realmente funciona. Se você transmitir os mesmos sinais ao seu corpo repetidas vezes, terá mais facilidade para pegar no sono e dormir a noite toda. Aqui vão as dez melhores práticas que recomendamos para a higiene do sono.

1 VÁ DORMIR E ACORDE SEMPRE NO MESMO HORÁRIO, ATÉ NOS FINS DE SEMANA.

Como se fôssemos crianças pequenas que precisam de uma rotina rígida de sono (pelo menos essa era nossa regra com as nossas filhas), tentamos ir para a cama no mesmo horário e acordar à mesma hora todas as manhãs. Os fins de semana podem ser mais flexíveis, mas não muito, e existe um motivo para isso. O ciclo do sono gosta de hábitos. Será mais fácil dormir à noite e mais fácil acordar pela manhã se você seguir uma rotina. Além disso, não dá para compensar de verdade o sono perdido ao longo da semana ficando na cama até o meio-dia aos sábados e domingos. Da mesma forma, sonecas não são uma boa solução. Elas podem ser benéficas – se você dormir mais de meia hora, pode até entrar no estágio restaurativo do sono profundo –, mas não compensam a falta de sono noturno. E também podem fazer com que seja mais difícil pegar no sono à noite, perpetuando o ciclo. Se for tirar uma soneca, faça isso antes das três da tarde.

2 MEXA-SE DURANTE O DIA.

Partindo do princípio de que você está seguindo as muitas práticas físicas neste livro, então já está seguindo este conselho – sobretudo se tiver começado a caminhar de acordo com as orientações do Sinal Vital 4. Caso precise de um lembrete sobre a relação entre caminhadas e o sono, veja a página 116. (O resumo: caminhar cansa o corpo e, se feito durante a luz do dia, ajuda a manter o equilíbrio do ritmo circadiano.) Já que estamos falando sobre movimento e sono, frequentemente nos perguntam se fazer atividades físicas à noite é ruim. Existe um motivo plausível para isso poder ser uma má ideia. Exercícios aumentam a temperatura do corpo (já falaremos mais sobre esse assunto) e o estimulam, podendo dificultar o sono. Mas há muitas variáveis, inclusive em relação aos seus horários de se exercitar e de ir para a cama, se sua cronobiologia individual faz com que você funcione melhor à noite ou pela manhã, e assim por diante. O mais importante sobre atividades físicas não é quando praticá-las, mas praticá-las. Sim, se elas dificultarem seu sono, tente ajustar seus horários e tenha em mente que exercícios cardiovasculares matinais ajudam a regular o ritmo circadiano. Mas não acredite automaticamente que se exercitar à noite é ruim. Como sempre, escute seu corpo.

3 TOME CUIDADO COM A CAFEÍNA.

A cafeína, seja de café, chá, chocolate, energéticos ou qualquer outra fonte (inclusive bebidas descafeinadas, que ainda têm um pouco de cafeína), demora algum tempo para ser eliminada do sistema – talvez bem mais do que você imagina. São necessárias quatro a seis horas para metade da cafeína ser metabolizada (as pessoas têm metabolismos diferentes). E apesar de o seu poder de bloquear o sono diminuir após seu pico no corpo, ela ainda pode dificultar o sono horas depois. Um estudo descobriu que pessoas com 400 miligramas de cafeína no organismo até seis horas antes de irem para a cama perdiam uma hora de sono em média. Isso equivale a cerca de quatro xícaras de 230 ml de café – apesar de o teor de cafeína variar dependendo do método do preparo. Como todo mundo é diferente, você precisará estabelecer a sua hora de cortar a cafeína. A de Kelly é às quatro da tarde, e a de Juliet, às duas da tarde. Faça experimentos para descobrir a sua.

4 NADA DE TECNOLOGIA NO QUARTO; LIMITE O USO ANTES DA HORA DE DORMIR.

Caso você tenha um smartphone, este item não deve precisar de explicação. Aqueles retangulozinhos – cheios de notícias, fofocas, conexões com entes queridos, informações de trabalho, entretenimento de todo tipo, agendas, informações sobre saúde e muito mais – realmente são difíceis de resistir. Eles podem nos manter presos por horas, e depois nos "ajudar" a acordar com notificações às duas da manhã. Mas isso é só uma parte do problema.

Ao longo deste livro, falamos sobre como a tecnologia moderna nos afastou dos comportamentos para os quais nosso corpo foi criado. Não costumamos pensar na lâmpada como uma tecnologia moderna – ela existe desde o século XIX –, mas mesmo esse elemento onipresente na vida civilizada afeta o corpo, estendendo artificialmente nosso dia. Talvez você lembre que a liberação da melatonina, que estimula o sono, é acionada pela escuridão. A luz artificial atrasa esse momento e, assim, adia nosso sono natural em algumas horas. Já estamos acostumados com isso, estabelecendo horas de dormir mais tardias do que nossos antepassados da época antes da eletricidade, mas, quando acrescentamos luzes mais modernas – a azul dos LEDs que são a regra hoje em dia –, pioramos a situação. A luz azul, que nos deixa mais alertas do que a luz de lâmpadas incandescentes, é a que ilumina televisões, videogames, smartphones, tablets e computadores. Você pode estar sentado no escuro, mas o brilho de LED que o cerca continua mandando sinais para o cérebro despertar. Quando desligamos todos os dispositivos, esse ar de prontidão pode permanecer e, enquanto a melatonina tenta recuperar o tempo perdido, o sono acaba demorando um pouco para vir. Inevitavelmente, isso diminui as nossas horas de sono de modo geral e, segundo algumas pesquisas, diminui nosso tempo de sono REM em especial.

Se você tem uma lâmpada de LED no abajur da mesa de cabeceira, uma forma de resolver o problema é trocá-la por uma incandescente para limitar a exposição à luz azul antes da hora de dormir. Proibir dispositivos eletrônicos no quarto e desligar tudo duas a três horas antes de dormir também são o ideal para que eles não atrapalhem o sono. Dizemos "ideal" porque sabemos que ver televisão é uma atividade noturna muito apreciada. Não estamos proibindo ninguém de fazer isso, mas, agora que você sabe que a luz azul inibe o sono, pense na sua rotina. Você está ficando acordado até muito tarde e tendo dificuldade para dormir quando finalmente desliga tudo? Ajuste seus hábitos tecnológicos. Por exemplo: quando nos mudamos para a casa nova, havia uma televisão na parede do quarto. Nunca tivéramos uma televisão no quarto, então ficamos empolgados. Após cerca de um mês, quando percebemos que estávamos demorando demais para dormir porque ficávamos assistindo a programas aleatórios, a arrancamos da parede. O quarto passou a ser um espaço livre de tecnologia desde então.

Mas esse é o nosso caso. Sabemos que às vezes isso é pedir muito. No mínimo, se você precisa deixar seu telefone na mesa de cabeceira, coloque-o no modo "Não perturbe" durante as horas de sono. Caso não esteja disposto a se livrar da televisão no quarto ou de abrir mão de assisti-la no conforto da sua cama, crie um toque de recolher: ela deve ser desligada pelo menos meia hora antes do horário de dormir. Leia um livro até chegar a hora de apagar a luz (incandescente).

5 BEBA POUQUÍSSIMO ÁLCOOL (OU NÃO BEBA).

O álcool é um grande enganador. Ele nos faz acreditar que nos ajudará a dormir melhor, quando a verdade é que apenas nos faz passar a noite virando na cama para lá e para cá. É verdade que o álcool é um depressor do sistema nervoso central e pode nos deixar sonolentos o suficiente para capotarmos, mas, de acordo com Matthew Walker, de Berkeley, isso não é sono de verdade. "O estado de ondas cerebrais elétricas induzido pelo álcool", escreve ele em *Por que nós dormimos*, "não é o mesmo produzido pelo sono natural; na verdade, é semelhante a uma forma leve de anestesia." Quando o sono chega, ele costuma ser agitado, e os ciclos que deviam ser organizados se bagunçam. O sono REM, em especial, é muito afetado, suprimido por substâncias químicas liberadas com a quebra do álcool pelo organismo. O resultado final é ruim. Até quantidades relativamente pequenas de álcool acabam com a capacidade do cérebro de processar informações.

Walker aconselha a não beber álcool se você quiser uma boa noite de sono. A Sleep Foundation aconselha a parar de beber pelo menos quatro horas antes de ir para a cama. Obviamente, essa é uma decisão pessoal, que só você pode tomar com base nos seus objetivos. Nós mesmos não somos abstêmios; bebemos de vez em quando, geralmente em ocasiões especiais. Mas acreditamos nas evidências que indicam que o álcool não apenas prejudica o sono como também – atenção, atletas – impede parte da recuperação e da regeneração de tecidos que ocorre após os exercícios físicos, durante o sono restaurativo. Ao reunir dados de usuários que usam seu fitness tracker, a empresa WHOOP conseguiu determinar que a variação da frequência cardíaca e o ritmo cardíaco em descanso – que medem a recuperação e a boa saúde – são afetados de forma negativa quando os usuários relatam ter consumido álcool no dia anterior.

Além disso, em um estudo conduzido pela WHOOP com atletas universitários, foi descoberto que os participantes que tomavam apenas um drinque podiam levar até quatro a cinco dias para se recuperarem. Juliet aprendeu muito com os dados do seu monitor de sono. Fazia cerca de cinco semanas que ela não bebia e tinha acabado de se recuperar da covid-19 quando saiu com amigos que não via fazia muito tempo. Ela tomou um drinque. Na manhã seguinte, seu monitor de sono relatou que sua qualidade de sono tinha pontuado 25 (de 100 pontos). Uma só dose de bebida foi pior para o seu sono do que o coronavírus (a pontuação quando ela estava doente foi de 32).

6 FIQUE FRIO.

A temperatura é essencial para estimular o sono. Uma das maneiras de o ritmo circadiano nos colocar para dormir é resfriando o corpo perto da hora de ir para a cama. Junto da chegada da escuridão, essa queda natural de menos de um grau na temperatura corporal ajuda a liberar a melatonina. Você pode incentivar o processo ao manter seu quarto em uma temperatura de 18ºC – o frio também ajuda na qualidade do sono – e, apesar de parecer um contrassenso, tomando um banho quente antes de dormir. O calor da água traz o sangue para a superfície da pele e o afasta do centro do corpo, esfriando-o. O efeito relaxante de um banho ou de um mergulho de 10 minutos em uma banheira, se você tiver uma, pode ajudar seu caminho até o reino dos sonhos.

Aparentemente faria sentido tomar um banho frio para controlar a temperatura e melhorar o sono, mas estudos que testaram essa ideia tiveram resultados duvidosos. No nosso laboratório de sono pessoal, achamos que banhos frios muito perto da hora de dormir nos enchem de energia (veja "Um estudo de contraste: terapia de calor e frio", na página 213), mas gostamos de usá-los para resfriar o corpo antes do sono no auge do verão em nossa casa sem ar-condicionado.

7 RELAXE.

Um de nossos amigos, Kirk "Doc" Parsley, médico e ex-Navy SEAL americano, recomenda configurar um alarme para tocar uma hora antes de você ir dormir, para lhe dar tempo de se preparar para o sono. Esse é o momento de desligar todos os dispositivos (se você ainda não fez isso), começar a ler um livro (do tipo físico), fazer algumas mobilizações de tecidos moles, tomar um banho quente e relaxar dos acontecimentos do dia, para ser mais fácil pegar no sono.

8 TRANSFORME SEU QUARTO EM UM LUGAR ESCURO E SILENCIOSO.

Se você tem um sono leve e acorda com o menor ruído ou com o farol de um carro passando na rua, opte pela privação sensorial. Cortinas blackout e protetores auriculares são seus amigos.

9 SUPERESTIME O TEMPO QUE VOCÊ PRECISA PASSAR NA CAMA.

No teste Contagem de Horas, pedimos que você subtraísse o tempo que passou na cama sem dormir. Uma coisa que aprendemos depois que começamos a monitorar nosso sono é que é muito comum passar uma hora acordado durante um período que presumimos ser de sono. Isso mudou muita coisa para nós, porque entendemos que se queríamos dormir oito horas, precisávamos passar nove na cama. Então, quando as pessoas dizem "Fui para a cama às dez, acordei às seis, foram oito horas de sono", dizemos "Calma lá!", porque elas provavelmente dormiram apenas sete horas.

10 SIGA SUA ROTINA DO SONO DURANTE VIAGENS.

Viajar, especialmente se o *jet lag* for uma possibilidade, pode ser um desafio para o sono. Jantares de negócios que vão até tarde, atividades de férias e coisas semelhantes acabam com o cronograma regular de sono. Tudo bem, é compreensível. Em algumas noites, você só conseguirá dormir cinco horas, e não tem jeito. Mas você pode limitar os danos ao insistir nas práticas de higiene do sono que adota em casa, inclusive evitando bebidas alcoólicas.

Quando chegamos ao nosso destino, não ficamos doidos para descobrir onde fica a academia ou onde podemos nos exercitar (viagens já são difíceis o suficiente para o corpo). Apenas saímos para dar uma volta para nos cansar e ficar com sono – e, se estivermos lidando com uma diferença de fuso horário, para receber a luz do sol que vai nos ajudar na adaptação ao horário local. Então, quando chega a hora de ir para a cama, mesmo que seja mais tarde do que o normal, seguimos nossa rotina normal: blackouts fechados, máscaras de dormir e protetores auriculares, telefones e outros dispositivos eletrônicos desligados. Nosso cérebro está condicionado a associar esses passos ao sono e, assim como o cão de Pavlov, ele obedece.

UMA ESPIADINHA NO NOSSO QUARTO

Como já confessamos, somos um pouco obcecados pelo sono, então você talvez imagine que nosso quarto reflete todo o nosso entusiasmo. Vamos montar a cena. Primeiro, temos cortinas blackout, para garantir que nenhuma luz entre pelas janelas. Para aumentar a escuridão, usamos máscaras para dormir. Também usamos protetores auriculares. (Não está sendo a descrição sexy que você imaginava, né?)

E tem mais. Cada um tem seu ambiente climatizado. Kelly, que sente mais calor, dorme sobre um protetor de colchão ChiliPAD, que resfria a cama com água fria para não deixar sua temperatura subir. Ele também se ajusta automaticamente conforme o dia vai amanhecendo, para Kelly não acordar se sentindo um cubo de gelo. Juliet, do outro lado da cama, tem um cobertor pesado com um aparelho termorregulador que impede seu corpo de ficar frio ou quente demais. Há muitos acessórios semelhantes no mercado hoje em dia (inclusive colchões inteligentes), soluções tecnológicas que podem acabar de uma vez por todas com a típica briga dos casais pelas diferenças de temperatura.

Somos os primeiros a admitir que isso tudo é um pouco exagerado, mas o sono é nossa prioridade. E você não precisa investir em um apetrecho caro para controlar sua temperatura e outros fatores. Se não tiver ar-condicionado, um ventilador e uma toalha molhada, congelada e enrolada no seu tronco (ou nas suas axilas) podem ajudar bastante a resfriar seu corpo para o sono. Máscaras para dormir e protetores auriculares são baratos. Aparelhos de ruído branco também não são caros, se você precisar de sons relaxantes para pegar no sono. Se existe algo a aprender com a nossa caverna é que o seu quarto não precisa seguir padrões tradicionais. Encontre os apetrechos que podem melhorar seu sono e coloque-os em ação.

FAZENDO TUDO DAR CERTO

CICLO DE RESPONSABILIDADE DE 24 HORAS E DESAFIO DE 21 DIAS
FEITO PARA SE MOVER

Se você tivesse nascido milhares de anos atrás, não precisaria perguntar "Como posso dar conta de todas as coisas que preciso fazer pelo meu corpo?". Todas essas coisas fariam parte da sua rotina diária natural. Mas, pois é, estamos no século XXI, então a maioria das pessoas tem uma vida agitada e não se acostumou a separar um tempo para o autocuidado.

Chamamos de Ciclo de Responsabilidade de 24 horas nossa abordagem para colocar tudo em prática. O nome faz alusão ao fato de estarmos cuidando de um maquinário – o corpo – dentro dos parâmetros de um dia inteiro. Aqui em casa nós seguimos um cronograma – às vezes bem flexível, sem nos cobrar muito quando a vida fica uma loucura e não conseguimos fazer tudo. Mas, em geral, achamos que ter um conjunto de comportamentos habituais ao longo do dia e da noite nos ajuda a permanecer no caminho certo.

As pessoas são diferentes. Algumas funcionam melhor à noite ou pela manhã, como falamos no capítulo anterior. Pode ser que seu dia seja diferente do nosso. Nem o *nosso* é igual, já que nós dois seguimos abordagens um pouco diferentes. Mas uma estratégia que todo mundo pode adotar é olhar para o seu dia e perguntar: "Que horas estão sob o meu controle?" Para a maioria das pessoas, é todo o tempo antes das 9 e depois das 17 horas (com uma ou duas horas a mais para os perfeccionistas), além do horário de almoço, talvez. Depois de estabelecer seu intervalo de tempo, você já pode começar a organizar tudo que tem para fazer.

Sabemos que algumas pessoas vão ler o livro e criar sua própria aventura, acrescentando as práticas físicas à rotina de um jeito adequado aos seus horários. Mas, para aqueles que preferem um plano mais formal, queremos oferecer duas coisas. A primeira é um exemplo de como pode ser um típico dia Feito para se Mover – o Ciclo de Responsabilidade de 24 horas. A segunda é o Desafio de 21 Dias Feito para se Mover.

Com o passar dos anos, criamos muitos desafios para os membros da nossa plataforma The Ready State, cada um adaptado para atividades específicas (por exemplo, ciclismo, agachamentos). Mas o Desafio de 21 Dias foi elaborado como um guia para as mobilizações e outras práticas apresentadas neste livro. Ele ajudará você a experimentar exercícios diferentes e determinar quais fazem sentido, quais devem ser prioridade e quais você pode praticar com menos frequência. Ele começa devagar, oferecendo 10 dias para você fazer os testes enquanto começa a acrescentar certas práticas e mobilizações diárias. Sempre consideramos nossos desafios portas de entrada para ajudar as pessoas a introduzir novos hábitos nas suas vidas. Este não é diferente. Você já leu sobre como é ter um corpo resistente, um corpo que consegue fazer tudo com vigor e sem dor. Agora chegou a hora de se mobilizar – em todos os sentidos da palavra!

CICLO DE RESPONSABILIDADE DE 24 HORAS

HORA	ATIVIDADE
6:00	Acordar. Tomar um copo grande de água. Arrumar as coisas, preparar a merenda das crianças.
6:30	Fazer um aquecimento acrescentando algumas mobilizações e exercícios de respiração. Treinar/Malhar.
7:30	Fim do treino. Despedir-se das crianças. Fazer mais algumas mobilizações. Dar uma caminhada para esfriar o corpo (3 mil passos).
8:00	Tomar café da manhã ($\frac{1}{3}$ do total de legumes, verduras, frutas e proteínas do dia). Preparar o almoço para levar para o trabalho. Arrumar-se para o dia.
9:00	Começar o expediente, usando práticas para trabalhar de pé. Dar telefonemas caminhando (entre mil e 2 mil passos). Exercitar o equilíbrio nos intervalos do trabalho.
12:00	Almoçar ($\frac{1}{3}$ do total de legumes, verduras, frutas e proteínas do dia). Fazer uma caminhada após comer (3 mil passos).
13:00	Voltar ao expediente, usando práticas para trabalhar de pé. Hora de encerrar a ingestão de cafeína – chega de café por hoje.
17:00	Fim do expediente. Voltar para casa. Fazer a última caminhada do dia (3 mil passos).
17:30	Preparar o jantar ($\frac{1}{3}$ do total de legumes, verduras, frutas e proteínas do dia).
18:30	Jantar com a família.
19:30	Pratos lavados, hora da família. Sentar no chão para ver televisão e relaxar.
20:30	Hora de desligar dispositivos eletrônicos. Banho quente. Dez minutos de mobilizações de tecidos moles.
21:30	Na cama, lendo.
22:00	Hora de apagar a luz. Zzzzz.
22:00-6:00	DORMIR

DESAFIO DE 21 DIAS FEITO PARA SE MOVER

	TESTE	PRÁTICAS DIÁRIAS	MOBILIZAÇÕES
Dia 1	Teste de Sentar--Levantar	Experimente várias posições sentado no chão (pp. 49-51): • De pernas cruzadas • Posição 90/90 • Estendido • Com uma perna dobrada, o joelho para cima	Mobilização sentada dos isquiotibiais (p. 52) Alongamento dos isquiotibiais (p. 53) Abertura de quadril (p. 54) Postura do pombo em pé (p. 54)
Dia 2	Teste de Prender a Respiração	• Pratique respirar apenas pelo nariz durante o dia • Sente-se no chão em várias posições • 2 Abaixar-levantar (p. 211)	Ciclo matinal (p. 77) Mobilização do tronco (p. 77) Mobilização das vértebras torácicas 1 (p. 78)
Dia 3	Teste no Sofá	• Sente-se no chão em várias posições • Pratique respirar apenas pelo nariz durante o dia • 3 Abaixar-levantar (p. 211)	Alongamento no sofá (p. 100) Mobilização quadríceps-coxa (p. 101) Trabalho extra: Isometria de joelhos/de pé/no sofá (pp. 103-104)
Dia 4	Cálculo de Passos Diários	• Sente-se no chão em várias posições • Caminhe 8-10 mil passos • Tente caminhar descalço • 4 Abaixar-levantar (p. 211) • Trabalho extra: *Rucking*	Alongamento dos isquiotibiais (p. 53) Alongamento no sofá (p. 100) Postura do pombo em pé (p. 54)
Dia 5	Parte 1: Teste de Levantar os Braços na Inspeção de Segurança do Aeroporto Parte 2: Teste de Rotação dos Ombros	• Sente-se no chão em várias posições • Caminhe 8-10 mil passos • Pratique a caminhada intencional • Pratique respirar apenas pelo nariz durante o dia • 5 Abaixar-levantar (p. 211)	Apoio na parede (p. 148) Mobilização das vértebras torácicas 2 (p. 149) Mobilização do manguito rotador (p. 150) Trabalho extra: Tente/pratique a técnica da flexão no estilo minhoca (p. 152)

	TESTE	PRÁTICAS DIÁRIAS	MOBILIZAÇÕES
Dia 6	Parte 1: Contagem de 800 Gramas Parte 2: Contagem de Proteínas	• Coma 800 gramas de frutas, legumes e verduras • Consuma a quantidade indicada de proteína • Sente-se no chão em várias posições • Caminhe 8-10 mil passos (pratique respirar apenas pelo nariz enquanto caminha) • 6 Abaixar-levantar (p. 211) • Trabalho extra: Caminhar descalço ou *rucking*	Mobilização sentada dos isquiotibiais (p. 52) Mobilização quadríceps-coxa (p. 101)
Dia 7	Teste de Cócoras	• Coma 800 gramas de frutas, legumes e verduras • Consuma a quantidade indicada de proteína • Sente-se no chão em várias posições • Caminhe 8-10 mil passos (tente fazer caminhadas após as três refeições todo dia) • Pratique respirar apenas pelo nariz durante o dia • 7 Abaixar-levantar (p. 211)	Relaxamento de cócoras (p. 212) Agachamento Tabata (p. 212)
Dia 8	Parte 1: Teste de Equilíbrio AUOF (Apoio unipodal, com os olhos fechados) Parte 2: Teste de Equilíbrio do Idoso	• Coma 800 gramas de frutas, legumes e verduras • Consuma a quantidade indicada de proteína • Sente-se no chão em várias posições • Caminhe 8-10 mil passos • Pratique a mobilização do equilíbrio em Y (p. 229) • 8 Abaixar-levantar (p. 211) • Trabalho extra: Pular corda ou quicar	Serra de osso (p. 231) Alongamento cruzado da panturrilha (p. 232) Estímulo do pé (p. 232)

	TESTE	PRÁTICAS DIÁRIAS	MOBILIZAÇÕES
Dia 9	Análise do Tempo que Você Passa Sentado	• Coma 800 gramas de frutas, legumes e verduras • Consuma a quantidade indicada de proteína • Sente-se no chão em várias posições • Caminhe 8-10 mil passos (caminhada intencional) • Brinque com seu equilíbrio • Acumule 30 minutos de trabalho em pé ou sente-se de forma dinâmica • Pratique respirar apenas pelo nariz durante o dia • 9 Abaixar-levantar (p. 211) • Trabalho extra: *Rucking*	Mobilização do manguito rotador (p. 150) Mobilização das vértebras torácicas 1 (p. 78) Trabalho extra: Tente/pratique a técnica da flexão no estilo minhoca (p. 152)
Dia 10	Contagem de Horas	• Coma 800 gramas de frutas, legumes e verduras • Consuma a quantidade indicada de proteína • Sente-se no chão em várias posições • Caminhe 8-10 mil passos (pratique respirar apenas pelo nariz enquanto caminha) • Brinque com seu equilíbrio • Siga as práticas de higiene do sono • Acumule 40 minutos de trabalho em pé ou sente-se de forma dinâmica • 10 Abaixar-levantar (p. 211)	Apoio na parede (p. 148) Mobilização do tronco (p. 77)

	TESTE	PRÁTICAS DIÁRIAS	MOBILIZAÇÕES
Dia 11		• Coma 800 gramas de frutas, legumes e verduras • Consuma a quantidade indicada de proteína • Sente-se no chão em várias posições • Caminhe 8-10 mil passos (tente fazer caminhadas após as três refeições todo dia) • Pratique a mobilização do equilíbrio em Y (p. 229) • Siga as práticas de higiene do sono • Acumule 50 minutos de trabalho em pé ou sente-se de forma dinâmica • 11 Abaixar-levantar (p. 211)	Mobilização sentada dos isquiotibiais (p. 52) Alongamento dos isquiotibiais (p. 53) Postura do pombo em pé (p. 54)
Dia 12		• Coma 800 gramas de frutas, legumes e verduras • Consuma a quantidade indicada de proteína • Sente-se no chão em várias posições • Caminhe 8-10 mil passos (pratique respirar apenas pelo nariz enquanto caminha) • Pratique o Teste do Equilíbrio do Idoso (p. 219) • Siga as práticas de higiene do sono • Acumule 1 hora de trabalho em pé ou sente-se de forma dinâmica • 12 Abaixar-levantar (p. 211)	Abertura de quadril (p. 54) Mobilização quadríceps-coxa (p. 101)

TESTE	PRÁTICAS DIÁRIAS	MOBILIZAÇÕES
Dia 13	• Coma 800 gramas de frutas, legumes e verduras • Consuma a quantidade indicada de proteína • Sente-se no chão em várias posições • Caminhe 8-10 mil passos (caminhada intencional) • Brinque com seu equilíbrio • Siga as práticas de higiene do sono • Acumule 1 hora e 10 minutos de trabalho em pé ou sente-se de forma dinâmica • 13 Abaixar-levantar (p. 211)	Alongamento no sofá (p. 100) Relaxamento de cócoras (p. 212) Postura do pombo em pé (p. 54)
Dia 14	• Coma 800 gramas de frutas, legumes e verduras • Consuma a quantidade indicada de proteína • Sente-se no chão em várias posições • Caminhe 8-10 mil passos (pratique respirar apenas pelo nariz enquanto caminha) • Pratique a mobilização do equilíbrio em Y (p. 229) • Siga as práticas de higiene do sono • Acumule 1 hora e 20 minutos de trabalho em pé ou sente-se de forma dinâmica • 14 Abaixar-levantar (p. 211)	Serra de osso (p. 231) Estímulo do pé (p. 232) Alongamento cruzado da panturrilha (p. 232) Agachamento Tabata (p. 212)

TESTE	PRÁTICAS DIÁRIAS	MOBILIZAÇÕES
Dia 15	• Coma 800 gramas de frutas, legumes e verduras • Consuma a quantidade indicada de proteína • Sente-se no chão em várias posições • Caminhe 8-10 mil passos (inclua um tempo caminhando descalço) • Brinque com seu equilíbrio • Siga as práticas de higiene do sono • Acumule 1 hora e 30 minutos de trabalho em pé ou sente-se de forma dinâmica • 15 Abaixar-levantar (p. 211)	Mobilização das vértebras torácicas 2 (p. 149) Apoio na parede (p. 148) Trabalho extra: Tente/ pratique a técnica da flexão no estilo minhoca (p. 152)
Dia 16	• Coma 800 gramas de frutas, legumes e verduras • Consuma a quantidade indicada de proteína • Sente-se no chão em várias posições • Caminhe 8-10 mil passos (pratique respirar apenas pelo nariz enquanto caminha) • Brinque com seu equilíbrio • Siga as práticas de higiene do sono • Acumule 1 hora e 40 minutos de trabalho em pé ou sente-se de forma dinâmica • Trabalho extra: Pular corda ou quicar • 16 Abaixar-levantar (p. 211)	Abertura de quadril (p. 54) Trabalho extra: Isometria de joelhos/de pé/no sofá (pp. 103-104)

	TESTE	PRÁTICAS DIÁRIAS	MOBILIZAÇÕES
Dia 17		• Coma 800 gramas de frutas, legumes e verduras • Consuma a quantidade indicada de proteína • Sente-se no chão em várias posições • Caminhe 8-10 mil passos (tente fazer caminhadas após as três refeições todo dia) • Pratique a mobilização do equilíbrio em Y (p. 229) • Siga as práticas de higiene do sono • Acumule 1 hora e 50 minutos de trabalho em pé ou sente-se de forma dinâmica • Pratique respirar apenas pelo nariz no trabalho • 17 Abaixar-levantar (p. 211)	Mobilização do tronco (p. 77) Mobilização quadríceps-coxa (p. 101)
Dia 18		• Coma 800 gramas de frutas, legumes e verduras • Consuma a quantidade indicada de proteína • Sente-se no chão em várias posições • Caminhe 8-10 mil passos (caminhada intencional) • Pratique o Teste do Equilíbrio do Idoso (p. 219) • Siga as práticas de higiene do sono • Acumule 2 horas de trabalho em pé ou sente-se de forma dinâmica • 18 Abaixar-levantar (p. 211)	Alongamento no sofá (p. 100) Serra de osso (p. 231)

	TESTE	PRÁTICAS DIÁRIAS	MOBILIZAÇÕES
Dia 19		• Coma 800 gramas de frutas, legumes e verduras • Consuma a quantidade indicada de proteína • Sente-se no chão em várias posições • Caminhe 8-10 mil passos (caminhada intencional) • Siga as práticas de higiene do sono • Acumule 2 horas e 10 minutos de trabalho em pé ou sente-se de forma dinâmica • Pratique respirar apenas pelo nariz no trabalho • 19 Abaixar-levantar (p. 211)	Mobilização sentada dos isquiotibiais (p. 52) Alongamento dos isquiotibiais (p. 53) Relaxamento de cócoras (p. 212)
Dia 20		• Coma 800 gramas de frutas, legumes e verduras • Consuma a quantidade indicada de proteína • Sente-se no chão em várias posições • Caminhe 8-10 mil passos (caminhada intencional) • Brinque com seu equilíbrio • Siga as práticas de higiene do sono • Acumule 2 horas e 20 minutos de trabalho em pé ou sente-se de forma dinâmica • Pratique respirar apenas pelo nariz no trabalho • 20 Abaixar-levantar (p. 211)	Mobilização do manguito rotador (p. 150) Mobilizações das vértebras torácicas 1 e 2 (p. 78 e p. 149) Trabalho extra: Tente/ pratique a técnica da flexão no estilo minhoca (p. 152)

	TESTE	PRÁTICAS DIÁRIAS	MOBILIZAÇÕES
Dia 21		• Coma 800 gramas de frutas, legumes e verduras • Consuma a quantidade indicada de proteína • Sente-se no chão em várias posições • Caminhe 8-10 mil passos (caminhada intencional) • Pratique a mobilização do equilíbrio em Y (p. 229) • Siga as práticas de higiene do sono • Acumule 2 horas e 30 minutos de trabalho em pé ou sente-se de forma dinâmica • Pratique respirar apenas pelo nariz no trabalho • 21 Abaixar-levantar (p. 211) • Trabalho extra: *Rucking*	Alongamento no sofá (p. 100) Relaxamento de cócoras (p. 212) Agachamento Tabata (p. 212)

POSFÁCIO

NUNCA FIQUE SEM FAZER NADA:
EM DEFESA DOS EXERCÍCIOS FÍSICOS

Desde as primeiras páginas até esta que você está lendo agora, este livro não falou sobre exercício físico – exercício no sentido de uma rotina de treinamentos cardiovasculares prolongados e/ou um treino regular de musculação. Mas não poderíamos encerrá-lo sem defender essas duas formas de exercício. Enquanto os 10 Sinais Vitais neste livro o ajudarão a desenvolver e manter um corpo resistente e forte, acrescentar exercícios físicos regulares à sua rotina aumentará ainda mais sua resistência. Exercícios são seu plano de saúde adicional.

Muitos de vocês já se exercitam com frequência e com prazer, então não precisamos convencê-los a fazer isso. E a verdade é que se você seguir as práticas físicas neste livro – especificamente o protocolo de 8 a 10 mil passos diários –, já *estará* se exercitando de certa forma. Mas não importa onde você esteja na trajetória entre ser sedentário e virar atleta, continue lendo. Achamos que alguns dos nossos aprendizados sobre o mundo fitness no âmbito profissional e pessoal podem ajudá-lo.

A mentalidade Feito para se Mover

A esta altura do campeonato, é raro encontrar alguém que não saiba que se esforçar em prol da forma física faz bem à saúde. Então não vamos discorrer sobre a prevenção de doenças cardíacas, diabetes, alguns tipos de câncer, depressão, obesidade e muito mais. Você já ouviu isso tudo; sabe que os exercícios físicos são o melhor remédio preventivo disponível. Milhões de pessoas também afirmam que eles fazem com que elas se sintam ótimas, e temos que concordar.

Porém não existe o mesmo consenso em relação à quantidade de exercícios que deveríamos fazer, qual o tipo, quando, onde, com quem, e assim por diante. As recomendações mudam, mas aqui vai a mais recente entre as *Physical Activity Guidelines for Americans* [Orientações de atividade física para americanos], divulgadas pelo Departamento de Saúde e Serviços Humanos dos Estados Unidos: por semana, os adultos devem praticar pelo menos 150 minutos de atividade física aeróbica de intensidade moderada, 75 minutos de atividade física intensa ou uma combinação equivalente das duas. Adultos também devem fazer atividades moderadas a intensas de fortalecimento muscular que envolvam os principais grupos musculares em dois ou mais dias por semana. Se todo mundo seguisse essas orientações (e as 10 práticas físicas neste livro), poderíamos mudar o mundo. Mas também sabemos que os altos e baixos da vida podem esmagar as melhores intenções. É por isso que acrescentamos outro princípio à lista de orientações: sempre faça alguma coisa – ou, como Dave Spitz gosta de dizer, nunca fique sem fazer nada.

Dave Spitz era maratonista na faculdade e seguiu carreira como banqueiro de investimentos, mas decidiu largar tudo e treinar para as provas classificatórias de halterofilismo dos Jogos Olímpicos de 2008. Apesar de não ter conseguido realizar seu sonho olímpico, ele acabou abrindo uma academia de renome e virou um treinador bastante procurado. Uma das coisas que Dave nos contou quando o entrevistamos para nosso podcast foi que ele queria que as pessoas parassem de achar que donos de academia malham o tempo todo. (Como antigos donos de um box de CrossFit, sabemos exatamente do que ele está falando.) Com um negócio para gerir, funcionários para administrar e três filhos para criar, falta tempo para ele se exercitar tanto quanto gostaria. Então, em vez de ficar se torturando sobre o que não consegue fazer, Dave adotou o lema "Nunca fique sem fazer nada". Todo dia ele faz questão de dar 10 mil passos, ter uma boa noite de sono e comer frutas, legumes e verduras. E treina quando pode.

A máxima de Dave expressa perfeitamente nossos sentimentos em relação aos exercícios. Nós adoramos rotinas – é só olhar para o Ciclo de Responsabilidade de 24 horas (página 273) – e concordamos plenamente com as orientações do Departamento de Saúde e Serviços Humanos dos Estados Unidos. Mas, quando você acredita que precisa cumprir um regime específico de exercícios e algo o impede, é tentador – e *muito comum* – ficar sem fazer nada. Se o seu chefe o obriga a ficar depois da hora e o faz perder sua aula de Pilates, você simplesmente dá de ombros, volta para casa e vê televisão. Se você dorme tarde e não tem energia para acordar cedo e encontrar seu grupo de ciclismo de manhã, acaba pensando "Bom, lá se vai minha chance de fazer exercício hoje". Mas não é assim. Você pode ir caminhar. Pode fazer alguns exercícios de mobilidade e equilíbrio. Pular corda por 10 minutos. Não deixe o perfeito ser inimigo do bom. Seu corpo quer – e precisa – se mexer, e para isso qualquer atividade serve. Faça o que for possível, mas não fique sem fazer nada.

Quando nossas filhas eram pequenas e exigiam muito tempo, também estávamos cuidando de duas empresas. A gente mal conseguia comer uma barrinha de proteína, que dirá separar tempo para levantar um haltere. Então Kelly criou algo que chamou de "os 10". Todas as noites, às 22 horas, quando as crianças já estavam dormindo, nós fazíamos séries de 10 flexões na barra fixa, 10 flexões no chão e 10 agachamentos por 10 minutos. Esse era nosso exercício do dia. Não era nada puxado, mas nos ajudava a manter a força e a forma para quando voltássemos a algumas das nossas atividades esportivas e à academia. E isso era pouco. O que estávamos fazendo naqueles 10 minutos por noite era treinar para nossa vida profissional puxada e a rotina que girava em torno das crianças. Nunca treinamos por treinar; treinamos para a vida.

Como se tornar uma pessoa ativa

Falando da forma mais resumida possível, os exercícios são algo que fazemos para melhorar nossa vida. E, em geral, não importa como. Se nós pudermos lhe dar apenas uma recomendação, seria fazer musculação. Nossa cultura parece ter aceitado com mais facilidade as atividades cardiovasculares, como correr, pedalar e caminhar, mas existe um atraso em adotar exercícios de musculação. E não é preciso fazer muita coisa. Pegue um haltere e o levante todos os dias, passando gradualmente para um mais pesado quando sentir que está fácil demais. Faça uma flexão por dia e vá aumentando o número. Pratique *rucking* (página 128). Faça caminhadas em subidas.

A ciência mostra que, por causa da genética, pessoas diferentes respondem de formas diferentes aos exercícios físicos. Algumas produzem mais dopamina (a molécula do prazer) com as atividades; outras têm menos tolerância ao desconforto causado por elas. Então, se você costuma fugir da academia, talvez exista um motivo biológico para isso. Talvez você precise se esforçar um pouco mais do que algumas pessoas para levantar um peso, fazer uma flexão, caminhar morro acima, empurrar os pedais da bicicleta, dar umas braçadas na piscina, acertar aquela bola de tênis, dar uma corrida no quarteirão, entrar na aula de tai chi, dançar zumba, fazer Pilates, enfrentar uma aula de spinning, arremessar a bola numa cesta de basquete, bater com seu taco de golfe, jogar uma pelada... Já deu para entender? Existem inúmeras opções de exercícios físicos, então todo mundo pode encontrar algo de que goste. Experimente coisas diferentes para descobrir o que é mais legal para você (ou o que consegue tolerar). A ideia é apenas mexer o corpo, porque, como você já aprendeu, ele foi feito para se mover!

Escaneie o QR code para ter acesso ao conteúdo adicional gratuito (em inglês) que desenvolvemos para auxiliar em sua jornada Feito para se Mover:

AGRADECIMENTOS

Duas pessoas estão no topo da longa lista daqueles que tornaram este livro possível. A primeira é nosso agente, Dado Derviskadic, que teve a paciência de esperar muitos anos até estarmos no momento certo e com a mente preparada para escrever este livro. Sua visão, sabedoria, orientação e criatividade brilhante nos impactaram e o conectaram a nós pelo resto de nossas vidas como escritores. A você, nossa gratidão, Dado. Você não vai se livrar mais da gente.

A segunda é nossa coautora, Daryn Eller, sem a qual este livro não existiria. Daryn pegou nossa energia (frequentemente) frenética e nosso entusiasmo sobre o assunto e conseguiu transformá-los em um livro compreensível, acessível e muito prazeroso de ler. Também é muito difícil escrever com a voz de dois autores, e ela executou a tarefa com perfeição ao honrar os pontos de vista e as contribuições únicas de cada um. A disposição de Daryn para ser a cobaia de todos os Sinais Vitais e seus conselhos sobre o que daria certo ou não para nossos leitores foram inestimáveis e fizeram este livro ser o que é hoje. Daryn, sua incrível habilidade de escrita, seu profissionalismo e sua gentileza tornaram esta experiência um prazer do começo ao fim. Esperamos que esta tenha sido a primeira de muitas ocasiões em que trabalharemos juntos. Obrigado.

Também queremos agradecer ao nosso editor, Andrew Miller, por sua atenção aos detalhes, suas observações atentas e sua disposição para ser cobaia dos Sinais Vitais de forma a oferecer sua perspectiva única para o livro. Josh McKible, o corpo humano é a estrutura mais complexa no universo conhecido. Agradecemos suas ilustrações incríveis que ajudam a tornar o invisível visível neste livro. Ainda não conseguimos acreditar na sorte de termos trabalhado com verdadeiros especialistas na nossa grande equipe da Knopf, que inclui Chris Gillespie, Emily Reardon, Sara Eagle, Matthew Sciarappa e Tiara Sharma.

Um agradecimento especial a Reagan Arthur por acreditar em nós e na nossa visão para este livro, e por nos apoiar completamente. Somos muito honrados e gratos por termos escrito um livro sob o selo da Knopf. Tim O'Connell, agradecemos seu apoio inicial e sua defesa desta obra.

Este livro também não existiria sem o apoio de toda a nossa equipe na The Ready State, que inclui Margaret Garvey, Lisa Schwartz, Dave Beatie, Nicole Jerner, Ben Hardy, Ryan Fredericks, Mike Sloat, Chris Jerard, Kaitlin Lyons e Sean Greenspan e equipe. Se você está lendo isto, é por causa do trabalho árduo deles pela marca The Ready State e por nos ajudarem a divulgar o livro no nosso site, nas redes sociais e em muitos outros lugares. Eles cuidam de muitos detalhes, grandes e pequenos, que nunca são vistos nem reconhecidos pelo público em geral. Todos os dias, ficamos maravilhados com tudo que uma equipe tão pequena e poderosa consegue fazer. Nós reconhecemos e agradecemos sua dedicação.

Georgia e Caroline. Temos tanto orgulho das jovens maduras e competentes que vocês duas se tornaram. Georgia, agradecemos por ser tão bondosa e competente. Que outra garota de 16 anos cozinha jantares saudáveis do zero para a família inteira regularmente? Caroline, agradecemos por nos fazer rir e por nos lembrar de que há muita felicidade na vida. Este livro é dedicado a vocês duas porque, se fizemos algo certo como pais, foi ensiná-las a nunca pararem de se mover.

Agradecemos à brilhante EC Synkowski por nos dar permissão para usar o Desafio dos 800 Gramas neste livro. É uma ideia tão simples e genial que é essencial para um mundo em constante transformação, que transmite tantas informações confusas sobre o que devemos ou não comer.

A Gabby Reece e Laird Hamilton, por sua amizade e apoio, sempre.

Joyce Shulman, agradecemos por passar por cima do burburinho do mundo da boa forma para dizer que as pessoas precisam se mexer mais e se conectar umas com as outras, e que caminhadas são a forma ideal de fazer isso.

Stacy Sims, temos muita sorte de tê-la conhecido anos atrás. Contamos com seus conselhos ao longo do tempo e a consideramos uma amiga e mentora. Agradecemos por estar disposta a nos ajudar e a responder nossas perguntas, mesmo do outro lado do mundo, na Nova Zelândia.

Aos feitos-para-se-mover originais, Janet e Warren Wiscombe, pais de Juliet, e seus respectivos cônjuges, Ed Lai e Helenka Wiscombe. É impossível encontrar um grupo mais saudável de pessoas com mais de 70 anos. Aprendemos com seu exemplo, desde a infância, que hábitos saudáveis simples (muitos dos quais estão presentes neste livro), aplicados de forma constante, são o caminho para continuar se movendo até bem depois dos 70 anos. Agradecemos também a cada um deles por nos ajudar a criar nossas filhas fantásticas, para que conseguíssemos ser pais e ter uma vida profissional expansiva.

Agradecemos a Wes Kitts, Dave Spitz, Chris Hinshaw, Mark Bell, Jesse Burdick, Stan Efferding, Joe DeFranco, Travis Mash, Mike Burgener, Gray Cook e Chris Duffin por suas histórias, seus testes, casos e toda a inspiração para este livro.

Aos pais de Kelly, Don e Hallie Ward, que foram a corridas e eventos no mundo todo desde que Kelly se entende por gente. A visão de Don como osteopata e a perspectiva de Hallie como professora de psicologia foram o que originalmente influenciaram o corpo e a mente de Kelly. Você só precisa aparecer na casa deles nas montanhas do Colorado para lembrar que todos nós precisamos de mais ar fresco e do nosso próprio bando de raposas. Eles também têm uma sauna há mais tempo do que todo mundo que conhecemos.

Ao irmão de Juliet, Tom Wiscombe, e sua companheira, Marrika Trotter. Não sabemos como todos nós acabamos escolhendo o caminho do empreendedorismo na vida, mas foi muito especial seguir essa jornada paralela à de vocês. Agradecemos seus conselhos, seu apoio e sua compaixão – e, é claro, por insistirem que nosso primeiro livro se chamasse *Becoming a Supple Leopard* [Como se tornar um leopardo flexível].

Também ganhamos na loteria da amizade, e gostaríamos de agradecer às seguintes pessoas por nos amarem nesta vida (em ordem aleatória, porque são todos maravilhosos), por serem cobaias das nossas ideias malucas de saúde e por continuarem sendo nossos amigos apesar de nossas agendas nem sempre nos permitirem passarmos tanto tempo juntos quanto gostaríamos: Soman Chainani, Jim + Tricia Lesser, Erin Cafaro, Tim Ferriss, Bill

Owens, Matt Vincent, Rich Froning, Jason Khalipa, Margaret Garvey, Mike Norman, Lisa + Zach Schwartz, Beth Dorsey + Jeff Trauba, Darcy Gomez + Chris Young, Adrienne Graf + Adam Forest, Diana Kapp + David Singer, Robin + Chris Donohoe, Brody Reiman + Serge Gerlach, Ben + Ariel Zvaifler, Jameson + Elena Garvey, Alice Tacheny + Michael Lynn, Orea Roussis, Anastacia + Steve Maggioncalda, Heidi Taglio + Michael Hazelrigg, Pam + Bernard Lauper, Kelli + Brendan Robertson, Kristina + John Doxon, Mitra + CJ Martin, Matt e Tezza Hermann, Allison + TJ Belger, Leigh + Thad Reichley, Justin + Clea Hovey, Levi Leipheimer, Shane Sigle, Jami Tikkanen, John Welbourn, Jen Widerstrom, Rachel Balkovec, Stuart McMillan, Caity + Bill Henniger, Kyla Channell e Sid Jamotte, Dan Zmolik + Maria Quiroga, Rebecca Rusch, Julie Munger + Abigail Polsby, Beth Rypins, Sue Norman, Damara Stone, Anik + Jay Wild, Kenny Kane, Marc Goddard, Travis Jewett, Kingsley Yew, Danny Matta, Sean McBride, Sue Wyatt, Erica Providenza, Catherine + JD Cafaro, Diane Fu, Mark Anderson, Jamie + Mary Collie, Christina e Eron Kosmowski, Stacy + Matthew Perry, Noel Kosiek, Cody West + Maija Blaufuss, Emma Bird, Chris Gustavson, Catherine Picard, Carolin Loose, Corby + Molly Leith, Gretchen Weber + TJ Murphy, Rich + Wendy Starrett, Cindy + Phil Rach, Natasha Wiscombe, Kristina Lai + Justine Okello, Lauren + Andy Lai, Kate Courtney, e Rory McKernan.

Por fim, agradecemos aos nossos parceiros na The Ready State, cujos produtos e cujo apoio nos ajudaram a permanecer saudáveis, a nos recuperar de muitas cirurgias e a ter todas as ferramentas certas para dar o melhor de nós: Chad Nelson da YETI, Jeff Byers da Momentous, Ryan Duey + Michael Garrett da Plunge, Mike Sinyard da Specialized, Ryan Heaney da Marc Pro, Star Sage da Hyperice, Craig Storey e Jason McCann da Vari, e Todd Youngblood da Chili Sleep.

FONTES

Introdução

"Chronic Back Pain". Health Policy Institute, Georgetown University. https://hpi.georgetown.edu/backpain.

"Obesity and Overweight". National Center for Health Statistics, Centers for Disease Control and Prevention. www.cdc.gov/nchs/fastats/obesity-overweight.htm.

"Wellness Industry Statistics and Facts". Global Wellness Institute. https://globalwellnessinstitute.org/press-room/statistics-and-facts.

Sinal Vital 1: Levante-se do chão

Adolph, Karen E., Whitney G. Cole, Meghana Komati, et al. "How Do You Learn to Walk? Thousands of Steps and Dozens of Falls per Day". *Psychological Science* 23, nº 11 (2012): 1387–94. DOI: 10.1177/0956797612446346.

Attia, Peter. "Fasting, Metformin, Athletic Performance, and More". *Tim Ferriss Show*, episódio nº 398 do podcast, 27 de novembro de 2019. https://tim.blog/guest/peter-attia/.

Barbosa Barreto de Brito, Leonardo, Ricardo Rabelo, Sardinha Djalma, et al. "Ability to Sit and Rise from the Floor as a Predictor of All-Cause Mortality". *European Journal of Preventive Cardiology* 21, nº 7 (julho de 2014): 892–98. DOI: 10.1177/2047487312471759.

Cranz, Galen. *The Chair: Rethinking Culture, Body, and Design.* Nova York: W. W. Norton, 1998.

Hewes, Gordon W. "World Distribution of Certain Postural Habits". *American Anthropologist* 57, nº 2 (1955): 231–44.

Lieberman, Daniel. *Exercised: The Science of Physical Activity, Rest and Health.* Londres: Penguin, 2021.

Sinal Vital 2: Respire com facilidade

"Breathing into a Paper Bag Can Calm Anxiety Attack". Ask the Doctors, UCLA Health, 16 de setembro de 2021. https://connect.uclahealth.org.

Chalaye, Philippe, Philippe Goffaux, Sylvie Lafrenaye e Serge Marchand. "Respiratory Effects on Experimental Heat Pain and Cardiac Activity". *Pain Medicine* 10, nº 8 (novembro/dezembro de 2009): 1334–40. DOI: 10.1111/j.1526-4637.2009.00681.x.

Dallam, George, Steve McClaran, Daniel Cox e Carol Foust. "Effect of Nasal Versus Oral Breathing on VO2max and Physiological Economy in Recreational Runners Following an Extended Period Spent Using Nasally Restricted Breathing". *International Journal of Kinesiology and Sports Science* 6, nº 2 (abril de 2018): 22–29. DOI: 10.7575/aiac.ijkss.v.6n.2p.22.

Flanell, Michael. "Lifetime Effects of Mouth Breathing". *Orthodontic Practice US*, 30 de julho de 2020. https://orthopracticeus.com.

Hudson, Daisy-May. "Inside the Superhuman World of Wim Hof: The Iceman". *Vice*, vídeo, 39:39, 2015. https://video.vice.com.

Learn, Joshua Rapp. "Science Explains How the Iceman Resists Extreme Cold". *Smithsonian Magazine*, 22 de maio de 2018.

Lundberg, J. O. N., G. Settergren, S. Gelinder, et al. "Inhalation of Nasally Derived Nitric Oxide Modulates Pulmonary Function in Humans". *Acta Physiologica Scandinavica* 158, nº 4 (dezembro de 1996): 343–47. DOI: 10.1046/j.1365-201X.1996.557321000.x.

McKeown, Patrick. "Comparing the Oxygen Advantage® and Wim Hof Methods". Oxygen Advantage. Acesso em 27 de agosto de 2021. https://oxygenadvantage.com/wim-hof.

Mummolo, Stefano, A. Nota, S. Caruso, et al. "Salivary Markers and Microbial Flora in Mouth Breathing Late Adolescents". *BioMed Research International 8687608* (2018). DOI: 10.1155/2018/8687608.

Nestor, James. *Respire: A nova ciência de uma arte perdida.* Rio de Janeiro: Intrínseca, 2021.

O'Hehir, Trisha e Amy Francis. "Mouth vs. Nasal Breathing". *Dentaltown Magazine*, setembro de 2012. www.dentaltown.com.

Schünemann H. J., J. Dorn, B. J. Grant, et al. "Pulmonary Function Is a Long-Term Predictor of Mortality in the General Population: 29-Year Follow-Up of the Buffalo Health Study". *Chest* 118, nº 3 (setembro de 2000): 656–64. DOI: 10.1378/chest.118.3.656.

Stephen, Michael J. *Breath Taking: The Power, Fragility, and Future of Our Extraordinary Lungs.* Nova York: Atlantic Monthly Press, 2021. Veja pp. 19–23.

Templer, Paul. "Experience: I Was Swallowed by a Hippo". *The Guardian*, 4 de maio de 2013.

Templer, Paul. "Hippo Attack Survivor Paul Templer". *Verbal Shenanigans*, episódio nº 43 do podcast, 2 de abril de 2015. https://verbalshenaniganspodcast.podbean.com.

Sinal Vital 3: Extensão do quadril

Lehecka, Bryan J., Jessica Turley, Aaron Stapleton, et al. "The Effects of Gluteal Squeezes Compared to Bilateral Bridges on Gluteal Strength, Power, Endurance, and Girth". *PeerJ* 7 (2019): e7287. DOI: 10.7717/peerj.7287.

Sinal Vital 4: Caminhe assim

Althoff, T., Sosič, R., Hicks, J. et al. "Large-scale physical activity data reveal worldwide activity inequality". *Nature* 547, 336–339 (2017). https://doi.org/10.1038/nature23018.

Bassett, David R., Holly R. Wyatt, Helen Thompson, et al. "Pedometer-Measured Physical Activity and Health Behaviors in U.S. Adults". *Medicine and Science in Sports and Exercise* 42, nº 10 (outubro de 2010): 1819–25. DOI: 10.1249/MSS.0b013e-3181dc2e54.

Buman, Matthew P. e Abby C. King. "Exercise as a Treatment to Enhance Sleep". *American Journal of Lifestyle Medicine* 4, nº 6 (2010): 500–14. DOI: 10.1177/1559827610375532.

Carter, Sophie, Richard Draijer, Sophie Holder, et al. "Regular Walking Breaks Prevent the Decline in Cerebral Blood Flow Associated with Prolonged Sitting". *Journal of Applied Physiology* 125, nº 3 (2018): 790–98. DOI: 10.1152 /japplphysiol.00310.2018.

Dall, Philippa Margaret, Sarah Lesley Helen Ellis, Brian Martin Ellis, et al. "The Influence of Dog Ownership on Objective Measures of Free-Living Physical Activity and Sedentary Behaviour in Community-Dwelling Older Adults: A Longitudinal Case-Controlled Study". *BMC Public Health* 17, nº 1 (2017): 496. DOI: 10.1186/ s12889-017-4422-5.

DiSalvo, David. "Using a Standing Desk Could Give Your Brain a Boost". *Forbes*, 18 de janeiro de 2016.

Ekelund, Ulf, Jakob Tarp, Morten Fagerland, et al. "Joint Associations of Accelerometer-Measured Physical Activity and Sedentary Time with All-Cause Mortality: A Harmonised Meta-Analysis in More Than 44,000 Middle-Aged and Older Individuals". *British Journal of Sports Medicine* 54 (dezembro de 2020): 1499–1506. DOI: 10.1136/bjsports-2020-103270.

GORUCK. "About GORUCK". www.goruck.com.

Heesch, Kristiann C., Yolanda R. van Gellecum, Nicola W. Burton, et al. "Physical Activity, Walking, and Quality of Life in Women with Depressive Symptoms". *American Journal of Preventive Medicine* 48, nº 3 (março de 2015): 281–91. DOI: 10.1016/j. amepre.2014.09.030.

Jayedi, Ahmad, Ali Gohari e Sakineh Shab-Bidar. "Daily Step Count and AllCause Mortality: A Dose-Response Meta-Analysis of Prospective Cohort Studies". *Sports Medicine* 52, nº 1 (2022): 89–99. DOI: 10.1007/s40279-021-01536-4.

McDowell, C. P., B. R. Gordon, K. L. Andrews, et al. "Associations of Physical Activity with Anxiety Symptoms and Status: Results from the Irish Longitudinal Study on Ageing". *Epidemiology and Psychiatric Sciences* 28, nº 4 (2019): 436–45. DOI: 10.1017/ S204579601800001X.

Neighmond, Patti. "Exercising to Ease Pain: Taking Brisk Walks Can Help". NPR, 23 de setembro de 2019. www.npr.org.

Neumann, Janice. "Regular Walking Can Help Ease Depression". Reuters Health, 30 de janeiro de 2015.

O'Keefe, Evan L. e Carl J. Lavie. "A Hunter-Gatherer Exercise Prescription to Optimize Health and Well-Being in the Modern World". *Journal of Science in Sport and Exercise* 3 (2021): 147–57. DOI: 10.1007/s42978-020-00091-0.

Oppezzo, Marily e Daniel L Schwartz. "Give Your Ideas Some Legs: The Positive Effect of Walking on Creative Thinking". *Journal of Experimental Psychology: Learning, Memory, and Cognition* 40, nº 4 (2014): 1142–1152.

Patel, Alpa V., Leslie Bernstein, Anusila Deka, et al. "Leisure Time Spent Sitting in Relation to Total Mortality in a Prospective Cohort of US Adults". *American Journal of Epidemiology* 172, nº 4 (agosto de 2010): 419–29. DOI: 10.1093/aje /kwq155.

Polaski, Anna M., Amy L. Phelps, Kimberly A. Szucs, et al. "The Dosing of Aerobic Exercise Therapy on Experimentally-Induced Pain in Healthy Female Participants". *Scientific Reports* 9 (2019): 14842. DOI: 10.1038/s41598-019-51247-0.

Ratey, John. "Why Walking Matters". *Here & Now*, WBUR (Boston), 19 de maio de 2014. www.wbur.org/hereandnow/2014/05/19/why-walking-matters.

Ratey, John. "Exercise Is the Best Medicine for Our Brain". Center for Discovery, vídeo do YouTube, 32:59, 24 de outubro de 2017. www.youtube.com/watch?v=oTUPSUIAw1c.

"Staying Active". The Nutrition Source, Harvard School of Public Health. www.hsph. harvard.edu/nutritionsource/staying-active.

Stillman, Jessica. "A Neuroscientist Explains Exactly How Awesome Exercise Is for Your Brain". *Inc.*, 22 de junho de 2021. www.inc.com.

Sullivan Bisson, Alycia N., Stephanie A. Robinson e Margie E. Lachman. "Walk to a Better Night of Sleep: Testing the Relationship Between Physical Activity and Sleep". *Sleep Health* 5, nº 5 (outubro de 2019): 487–94. DOI: 10.1016/j.sleh.2019 .06.003.

Uchida, Sunao, Kohei Shioda, Yuko Morita, et al. "Exercise Effects on Sleep Physiology". *Frontiers in Neurology* 3 (abril de 2012): 48. DOI: 10.3389/fneur.2012.00048.

U.S. Department of Health and Human Services. *Physical Activity and Health: A Report of the Surgeon General.* Atlanta: Centers for Disease Control and Prevention, 1996. www.cdc.gov/nccdphp/sgr/index.htm.

Van Uffelen, Jannique G. Z., Yolanda R. van Gellecum, Nicola W. Burton, et al. "Sitting-Time, Physical Activity, and Depressive Symptoms in Mid-Aged Women". *American Journal of Preventive Medicine* 45, nº 3 (setembro de 2013): 276–81. DOI: 10.1016/j. amepre.2013.04.009.

Wang, Feifei e Szilvia Boros. "Effects of a Pedometer-Based Walking Intervention on Young Adults' Sleep Quality, Stress and Life Satisfaction: Randomized Controlled Trial". *Journal of Bodywork and Movement Therapies* 24, nº 4 (outubro de 2020): 286–92. DOI: 10.1016/j.jbmt.2020.07.011.

Wayman, Erin. "Becoming Human: The Evolution of Walking Upright". *Smithsonian Magazine*, 6 de agosto de 2012.

Sinal Vital 5: Proteja seu pescoço e seus ombros pensando no futuro

Andersen, Lars L., Michael Kjær, Karen Søgaard, et al. "Effect of Two Contrasting Types of Physical Exercise on Chronic Neck Muscle Pain". *Arthritis & Rheumatology* 59, nº 1 (janeiro de 2008): 84–91. DOI: 10.1002/art.23256.

DocMorris. "Take Care of Yourself. Doc Morris Christmas Advert 2020". Vídeo do YouTube, 2:55, 21 de dezembro de 2020. www.youtube.com/watch?v=-BDq6BQXOWs.

Mortensen, Peter, Anders I. Larsen, Mette K. Zebis, et al. "Lasting Effects of Workplace Strength Training for Neck/Shoulder/Arm Pain Among Laboratory Technicians: Natural Experiment with 3-Year Follow-Up". *Biomed Research International* (2014): 845851. DOI: 10.1155/2014/845851.

Sinal Vital 6: Alimente-se como se você fosse viver para sempre

Aune, Dagfinn, Edward Giovannucci, Paolo Boffetta, et al. "Fruit and Vegetable Intake and the Risk of Cardiovascular Disease, Total Cancer and All-Cause Mortality: A Systematic Review and Dose-Response Meta-Analysis of Prospective Studies". *International Journal of Epidemiology* 46, nº 3 (junho de 2017): 1029–56. DOI: 10.1093/ije/dyw319.

Babault, Nicolas, Christos Païzis, Gaëlle Deley, et al. "Pea Proteins Oral Supplementation Promotes Muscle Thickness Gains During Resistance Training: A Double-Blind, Randomized, Placebo-Controlled Clinical Trial vs. Whey Protein". *Journal of the International Society of Sports Nutrition* 12 (2015): 3. DOI: 10.1186/s12970-014-0064-5.

Banaszek, Amy, Jeremy R. Townsend, David Bender, et al. "The Effects of Whey vs. Pea Protein on Physical Adaptations Following 8-Weeks of High-Intensity Functional Training (HIFT): A Pilot Study". *Sports* 7, nº 1 (2019): 12. DOI: 10.3390/sports7010012.

Baum, Jamie I., Il-Young Kim e Robert R. Wolfe. "Protein Consumption and the Elderly: What Is the Optimal Level of Intake?" *Nutrients* 8, nº 6 (junho de 2016): 359. DOI: 10.3390/nu8060359.

Carbone, John W. e Stefan M. Pasiakos. "Dietary Protein and Muscle Mass: Translating Science to Application and Health Benefit". *Nutrients* 11, nº 5 (maio de 2019): 1136. DOI: 10.3390/nu11051136.

"Diabetes Statistics". National Institute of Diabetes and Digestive and Kidney Diseases. www.niddk.nih.gov/health-information/health-statistics/diabetes-statistics.

"Diet Review: Intermittent Fasting for Weight Loss". The Nutrition Source, Harvard School of Public Health. www.hsph.harvard.edu/nutritionsource/healthy-weight / diet-reviews/intermittent-fasting.

Drew, Liam. "Fighting the Inevitability of Ageing". *Nature Outlook* 555 (7 de março de 2018). DOI: 10.1038/d41586-018-02479-z.

Easter, Michael. *A crise do conforto: Abrace o desconforto para recuperar o seu eu feliz, saudável e livre.* Rio de Janeiro: Alta Books, 2023.

García-Esquinas, Esther, Berna Rahi, Karine Peres, et al. "Consumption of Fruit and Vegetables and Risk of Frailty: A Dose-Response Analysis of 3 Prospective Cohorts of Community-Dwelling Older Adults". *American Journal of Clinical Nutrition* 104, nº 1 (julho de 2016): 132–42. DOI: 10.3945/ajcn.115.125781.

Gorissen, Stefan H. M., Julie J. R. Crombag, Joan M. G. Senden, et al. "Protein Content and Amino Acid Composition of Commercially Available Plant-Based Protein Isolates". *Amino Acids* 50, nº 12 (2018): 1685–95.

Kojima, Narumi, Miji Kim, Kyoko Saito, et al. "Lifestyle-Related Factors Contributing to Decline in Knee Extension Strength Among Elderly Women: A Cross-Sectional and Longitudinal Cohort Study". *PloS ONE* 10, nº 7 (2015): e0132523. DOI: 10.1371/ journal.pone.0132523.

Kolata, Gina. "In a Yearlong Study, Scientists Find No Benefit to Time-Restricted Eating". *The New York Times*, 20 de abril de 2022.

Liu, Deying, Yan Huang, Chensihan Huang, et al. "Calorie Restriction With or Without Time-Restricted Eating in Weight Loss". *New England Journal of Medicine* 386, nº 16 (abril de 2022): 1495–1504. DOI: 10.1056/NEJMoa2114833.

Lowe, Dylan A., Nancy Wu, Linnea Rohdin-Bibby, et al. "Effects of Time-Restricted Eating on Weight Loss and Other Metabolic Parameters in Women and Men with Overweight and Obesity: The TREAT Randomized Clinical Trial". *JAMA Internal Medicine* 180, nº 11 (2020): 1491–99. DOI: 10.1001/jamainternmed.2020.4153.

McCall, Pete. "9 Things to Know About How the Body Uses Protein to Repair Muscle Tissue". ACE, 5 de março de 2018. www.acefitness.org/education-and-resources/professional/expert-articles/6960.

Meroño, Tomás, Raúl Zamora-Ros, Nicole Hidalgo-Liberona, et al. "Animal Protein Intake Is Inversely Associated with Mortality in Older Adults: The InCHIANTI Study". *Journals of Gerontology (Series A): Medical Sciences* 20, nº 20 (2022): glab334. DOI: 10.1093/gerona/glab334.

"Micronutrients for Health". Micronutrient Information Center, Linus Pauling Institute, Oregon State University. https://lpi.oregonstate.edu/mic.

Morell, P. e S. Fiszman. "Revisiting the Role of Protein-Induced Satiation and Satiety". *Food Hydrocolloids* 68 (julho de 2017): 199–210. DOI: 10.1016/j.foodhyd.2016.08.003.

Neacsu, Madalina, Claire Fyfe, Graham Horgan e Alexandra M. Johnstone. "Appetite Control and Biomarkers of Satiety with Vegetarian (Soy) and MeatBased High-Protein Diets for Weight Loss in Obese Men: A Randomized Crossover Trial". *American Journal of Clinical Nutrition* 100, nº 2 (agosto de 2014): 548–58. DOI: 10.3945/ajcn.113.077503.

"Preserve Your Muscle Mass". Harvard Health Publishing, 19 de fevereiro de 2016. www.health.harvard.edu/staying-healthy/preserve-your-muscle-mass.

Putra, Christianto, Nicolai Konow, Matthew Gage, et al. "Protein Source and Muscle Health in Older Adults: A Literature Review". *Nutrients* 13, nº 3 (fevereiro de 2021): 743. DOI: 10.3390/nu13030743.

SWAN: Study of Women's Health Across the Nation. www.swanstudy.org/about/about--swan.

Synkowski, EC. "The 800gChallenge". Optimize Me Nutrition. https://optimizemenutrition.com/800g.

Tomey, Kristin M., MaryFran R. Sowers, Carolyn Crandall, et al. "Dietary Intake Related to Prevalent Functional Limitations in Midlife Women". *American Journal of Epidemiology* 167, nº 8 (abril de 2008): 935–43. DOI: 10.1093/aje /kwm397.

Webb, Densie. "Protein for Fitness: Age Demands Greater Protein Needs". *Today's Dietitian* 17, nº 4 (abril de 2015): 16. www.todaysdietitian.com.

Seção especial: O que fazer quando você se machucar

Dubois, Blaise e Jean-Francois Esculier. "Soft-Tissue Injuries Simply Need PEACE and LOVE". *British Journal of Sports Medicine* 54, nº 2 (2020): 72–73.

Kawashima, Masato, Noriaki Kawanishi, Takaki Tominaga, et al. "Icing after Eccentric Contraction-Induced Muscle Damage Perturbs the Disappearance of Necrotic Muscle Fibers and Phenotypic Dynamics of Macrophages in Mice". *Journal of Applied Physiology* (1985) 130, nº 5 (2021): 1410–20.

St. Sauver, Jennifer L., David O. Warner, Barbara P. Yawn, et al. "Why Patients Visit

Their Doctors: Assessing the Most Prevalent Conditions in a Defined American Population". *Mayo Clinic Proceedings* 88, nº 1 (2013): 56–67.

Sinal Vital 7: Agachamento!

Bhattacharya, Sudip, Vijay Chattu e Amarjeet Singh. "Health Promotion and Prevention of Bowel Disorders Through Toilet Designs: A Myth or Reality?". *Journal of Education and Health Promotion* 8 (2019): 40. DOI: 10.4103/jehp.jehp_198_18.

Hof, Wim. "Cold Therapy". Wim Hof Method. www.wimhofmethod.com/cold-therapy.

Hof, Wim. *O método Wim Hof: Ative todo o seu potencial humano*. São Paulo: Cultrix, 2021.

Laukkanen, Jari A., Tanjaniina Laukkanen e Setor K. Kunutsor. "Cardiovascular and Other Health Benefits of Sauna Bathing: A Review of the Evidence". *Mayo Clinic Proceedings* 93, nº 8 (agosto de 2018): 1111–21. DOI: 10.1016/j.mayocp .2018.04.008.

Machado, Aryane Flauzino, Paulo Henrique Ferreira, Jéssica Kirsch Micheletti, et al. "Can Water Temperature and Immersion Time Influence the Effect of Cold Water Immersion on Muscle Soreness? A Systematic Review and Meta-Analysis". *Sports Medicine* 46, nº 4 (abril de 2016): 503–14. DOI: 10.1007/s40279-015-0431-7.

Nevitt, Michael C., Ling Xu, Yuqing Zhang, et al. "Very Low Prevalence of Hip Osteoarthritis Among Chinese Elderly in Beijing, China, Compared with Whites in the United States: The Beijing Osteoarthritis Study". *Arthritis and Rheumatism* 46, nº 7 (julho de 2002): 1773–79. DOI: 10.1002/art.10332.

Zhang, Sarah. "Why Can't Everyone Do the 'Asian Squat'?" *Atlantic*, 16 de março de 2018.

Sinal Vital 8: Encontre seu ponto de equilíbrio

Cho, HyeYoung, Michel J. H. Heijnen, Bruce A. Craig e Shirley Rietdyk. "Falls in Young Adults: The Effect of Sex, Physical Activity, and Prescription Medications". *PloS ONE* 16, nº 4 (2021): e0250360. DOI: 10.1371/journal.pone.0250360.

Colledge, N. R., P. Cantley, I. Peaston, et al. "Ageing and Balance: The Measurement of Spontaneous Sway by Posturography". *Gerontology* 40, nº 5 (1994): 273–78. DOI: 10.1159/000213596.

El-Khoury, Fabienne, Bernard Cassou, Marie-Aline Charles e Patricia DargentMolina. "The Effect of Fall Prevention Exercise Programmes on Fall Induced Injuries in Community Dwelling Older Adults: Systematic Review and MetaAnalysis of Randomised Controlled Trials". *BMJ* 347, nº 7934 (2013): f6234. DOI: 10.1136/bmj.f6234.

Ferlinc, Ana, Ester Fabiani, Tomaz Velnar e Lidija Gradisnik. "The Importance and Role of Proprioception in the Elderly: A Short Review". *Materia Socio-Medicá* 31, nº 3 (setembro de 2019): 219–21. DOI: 10.5455/msm.2019.31.219-221.

Hrysomallis, Con. "Relationship Between Balance Ability, Training and Sports Injury Risk". *Sports Medicine* 37, nº 6 (2007): 547–56. DOI: 10.2165/00007256-200737 060-00007.

James, Melissa K., Mauricia C. Victor, Syed M. Saghir e Patricia A. Gentile. "Characterization of Fall Patients: Does Age Matter?" *Journal of Safety Research* 64 (fevereiro de 2018): 83–92. DOI: 10.1016/j.jsr.2017.12.010.

"Keep on Your Feet–Preventing Older Adult Falls". Injury Center, Centers for Disease Control and Prevention. www.cdc.gov/injury/features/older-adult-falls.

Myers, Dan. "This 'Die Hard' Relaxation Hack Is Actually Brilliant". *Active Times*, 17 de julho de 2018. www.theactivetimes.com.

Petrella, R. J., P. J. Lattanzio e M. G. Nelson. "Effect of Age and Activity on Knee Joint Proprioception". *American Journal of Physical Medicine & Rehabilitation* 76, nº 3 (maio de 1997): 235–41. DOI: 10.1097/00002060-199705000-00015.

Ribeiro, Fernando e José Oliveira. "Aging Effects on Joint Proprioception: The Role of Physical Activity in Proprioception Preservation". *European Review of Aging and Physical Activity* 4 (2007): 71–76. DOI: 10.1007/s11556-007-0026-x.

Sherrington, Catherine, Nicola Fairhall, Wing Kwok, et al. "Evidence on Physical Activity and Falls Prevention for People Aged 65+ Years: Systematic Review to Inform the WHO Guidelines on Physical Activity and Sedentary Behaviour". *International Journal of Behavioral Nutrition and Physical Activity* 17 (2020): 144. DOI: 10.1186/s12966-020-01041-3.

Tsang, William W. N. e Christina W. Y. Hui-Chan. "Effects of Tai Chi on Joint Proprioception and Stability Limits in Elderly Subjects". *Medicine and Science in Sports and Exercise* 35, nº 12 (dezembro de 2003): 1962–71. DOI: 10.1249/01.MSS.0000099110.17311.A2.

Tucker, Larry A., J. Eric Strong, James D. LeCheminant e Bruce W. Bailey. "Effect of Two Jumping Programs on Hip Bone Mineral Density in Premenopausal Women: A Randomized Controlled Trial". *American Journal of Health Promotion* 29, nº 3 (janeiro de 2015): 158–64. DOI: 10.4278/ajhp.130430-QUAN-200.

Weiss, Audrey J., Lawrence D. Reid e Marguerite L. Barrett. "Overview of Emergency Department Visits Related to Injuries, by Cause of Injury, 2017". Statistical Brief #266, Healthcare Cost and Utilization Project, Agency for Healthcare Research and Quality, U.S. Department of Health and Human Services, novembro de 2020. www.hcup-us.ahrq.gov.

Sinal Vital 9: Crie um ambiente rico em movimentos

Agarwal, Shuchi, Craig Steinmaus e Carisa Harris-Adamson. "Sit-Stand Workstations and Impact on Low Back Discomfort: A Systematic Review and Meta-Analysis". *Ergonomics* 61, nº 4 (2018): 538–52. DOI: 10.1080/00140139.2017.1402960.

"Americans Sit Almost 10 Hours a Day (On Average)". Get America Standing. https://getamericastanding.org.

Blake, Jamilia J., Mark E. Benden e Monica L. Wendel. "Using Stand/Sit Workstations in Classrooms: Lessons Learned from a Pilot Study in Texas". *Journal of Public Health Management and Practice* 18, nº 5 (setembro/outubro de 2012): 412–15. DOI: 10.1097/PHH.0b013e3182215048.

Bontrup, Carolin, William R. Taylor, Michael Fliesser, et al. "Low Back Pain and Its Relationship with Sitting Behaviour Among Sedentary Office Workers". *Applied Ergonomics* 81 (2019): 102894. DOI: 10.1016/j.apergo.2019.102894.

Crespo, Noe C., Sarah L. Mullane, Zachary S. Zeigler, et al. "Effects of Standing and Light-Intensity Walking and Cycling on 24-h Glucose". *Medicine and Science in Sports and Exercise* 48, nº 12 (dezembro de 2016): 2503–11. DOI: 10.1249/MSS.0000000000001062.

Dornhecker, Marianela, Jamilia J. Blake, Mark Benden, et al. "The Effect of Stand-Biased Desks on Academic Engagement: An Exploratory Study". *International Journal of Health Promotion and Education* 53, nº 5 (abril de 2015): 271–80. DOI: 10.1080/14635240.2015.1029641.

Dunstan, David W., Shilpa Dogra, Sophie E. Carter e Neville Owen. "Sit Less and Move More for Cardiovascular Health: Emerging Insights and Opportunities". *Nature Reviews Cardiology* 18 (setembro de 2021): 637–48. DOI: 10.1038/s41569-021-00547-y.

Garrett, Gregory, Mark Benden, Ranjana Mehta, et al. "Call Center Productivity Over 6 Months Following a Standing Desk Intervention". *IIE Transactions on Occupational Ergonomics and Human Factors* 4, nº 2–3 (2016): 188–95. DOI: 10.1080/21577323.2016.1183534.

Harrell, Eben. "How 1% Performance Improvements Led to Olympic Gold". *Harvard Business Review*, 30 de outubro de 2015.

Koepp, Gabriel A., Graham K. Moore e James A. Levine. "Chair-Based Fidgeting and Energy Expenditure". *BMJ Open Sport & Exercise Medicine* 2, nº 1 (2016): e000152–e000152.

Levine, James A. *Get Up! Why Your Chair Is Killing You and What You Can Do About It.* Nova York: Palgrave Macmillan, 2014.

Levine, James A., Sara J. Schleusner e Michael D. Jensen. "Energy Expenditure of Nonexercise Activity". *American Journal of Clinical Nutrition* 72, nº 6 (dezembro de 2000): 1451–54. DOI: 10.1093/ajcn/72.6.1451.

Ma, Jiameng, Dongmei Ma, Zhi Li e Hyunshik Kim. "Effects of a Workplace Sit-Stand Desk Intervention on Health and Productivity". *International Journal of Environmental Research and Public Health* 18 (2021): 11604. DOI: 10.3390/ijerph182111604.

Mehta, Ranjana K., Ashley E. Shortz, Mark E. Benden. "Standing Up for Learning: A Pilot Investigation on the Neurocognitive Benefits of Stand-Biased School Desks". *International Journal of Environmental Research and Public Health* 13 (2015): 0059. DOI: 10.3390/ijerph13010059.

Shive, Holly. "Standing Desks – From Bright Idea to Successful Business Venture". *Vital Record*, Texas A&M Health, 21 de janeiro de 2014. https://vitalrecord.tamhsc.edu.

Swartz, Ann M., Nathan R. Tokarek, Scott J. Strath, et al. "Attentiveness and Fidgeting While Using a Stand-Biased Desk in Elementary School Children". *International Journal of Environmental Research and Public Health* 17 (2020): 3976. DOI: 10.3390/ijerph17113976.

Ussery, Emily N., Geoffrey P. Whitfield, Janet E. Fulton, et al. "Trends in SelfReported Sitting Time by Physical Activity Levels Among US Adults, NHANES 2007/2008–2017/2018". *Journal of Physical Activity and Health* 18 (2021): S74–S83. DOI: 10.1123/jpah.2021-0221.

Vlahos, James. "Is Sitting a Lethal Activity?" *The New York Times*, 14 de abril de 2011.

Wick, Katharina, Oliver Faude, Susanne Manes, et al. "I Can Stand Learning: A Controlled Pilot Intervention Study on the Effects of Increased Standing Time on Cognitive Function in Primary School Children". *International Journal of Environmental Research and Public Health* 15 (2018): 356. DOI: 10.3390/ijerph 15020356.

Winkler, Elisabeth A. H., Sebastien Chastin, Elizabeth G. Eakin, et al. "Cardiometabolic Impact of Changing Sitting, Standing, and Stepping in the Workplace". *Medicine and Science in Sports and Exercise* 50, nº 3 (março de 2018): 516–24. DOI: 10.1249/MSS.0000000000001453.

Zeigler, Zachary S., Sarah L. Mullane, Noe C. Crespo, et al. "Effects of Standing and Light-Intensity Activity on Ambulatory Blood Pressure". *Medicine and Science in Sports and Exercise* 48, nº 2 (fevereiro de 2016): 175–81. DOI: 10.1249 / MSS.0000000000000754.

Sinal Vital 10: Use seu superpoder: o sono

Baker, Peter. "The Mellowing of William Jefferson Clinton". *The New York Times Magazine*, 26 de maio de 2009.

Carey, Benedict. "Why It Hurts to Lose Sleep". *The New York Times*, 28 de janeiro de 2019.

Chattu, Vijay Kumar, Dilshad Manzar, Soosanna Kumary, et al. "The Global Problem of Insufficient Sleep and Its Serious Public Health Implications". *Healthcare* 7, nº 1 (2019): 1. DOI: 10.3390/healthcare7010001.

Chaput, Jean-Philippe, Jean-Pierre Després, Claude Bouchard, et al. "Short Sleep Duration Is Associated with Reduced Leptin Levels and Increased Adiposity: Results from the Québec Family Study". *Obesity* 15, nº 1 (2007): 253–261.

Cohen, Sheldon, William J. Doyle, Cuneyt M. Alper, et al. "Sleep Habits and Susceptibility to the Common Cold". *Archives of Internal Medicine* 169, nº 1 (2009): 62–67. DOI: 10.1001/archinternmed.2008.505.

Drake, Christopher, Timothy Roehrs, John Shambroom e Thomas Roth. "Caffeine Effects on Sleep Taken 0, 3, or 6 Hours Before Going to Bed". *Journal of Clinical Sleep Medicine* 9, nº 11 (novembro de 2013): 1195–1200. DOI: 10.5664/jcsm.3170.

Fenton, S., T. L. Burrows, J. A. Skinner e M. J. Duncan. "The Influence of Sleep Health on Dietary Intake: A Systematic Review and Meta-Analysis of Intervention Studies". *Journal of Human Nutrition and Dietetics* 34, nº 2 (abril de 2021): 273–85. DOI: 10.1111/jhn.12813.

Hafner, Marco, Martin Stepanek, Jirka Taylor, et al. "Why Sleep Matters – The Economic Costs of Insufficient Sleep: A Cross-Country Comparative Analysis". *Rand Health Quarterly* 6, nº 4 (2017): 11.

Hanlon, Erin C., Esra Tasali, Rachel Leproult, et al. "Sleep Restriction Enhances the Daily Rhythm of Circulating Levels of Endocannabinoid 2-Arachidonoylglycerol". *Sleep* 39, nº 3 (março de 2016): 653–64. DOI: 10.5665/sleep.5546.

Huang, Baozhen, Yanlin Niu, Weiguo Zhao, et al. "Reduced Sleep in the Week Prior to Diagnosis of COVID-19 Is Associated with the Severity of COVID-19". *Nature and Science of Sleep* 12 (2020): 999–1007. DOI: 10.2147/NSS.S263488.

Krause, Adam J., Aric A. Prather, Tor D. Wager, et al. "The Pain of Sleep Loss: A Brain

Characterization in Humans". *Journal of Neuroscience* 39, nº 12 (março de 2019): 2291–2300. DOI: 10.1523/JNEUROSCI.2408-18.2018.

Leary, Eileen B., Kathleen T. Watson, Sonia Ancoli-Israel, et al. "Association of Rapid Eye Movement Sleep with Mortality in Middle-Aged and Older Adults". *JAMA Neurology* 77, nº 10 (2020): 1241–51. DOI: 10.1001/jamaneurol.2020.2108.

Pacheco, Danielle. "Sleep and Blood Glucose Levels". Sleep Foundation, 21 de abril de 2022. www.sleepfoundation.org/physical-health/sleep-and-blood-glucose-levels.

Prather, Aric A., Denise Janicki-Deverts, Martica H. Hall e Sheldon Cohen. "Behaviorally Assessed Sleep and Susceptibility to the Common Cold". *Sleep* 38, nº 9 (setembro de 2015): 1353–59. DOI: 10.5665/sleep.4968.

Spaeth, Andrea M., David F. Dinges e Namni Goel. "Effects of Experimental Sleep Restriction on Weight Gain, Caloric Intake, and Meal Timing in Healthy Adults". *Sleep* 36, nº 7 (julho de 2013): 981–90. DOI: 10.5665/sleep.2792.

St. Hilaire, Melissa A., Melanie Rüger, Federico Fratelli, et al. "Modeling Neurocognitive Decline and Recovery During Repeated Cycles of Extended Sleep and Chronic Sleep Deficiency". *Sleep* 40, nº 1 (janeiro de 2017). DOI: 10.1093/sleep/zsw009.

Suni, Eric. "How Sleep Deprivation Affects Your Heart". Sleep Foundation, 1º de abril de 2022. www.sleepfoundation.org/sleep-deprivation/how-sleep-deprivation-affects-your-heart.

Suni, Eric. "Melatonin and Sleep". Sleep Foundation, 8 de abril de 2022. www.sleepfoundation.org/melatonin.

Suni, Eric. "Sleep Statistics". Sleep Foundation, 13 de maio de 2022. www.sleepfoundation.org/how-sleep-works/sleep-facts-statistics.

Van Deusen, Mark. "Physiological Effects of Alcohol Through the Lens of WHOOP". WHOOP, 16 de outubro de 2020. www.whoop.com/thelocker/alcohol-affects-body-hrv-sleep.

Posfácio

American Physiological Society (APS). "Hate Exercise? It May Be in Your Genes". ScienceDaily, 4 de novembro de 2016. www.sciencedaily.com.

U.S. Department of Health and Human Services. *Physical Activity Guidelines for Americans.* 2ª ed. Washington, D.C.: U.S. Department of Health and Human Services, 2018, p. 8. https://health.gov/sites/default/files/2019-09/Physical_Activity_Guidelines_2nd_edition.pdf

"Walking: Why Walk? Why Not!". Physical Activity Initiatives, Centers for Disease Control and Prevention. www.cdc.gov/physicalactivity/walking.

CONHEÇA ALGUNS DESTAQUES DE NOSSO CATÁLOGO

- Augusto Cury: Você é insubstituível (2,8 milhões de livros vendidos), Nunca desista de seus sonhos (2,7 milhões de livros vendidos) e O médico da emoção
- Dale Carnegie: Como fazer amigos e influenciar pessoas (16 milhões de livros vendidos) e Como evitar preocupações e começar a viver
- Brené Brown: A coragem de ser imperfeito – Como aceitar a própria vulnerabilidade e vencer a vergonha (600 mil livros vendidos)
- T. Harv Eker: Os segredos da mente milionária (2 milhões de livros vendidos)
- Gustavo Cerbasi: Casais inteligentes enriquecem juntos (1,2 milhão de livros vendidos) e Como organizar sua vida financeira
- Greg McKeown: Essencialismo – A disciplinada busca por menos (400 mil livros vendidos) e Sem esforço – Torne mais fácil o que é mais importante
- Haemin Sunim: As coisas que você só vê quando desacelera (450 mil livros vendidos) e Amor pelas coisas imperfeitas
- Ana Claudia Quintana Arantes: A morte é um dia que vale a pena viver (400 mil livros vendidos) e Pra vida toda valer a pena viver
- Ichiro Kishimi e Fumitake Koga: A coragem de não agradar – Como se libertar da opinião dos outros (200 mil livros vendidos)
- Simon Sinek: Comece pelo porquê (200 mil livros vendidos) e O jogo infinito
- Robert B. Cialdini: As armas da persuasão (350 mil livros vendidos)
- Eckhart Tolle: O poder do agora (1,2 milhão de livros vendidos)
- Edith Eva Eger: A bailarina de Auschwitz (600 mil livros vendidos)
- Cristina Núñez Pereira e Rafael R. Valcárcel: Emocionário – Um guia lúdico para lidar com as emoções (800 mil livros vendidos)
- Nizan Guanaes e Arthur Guerra: Você aguenta ser feliz? – Como cuidar da saúde mental e física para ter qualidade de vida
- Suhas Kshirsagar: Mude seus horários, mude sua vida – Como usar o relógio biológico para perder peso, reduzir o estresse e ter mais saúde e energia

sextante.com.br

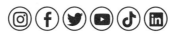